Evidence Update

2024

最新の薬物治療のエビデンスを付加的に利用する

編集

名郷 直樹 武蔵国分寺公園クリニック　名誉院長

南 山 堂

執筆者一覧(執筆順)

名郷 直樹 武蔵国分寺公園クリニック

矢吹 拓 国立病院機構栃木医療センター 内科

浦上 宗治 佐賀大学医学部附属病院 感染制御部

木村 丈司 神戸大学医学部附属病院 薬剤部

小原 拓 東北大学病院 薬剤部／東北大学大学院医学系研究科 分子疫学分野／東北メディカル・メガバンク機構 予防医学・疫学部門

高井 靖 三重ハートセンター 薬局

梶間 勇樹 三重ハートセンター 薬局

夏目優太郎 三重ハートセンター 薬局

入江 利行 小倉記念病院 薬剤部／臨床研究センター

町田 聖治 小倉記念病院 薬剤部

安藝 敬生 長崎大学病院 薬剤部

若杉 和美 長崎大学病院 薬剤部

坂野 昌志 名古屋セントラル病院 薬剤科

宮崎 雅之 名古屋大学医学部附属病院 薬剤部

米田 博輝 弘前大学大学院医学研究科 総合地域医療推進学講座

中村 健志 島根大学医学部附属病院 薬剤部

青島 周一 中野病院 薬局

三星 知 下越病院 薬剤課

鈴木 大介 JA愛知厚生連海南病院 薬剤部

桑原 秀徳 瀬野川病院 薬剤課

阪岡 倫行 瀬野川病院 薬剤課

福士 元春 武蔵国分寺公園クリニック

山本 吉章 静岡てんかん・神経医療センター 治験管理室

北岡 晃 日産厚生会玉川病院 薬剤科

小林 俊介 日産厚生会玉川病院 薬剤科

鈴木 諒 聖隷佐倉市民病院 薬剤科

門村 将太 地域医療機能推進機構北海道病院 薬剤部

矢倉 裕輝 国立病院機構大阪医療センター 薬剤部

山田 和範 中村記念病院 薬剤部

武田 龍馬 中村記念病院 薬剤部

五十嵐 博 武蔵国分寺公園クリニック

神林 祐子 大阪医科薬科大学 薬学部 臨床薬学教育研究センター

眞部 遥香 東京逓信病院 薬剤部

本間 真人 筑波大学 医学医療系 臨床薬剤学／筑波大学附属病院 薬剤部

内山 将伸 福岡大学 薬学部 腫瘍・感染症薬学研究室

吉村 知哲 岐阜薬科大学 病院薬学研究室

岩井 美奈 大垣市民病院 薬剤部

渡辺 大地 岐阜大学医学部附属病院 薬剤部

川上 和宜 がん研有明病院 薬剤部

鈴木 秀隆 国立がん研究センター東病院 薬剤部／国立がん研究センター先端医療開発センター バイオマーカー探索トランスレーショナルリサーチ分野

加藤 紘大 国立がん研究センター東病院 薬剤部

橋詰 淳哉 長崎大学病院 安全管理部

佐藤 淳也 湘南医療大学 薬学部 薬物治療学研究室

小井土啓一 国立病院機構横浜医療センター 薬剤部

土屋 雅美 宮城県立がんセンター 薬剤部

東 敬一朗 浅ノ川総合病院 薬剤部

前田 幹広 聖マリアンナ医科大学病院 薬剤部

髙木 奏 聖マリアンナ医科大学病院 薬剤部

齊藤 順平 国立成育医療研究センター 薬剤部

小瀬 英司 順天堂大学医学部附属順天堂医院 薬剤部

序

　今年もまた"Evidence Update"をお届けすることになった．本書のコンセプトに変更はない．これまでのエビデンスにこの1年の新しいエビデンスを付け加えて紹介し，それによって日々の仕事をどう変えていくか，考えてもらおうということだ．

　そのことについて，一昨年の巻頭言で，「われわれの仕事は常に訂正され続けなければならない．訂正可能性こそが私たちの進歩を支えている」，そんな風に書いた．そして今，ちょうど届いたばかりの『訂正可能性の哲学』（著：東 浩紀）を読みながら，その続きを考えている．

　『訂正可能性の哲学』には「ビッグデータと『私』の問題」という章があり，そこには「ビッグデータでは『ぼく』ではなく，『ぼくに似た人々』しか扱えない」と書かれている．ビッグデータは，固有名でなく，一般名としての情報の束としてしか扱えないということである．そこでは主体は失われている．「情報そのものがいくら正しくても，目の前の患者に役立つかどうかは別問題である」というEBMステップ4の困難を別の角度から言い換えたわけだが，この確定した情報の束に還元できる一般名，情報の束に還元できない固有名という視点は，このステップ4の困難を考える上で大きな武器になるような気がする．

　現実の臨床は，情報の束としては記述できない固有名を持つ目の前の一人の患者に対して，情報の束として確定したビッグデータを利用することになる．大規模なランダム化比較試験，コホート研究，さらにそのメタ分析などの臨床研究はビッグデータの一部であるが，それらの臨床研究も訂正可能がある中で確定した，その時点では訂正不能だが，明日には訂正されるかもしれないデータにすぎず，いったんそれを確定した事実として利用するほかないという大きな矛盾から逃れることはできない．ビッグデータは目の前の患者には使えない，にもかかわらず使うしかない．これが基盤である．

　しかしこの矛盾こそが，この先を考える大きなきっかけになっている．確定した事実でありながら，明日には訂正されうるというように開かれているのがエビデンスである．確定しつつ，訂正に対して開かれている，この矛盾に向き合うことで，個別の患者の主体性を考慮しつつ，エビデンスを役立てるという視点が醸成されるのかもしれない．そんな見通しがある．

　ビッグデータ，本書においてその多くは臨床研究であるが，それを使おうとすると，目の前の患者もまた情報の束としてしかみられなくなるリスクをはらむ．個別の患者を，主体性が奪われた一般名にすぎない一般人として扱ってしまうリスクである．エビデンスで殴られるというのはその極端な状況である．少なくともこういうエビデンスがあるからこうすべきであるという対応は，今すぐにでも訂正される必要がある．そこでエビデンスは常に訂正可能性の中にあることを認識していることが，エビデンスを訂正し続けることと，目の前の患者の主体を維持することにつながっていくのではないだろうか．

　本書と『訂正可能性の哲学』を読んで，日々の臨床に役立てていただければ幸いである．

2023年12月

名郷 直樹

本書について

EBMという言葉が初めて使われたのは，1991年のACP Journal Clubの鉄欠乏性貧血の診断に関わる一文であるといわれています．そこには，"Evidence-based medicine uses additional strategies."と書かれています．EBMは当初から，これまでのやり方を置き換えるようなものではなく，「付加的に利用する」ものとして構想されたことがわかります．

臨床現場でEBMを実践するためには，論文を批判的に読むだけでは十分ではありません．それを個別の状況で役立ててこそ，EBMの実践ですが，役立てるとなるとなかなか大変です．役立てるためには，繰り返し論文を使うことが必要です．しかし，1つのエビデンスを知ったところで，臨床の現場の判断にはなかなかつながりません．1つの論文を手掛かりに，過去の論文にさかのぼり，さらに新しい論文を付け加えていくことで，現実の臨床での対応が初めてみえてきます．過去の知見に，新たなエビデンスを付け加えながら，勉強を継続していくことが重要です．この終わることがない，生涯にわたる継続的な情報収集と吟味が最善の医療提供には必須です．

この毎年の新しい情報の追加を，できるだけ負担なく，容易にできるようにし，さらにはその情報を現場の患者に役立ててもらえるようにするのが本書の役割です．本書は，毎年の発行がそれまでの改訂版ではなくて，前回以降の新しい情報を追加して毎年発行されるという点が特徴です．つまり，毎年同じ題名の書籍でありながら，この1年の新しい情報がまとめられて発行されます．

すでに毎年本書を購入していただいている方には，本書の継続的なフォローによって日々の仕事に役立つことが実感されていると思います．それに対し初めて手に取る方には，すぐには役立つとは感じられないかもしれません．しかし，役立つ知識というものはそう簡単に身につくものではありません．長年の勉強の継続があって初めて身につくものです．毎年本書を手に取っていただき，読んでいただくことで，薬を飲む患者に役立つ情報提供ができるようになれば，本書の役割が実現されたということになるでしょう．

日々のEBMの実践にあたって，本書が継続的な勉強のきっかけとなり，エビデンスを個別の患者に使えるようになる一助になれば幸いです．すべての薬剤師が，毎年本書を手に取り，読み，医師や看護師と相談しながら，患者に役立てていく未来を想像しつつ，本書をお届けします．

名郷 直樹

Contents

6 最新トピックス！小児，高齢者，妊婦・授乳婦における薬物療法の留意点！

1 2023論文ベストテン

Key Points

- ☑ メタ分析と単独のランダム化比較試験の結果の食い違いを検討する.
- ☑ 統計学的に有効な薬と有効でない薬の効果は似ている.
- ☑ 認知症の臨床試験は相変わらず臨床的でない.
- ☑ 思わぬ治療効果をみたらイントロダクションを読む.
- ☑ ACE阻害薬以上にARNIの低血糖に注意する.
- ☑ 抗インフルエンザ薬には重症化予防効果がない?
- ☑ 2型糖尿病にインスリン治療を追加する意味はないかもしれない.

はじめに

今年度も,出版された膨大な論文のうち,EvidenceAlerts[1],X(旧Twitter)[2],CMECジャーナルクラブ[3]を通して,私が知り得た範囲の論文を対象とし,さらにそこから独断で選んだ約10編を紹介する.ベストテンというのは,私の解釈におけるベストにすぎず,選択バイアスがかかった個人的なものである.ただその個人的な選択の中に,読者のみなさんと何か共有できる部分があれば幸いである.

重症肺炎と総死亡:ランダム化比較試験とメタ分析の食い違い

重症肺炎と総死亡について検討したメタ分析[4]とランダム化比較試験(RCT)[5]が立て続けに報告された.前者は16のRCT,4,000人弱の対象者を統合しているが,総死亡についての相対危険は0.85 [95%CI:0.67 to 1.07]と,統計学的に明確な差は示されていない.それに対して後者は800人をステロイド群,プ

ラセボ群に割り付け,絶対危険減少で−5.6% [95%CI:−9.6 to −1.7],相対危険の記載はないが単純に比をとると0.53 [0.19 to 0.86]と計算され,統計学的に有意な差を報告している.

それぞれの研究の死亡イベントは,前者のメタ分析のステロイド群で182/1,910(9.5%),対照群で208/1,932(10.8%),後者のRCTのステロイド群で25/400(6.2%),プラセボ群で47/395(11.9%)で,対照群の死亡率に大きな違いはなく,メタ分析で軽症者が多く,差を検出できていないということではなさそうである.

RCTでは絶対危険減少で報告されているが,相対危険に換算して信頼区間を求めると0.19〜0.86と広い.メタ分析の点推定値0.85をぎりぎり含む範囲である.メタ分析結果は差があるのにないとしてしまうβエラーかもしれないという解釈は一つの判断である.ただこれはRCTで差がないのにあるとしてしまうαエラーの可能性が小さいながらもあることと対になっている.

ここで今回のRCTの対象者と死亡イベントを加えて新たに相対危険と95%CIを計算しなおすと，ステロイド群の死亡207/2,310，対照群の死亡255/2,327から，相対危険[95%CI]は0.82[0.64 to 0.99]※とぎりぎり統計学的にも有意な差が示される．この分析に基づけば，今回のRCTの結果は効果を過大評価している可能性もあるが，従来の研究と合わせて計算した相対危険と信頼区間からすれば，相対危険減少で数％から30％くらいの死亡低下効果はあるのかもしれないというのが現実的な解釈だろうか．ただこの解釈もまた一つの解釈にすぎない．

エンシトレルビルとイベルメクチンの効果は似ている

軽症のCOVID-19に対して保険適用が認められたエンシトレルビル[6]と効果がないとされたイベルメクチン[7]の2つのRCTの結果を比べてみると，いろいろみえてくるものがある．

まずエンシトレルビルであるが，発症から120時間以内の1つ以上の中等症から重症の症状があるか症状の増悪傾向のある患者を対象に，エンシトレルビル125mg，250mgとプラセボを比較している．アウトカムは第1病日と第4病日のウイルス抗体価の変化，ベースラインと120時間後の症状スコア（12項目48点満点）の変化の2つが設定されている．結果はウイルス抗体価についてはエンシトレルビル群で有意に高いが，症状スコアの変化については エンシトレルビル125mg群で−5.95，250mg群で−5.42，プラセボ群で−4.92と差を認めていない．代用のアウトカムである抗体価に差があるのみで臨床的な効果は認めら れていないという結果である．この論文の結果からすればなぜ承認されたかは不可解である．

ただ添付文書をみると別のデータが示されており[8]，1,215人が組み入れられたRCTにおいて，72時間以内にエンシトレルビルが開始された患者690人に限って，5つの症状を4段階で評価したスコアを用いた回復までの時間をアウトカムとした結果が記載されている．それによればエンシトレルビル群で167.9時間，プラセボ群で192.2時間（$p = 0.0407$），回復の相対利益1.14[95%CI：0.95 to 1.36]という結果である．24.3時間，およそ1日回復が早まるが，相対利益での検討では統計学的有意差は消失している．先の論文に比べれば，回復までの時間でぎりぎり統計学的有意差を示しており，まだましな結果であるが，72時間以内に投与を開始した患者のみを対象としたサブグループ分析の結果でもあり，0.0407というp値は，統計学的に仮説が検証されたとは言い難いという解釈が一般的だろう．また回復に関する相対利益では統計学的な有意差も消失している．

エンシトレルビルは統計学的な効果さえ怪しく，たとえ軽症者の回復を1日早めるというのが統計学的に有意だとしても，その1日が臨床的に意味のある効果かどうかは疑わしい．

それではイベルメクチンのRCTの結果もみてみよう．こちらは7日以内の2つ以上の症状を持つ軽症，中等症の患者を対象とし，イベルメクチンとプラセボを比較している．アウトカムは3日以上の症状の消失である．結果は回復までの時間の中央値がイベルメクチン群で12日，プラセボ群では13日，回復までの時間の改善に対する相対利益が1.07[95%CI：

※相対危険$\pm 1.96\sqrt{\dfrac{1}{治療群のイベント数} + \dfrac{1}{対照群のイベント数} - \dfrac{1}{治療群の対象数} - \dfrac{1}{対照群の対象数}}$

0.96 to 1.17] というものである. 統計学的な有意差が示されていないという点では, エンシトレルビルよりさらに不明確な結果であるが, 1日早く回復するという点推定値はほぼ同じである. また信頼区間の幅がエンシトレルビルの0.95〜1.36より狭く, 効果があるとしてもさらに小さな効果しか期待できないという違いはあるものの, ほとんど似たような結果と言ってよいものではないだろうか.

ここからは推測になるが, エンシトレルビルの添付文書にサブグループのデータのみを記載しているのは, 全患者での検討では有意差が出なかったのであろう. その点では臨床試験に参加した全患者の結果は, イベルメクチンのRCTの全体の結果と同じという可能性が高い. それでは一体何が違ったのか.

その違いは, エンシトレルビルには, 何としてでも保険薬として承認を受けたいという製薬企業がその背後にいるということだろう. それが添付文書に記載されたサブグループの回復までの時間が有意と示されたことで何とか承認にこぎつけたが, イベルメクチンにはそうした製薬企業の後押しがないということだ. ただイベルメクチンがエンシトレルビルと同じく保険適用の承認を受けるべきだとは思わない. むしろエンシトレルビルの保険承認をイベルメクチン同様認めてはいけないのではないかというのが, 私の個人的な意見である.

■ 認知症の臨床試験は 臨床的な効果をみていない

一昨年, 昨年に引き続いて, アミロイドβに対する抗体薬の臨床試験である. 早期のアルツハイマー型認知症を対象に, レカネマブとプラセボを比較したRCTである[9]. アウトカムはアデュカヌマブ同様, 認知症スコアの一つであるClinical Dementia Rating-Sum of Boxes (CDR-SB: 18点が最高, 高得点ほど重症) の18ヵ月後の変化を一次アウトカムに設定している. 結果はベースラインのスコアが両群とも3.2であり, 18ヵ月後にはレカネマブ群で1.21の悪化, プラセボ群で1.66の悪化と, レカネマブ群で悪化の変化が0.45少なく (スコア差: -0.45 [95%CI: -0.67 to -0.23]), 統計学的に有意な差である. ただCDR-SBは臨床的に有意な効果を1点以上としており, 0.45の違いは統計学的には有意かもしれないが, 臨床的な効果とは言い難いという結果である.

この結果を保険適用が承認されなかったアデュカヌマブの試験[10]と比較してみよう. EMERGE試験では, CDR-SBスコアがプラセボ群では2.47から1.74悪化, アデュカヌマブ高用量群で2.51から1.35悪化と, 悪化分がアデュカヌマブ高用量群で-0.39と小さく, 95%信頼区間が-0.69〜-0.09と統計学的に有意であり, レカネマブに近い結果である. ただENGAGE試験の結果は, ベースラインからの悪化分のプラセボ群との差 [95%CI] が低用量群で-0.18 [-0.47 to 0.11], 高用量群では0.03 [-0.26 to 0.33] と統計学的に有意な差はないという結果である.

このRCTの結果でアデュカヌマブが承認できないというのなら, 同じような効果しか認められていないレカネマブも同様と思われる. アデュカヌマブの2つ目のRCTで統計学的効果が認められなかったことが承認できない理由であれば, レカネマブも同様にさらなるRCTの結果が追加されるべきだろう. その判断の違いは何なのか. 保険適用の承認はエビデンスだけでは決まらない. そういうことか. しかしそうした解釈とは別に, 統計学的に有意な差が検出されたので, それのみで承認されたという状況かもしれない. アデュ

カヌマブと同様に統計学的に有意な差を検出したRCTが1件あるという状況は変わらないが，そのエフェクトサイズがレカネマブでわずかに大きいというところが評価されたのだろうか．何とか承認してほしいという製薬企業はどちらの状況も同じである．

　しかし，このエビデンスそのものの評価にしろ，エビデンス以外の要素にしろ，臨床的な検討からむしろ遠ざかる方向で検討されていることが問題である．そもそも18点満点で1点以上の差を臨床的に有効とする指標で，1点に満たない差を統計学的に有意と言ってしまう臨床試験そのものに問題がある．この臨床試験のアウトカムの設定から見直さなければ，今後も臨床的に効果のない薬が承認し続けられるのを避けることはできないだろう．

スタチンが喘息に有効というメタ分析

　スタチンが喘息に有効というメタ分析が報告されている[11]．こうした意外な結果をもたらした研究でまず考慮すべきは，仮説なしに多数の解析をした中で有意な結果をもたらしたものを報告した研究でないかどうかをまずチェックしたい．たくさん解析すれば，偶然よい結果が出ることもあるからだ．有意水準0.05であれば，10回の検定をしたときに，少なくとも統計学的な有意差が1回出る確率は$1-0.95^5=0.4$と40％にもなる．スタチンと10個の疾患の関係をみれば，実質的には有意水準0.4，見かけ上は0.05で統計学的に有意な結果を得ることができる．

　この状況で論文を読むにあたって重要な部分は，イントロダクションである．論文の詳細を読む前にまずイントロダクションを読んでみる．

　スタチンには免疫を調整し，抗炎症，抗増殖，抗線維化，抗酸化作用があり，マウスの実験で気管支肺胞洗浄液の好酸球の減少，炎症反応の減弱，気道平滑筋の増殖と収縮の阻害効果が示されている．また165人の喘息患者において，スタチンの追加で喘息症状が改善したという横断研究結果もある．

　マウスにおける基礎研究結果と横断研究での臨床研究結果があり，喘息にスタチンが有効かもしれないという仮説にはそれなりの根拠があることが示されている．たまたま解析してみたら統計学的に有意差が出たということではないらしいことがわかる．それなら結果まで含め，読んでみようかというところである．

　このメタ分析は，喘息に対するスタチンの効果を検討したRCTのメタ分析である．イントロダクションにあった横断研究どころかRCTが複数あり，12の研究が統合されている．Asthma Control Test (ACT) スコア（25点満点；高得点ほど症状が軽い）とAsthma Control Questionnaire (ACQ) スコア（6点満点；高得点ほど症状が重い）の2つの症状スコアをアウトカムとして検討し，ACTスコアの平均差で1.96［95%CI：1.26 to 2.67］，ACQスコアでは-0.43［95%CI：-0.47 to -0.38］と共に統計学的に有意な改善を認めている．ACTスコアは3点以上の増加，ACQスコアでは0.5点以上の減少を臨床的に意味のある差としているので，いずれの結果も統計学的な差というだけで，臨床的には微妙な結果である．

　このメタ分析からスタチンを喘息治療の選択肢として考えるかと言えば，現時点ではそうとは言えないが，小規模のRCTがすでに多く存在することからすれば，今後大規模な

臨床試験を行うグループが出てくるかもしれない.

ARNIと低血糖

心不全の治療薬の新たな選択肢の一つであるアンジオテンシン受容体ネプリライシン阻害薬（ARNI）の低血糖の副作用について，メタ分析の結果が報告されている[12]．私自身はインスリン治療中の糖尿病患者にACE阻害薬を投与したところ低血糖が頻発し，投与を中止したところ低血糖が起きなくなったということを経験し，ACE阻害薬と低血糖について調べてみたところ，重症の低血糖の危険について報告した症例対照研究があり[13]，その後，低血糖症状をマスクしやすいβ遮断薬同様，ACE阻害薬の低血糖にも注意してきた.

そのACE阻害薬よりARNIはさらに低血糖のリスクを増すというのが今回紹介する論文である．31のRCTを統合したメタ分析で，サクビトリルバルサルタン（エンレスト®）とプラセボまたはACE阻害薬，ARBと比較し，新規の糖尿病発症，低血糖，高血糖，糖尿病コントロールの悪化，糖尿病合併症をアウトカムとして検討している．一次アウトカムとしての記載はないが，主たるアウトカムとして上記の5つが挙げられている.

低血糖についての結果は，プラセボとの比較では，全患者での検討で相対危険1.91［95％CI：1.05 to 3.47］，糖尿病のない患者では5.71［95％CI：2.02 to 16.21］と，低血糖リスクが増加している．さらにACE阻害薬，ARBとの比較でも，心不全のある患者で相対危険1.85［95％CI：1.12 to 3.06］，左室駆出率が保たれている心不全患者で3.59［95％CI：1.51 to 8.55］と，同様に低血糖の危険が示されている.

ACE阻害薬と低血糖の関連についてもあまり取り上げられない現状で，ARNIがさらに低血糖のリスクを増すことが示された．これを機会にACE阻害薬，ARB，ARNIによる低血糖の危険について広く情報が広がることを期待する.

抗インフルエンザ薬は重症化予防効果がない？

COVID-19ばかりが話題になる中で，インフルエンザに対するオセルタミビルの重症化予防効果についてのメタ分析が報告された[14]．15のRCTが統合され，入院をアウトカムとして，相対危険0.77［95％CI：0.47 to 1.27］，絶対危険減少0.14％［95％CI：－0.32 to 0.16］と報告されている.

COVID-19に対して重症化予防を示した複数の薬剤があるのに対して，インフルエンザに関しては重症化予防を明確に示した薬剤は今のところない．しかし，この違いの最も重要な背景は，COVID-19に対する薬剤の効果が重症化率の高いハイリスク患者で検討されているのに対し，今回のインフルエンザのメタ分析は，重症化リスクのもともと低い通常の外来患者を対象にしており，効果を検出しにくいということがある．実際，相対危険の95％CIをみてみると0.47から1.27と広く，統計学的には入院を半減させる可能性を残している．重症化のリスクの高い患者に限ったRCTにより，この結果は覆るかもしれない.

血糖をアウトカムにした糖尿病治療の問題点

これまでインスリンを使用したことがない2型糖尿病に対する週1回のインスリン投与製剤と1日1回の製剤との血糖コントロールの違いをHbA1cの変化で検討したRCTであ

る[15]．HbA1cで0.3%の差をマージン（非劣性と判断する差の基準）とした非劣性試験だが，結果はHbA1cの低下が0.38%［95%CI：0.66 to 0.09］と，週1回投与群の方が優れていたという結果である．非劣性であると同時に，週1回投与の方が優れていることを示す結果である．

　この研究の対象患者は90%以上がメトホルミンを服用しており，その他の薬剤も使用された上でのインスリン追加の研究である．あくまでも追加治療としてのインスリンの効果を検討した研究であることを押さえておく必要がある．そもそも2型糖尿病患者におけるインスリンの糖尿病合併症の予防効果はUKPDS33[16]においても細血管障害以外では示されていない．さらには血糖コントロールとの関連で言えば，UKPDS34[17]で示されたのは，HbA1cを中央値7%まで下げたインスリン，スルホニル尿素（SU）薬よりも，7.4%までしか低下しなかったメトホルミンの方で合併症予防効果が明確であるというように，血圧を下げた分，脳卒中予防効果が示されている血圧の治療とは異なり，血糖コントロールと合併症予防効果がリンクしていないことが示されている．さらにUKPDS34では，SU薬のみでコントロールが不良であった群にメトホルミンを追加した群で，血糖コントロールは改善したにもかかわらず，むしろ合併症が増加したことも示されている．

　追加の治療として週1回の投与でよいから

といってインスリン治療が安易に追加されると，合併症予防に対して効果がなく，低血糖の危険を増すだけかもしれない．

引用文献

1) EvidenceAlerts. Webpage URL：⟨https://www.evidencealerts.com/⟩
2) X（旧Twitter）．Webpage URL：⟨https://twitter.com/⟩
3) CMECジャーナルクラブ．Webpage URL：⟨https://cmec.jp/⟩
4) Saleem N, et al：Chest, 163：484-97, 2023.（PMID：36087797）
5) Dequin PF, et al：N Engl J Med, 388：1931-41, 2023.（PMID 36942789）
6) Mukae H, et al：Clin Infect Dis, 76：1403-11, 2023.（PMID：36477182）
7) Naggie S, et al：JAMA, 328：1595-603, 2022.（PMID：36269852）
8) 塩野義製薬：ゾコーバ®錠125mg添付文書，2023年10月改訂（第8版）．
9) van Dyck CH, et al：N Engl J Med, 388：9-21, 2023.（PMID：36449413）
10) Budd Haeberlein S, et al：J Prev Alzheimers Dis, 9：197-210, 2022.（PMID：35542991）
11) Zhang QX, et al：Eur Rev Med Pharmacol Sci, 26：8401-10, 2022.（PMID：36459023）
12) Wang R, et al：BMC Med, 20：487, 2022.（PMID：36527023）
13) Morris AD, et al：Diabetes Care, 20：1363-7, 1997.（PMID：9283780）
14) Hanula R, et al：JAMA Intern Med, e230699, 2023.（PMID：37306992）
15) Bajaj HS, et al：Ann Intern Med, 10.7326/M23-1288, 2023.（PMID：37748181）
16) UK Prospective Diabetes Study（UKPDS）Group：Lancet, 352：837-53, 1998.（PMID：9742976）
17) UK Prospective Diabetes Study（UKPDS）Group：Lancet, 352：854-65, 1998.（PMID：9742977）

2 押さえておきたいホットトピックス

Key Points

- [ ] 生成AIによる医学的疑問への回答は，医師よりも質が高く共感的だった．
- [ ] 技術革新によって新たに明らかになる疾患概念の扱いは慎重に考える．
- [ ] 医療用語にはスティグマが生じることがあり，患者アドボカシー活動が重要である．

はじめに

2023年を振り返ってみると，医療の世界における新たな変化や印象に残るようなトピックがたくさんあり，その多くは本書の中でも紹介されています．本項では，薬剤に関連したEvidence Update以外で個人的に印象に残ったトピックを「押さえておきたいホットトピックス」として，ご紹介したいと思います．

生成人工知能（Artificial Intelligence：AI）の台頭

2023年は医療内外で生成AIが台頭してきた一年と言えると思います．2023年にPubMedに収載された論文を"artificial intelligence"で検索すると，2023年10月の段階で実に34,380件という驚異的な件数の論文が報告されています．OpenAI社がChatGPTを公開したのが2022年11月であり，チャット形式で幅広い分野の質問に回答を生成する「対話型AI」も用いられるようになり，AIが医療界を席巻した一年だったと言っても過言ではないでしょう．ChatGPTの普及速度もまためざ

しく，アクティブユーザーが1億人に到達するのに，たった2ヵ月しかかからなかったといわれています．また，2023年3月にはGPT-4が有料版として公開され，その機能の進歩もまた目を見張るものがあり，アップデートに追いつくのが困難ですらあります．

医療現場における生成AIの使用方法はまだまだ実験的な段階ではあるものの，その重要性は論を待たないと思います．すでにAIと機械学習の利用は医療のさまざまな領域に実装され，心電図やX線・CTやMRIなどの検査や医療画像の解釈に用いられており，精度も高いことが知られています．例えば，ChatGPTは米国医師免許のUSMLEに合格したという報告[1]があったり，日本の医師国家試験にも合格したといった報告もあります．機械学習やアルゴリズムなどはAIの得意分野であることは理解しやすいですが，今年驚かされたのは，共感や対話といった一見すると人工知能には不得意と思われがちなコミュニケーション領域においても，AIの優位性が認められたという報告が出てきたことでした．

JAMA Intern Medに患者の質問に対する，医師とAIチャットボットの応答を比較するという非常に興味深い横断研究が報告[2]されま

した. この研究では，公共のソーシャルメディアフォーラムからランダムに抽出された患者からの質問に対して，医師およびChatGPTが回答を作成し，その回答内容について，医療専門家チーム3人が評価するという研究でした. 回答は医療専門家チームには回答したのが医師なのかChatGPTなのかはわからない形で評価をしてもらっています. 医療専門家チームは「どちらの回答が優れているか？」について回答し，さらに「提供された情報の質はどうか？」「提供された共感やマナーはどうだったか？」について5段階のリッカート尺度を用いて評価を行っています. 医師とChatGPTとどちらの回答の質が高く，共感的な回答ができているか？という評価になります.

　結果はChatGPTの圧勝でした（**図**）. 評価者のうち78.6％［95%CI：75.0 to 81.8］がChatGPTによる回答が優れていると回答しました. さらに，医師の回答よりもChatGPTの方が回答の質が高く，共感性も圧倒的にChatGPTの方が高いという結果となりました. そもそも，ChatGPTの回答は医師の回答

よりも長い結果でした.

　この結果をそのまま鵜呑みにするわけにいきませんし，患者との対話における医師の役割には重要な側面があると思います. でも，ChatGPTは文章として回答する場合には，人間以上に質が高く共感的な回答を作成することができることがわかったのです. 例えば，AIが下書きを作成し，それを医師が確認・修正して用いるようなAI支援アプローチによって，より質が高く共感的な対話をすることが可能になるかもしれません.

　この論文が発表された後に，さまざまな意見がありました.「AIは人間を超えるのか？」「AIには結局人間のことはわからない」など肯定的な意見から否定的な意見まで議論が巻き起こったのを覚えています. こういった話題が出たときに，AIか人かという単純な二項対立が起こりやすいのですが，物事はそんなにシンプルな話ばかりではありません. 誰かに共感したり想いを伝えたりという役割は人だけの専売特許ではないのだよなとあらためて感じます. 私たちは従来，景色を見たり，音楽を聴いたり，絵画を見たり，さまざまな人

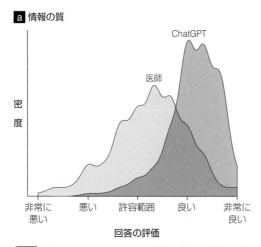
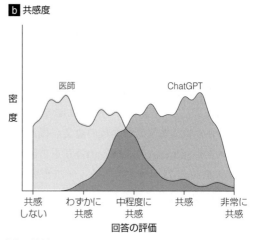

図 医師およびChatGPTの回答に対する情報の質や共感度の比較

（文献2より引用，一部改変）

以外のものとの対話を通して影響を受け，考えたり感動したりしていたのだと思います．AIもその対話相手としての可能性を秘めているのだなと感じ，これからの時代への期待を感じた報告でした．

技術進歩に伴う新規疾患概念：心房性高心拍エピソード（AHREs）

　AI以外にも，医療界においてさまざまな技術革新が進んでいます．特に，新規の技術によって，それまでには認識することができなかった新たな概念に注目が集まったりすることがあります．今回，ご紹介するAHREsとは，心房性高心拍エピソード（Atrial High-Rate Episodes）です．この概念自体は2023年からというよりは，2014年頃から着目されるようになりました．例えば，心臓に植え込まれたペースメーカーや植え込み型除細動器，心臓再同期療法による植え込み型デバイスによって，心房モニターが行われるようになり，その結果として偶発的に心房性頻拍イベントが報告されるようになりました．AHREsは別名，無症候性心房細動ともいわれ，臨床的な心房細動や血栓塞栓症イベントのリスクが高いことが報告[3,4]されています．

　今年に入って，NEJMに6分以上持続するAHREs患者に対する抗凝固薬（DOAC）の効果を検証したRCTが報告[5]されています．AHREsは血栓イベントのリスクになることが知られていましたので，抗凝固薬による予防が期待されたのですが，結果として抗凝固薬を開始しても，心血管死亡・脳卒中・全身性塞栓症の複合アウトカムを減らすことができず，主要な出血は有意に増加するという結果でした．治療によるメリットよりもデメリットが明らかになったという結果です．

　技術革新によって，新規に疾患概念が提唱されることは少なくありません．そのような新規概念や疾患に対して，治療したいという欲望が出てくるのはある意味当たり前ではありますが，その治療介入による効果が十分明らかになっていないということもまた少なくありません．

　技術進歩によってもたらされる「情報」を慎重に吟味し，必要な介入と過剰な介入を見分けていく必要があることを思い知った報告でした．

「ダイアベティス」について

　2023年に注目を集めたトピックの一つは「糖尿病」の通称変更です．9月に日本糖尿病学会と日本糖尿病協会が，糖尿病の通称の候補として英語名の「ダイアベティス」を提案しました．「糖尿病」という名称が持つネガティブな印象や偏見などのスティグマに対する対処としての名称変更と説明されています．日本糖尿病協会が実施したアンケートで，患者の9割が「糖尿病」という名称に抵抗感や不快感を抱いていることが明らかになったということが理由の一つです．

　糖尿病を持つ人は，社会の知識不足や偏見によって，スティグマ（特定の属性に対して刻まれる負の烙印）にさらされているといわれています．スティグマをそのままにしていると，自らが糖尿病であることを隠そうとしたり，適切な治療機会を失ったりすることで，個人レベルから社会レベルまでさまざまな影響が出るとされています．スティグマは糖尿病の罹病期間と関連するとも報告[6]されており，罹病期間が長くなることでそのような偏見にさらされることになります．また，臨床医はスティグマの存在や負担についての理解が不十分であるともいわれています[7]．例え

ば，血糖が高いこと，食べ過ぎていることなどをステレオタイプに非難すること自体が，患者を見下したり恥ずかしい思いをさせたりすることにつながり，これ自体もスティグマ形成につながるといわれ，こういった無意識の言動や態度はマイクロアグレッションと呼ばれます．むしろ，医療従事者はこのようなスティグマや生きにくさに対して，患者を擁護する立場としてアドボカシー活動を展開する必要があります．

過去にも認知症や統合失調症などは名称変更が行われましたが，その定着には10年以上を要したともいわれています．今回の名称変更についてもまだ確定したわけでもなく，賛否があるところではありますが，少なくともこのような「疾病」が持つさまざまな側面について考え，「病い」としての患者負担に目を向けることはとても重要なことだと感じています．名称変更が目指している本質的な目標を見失わないようにしたいところです．

おわりに

個人的に印象に残ったトピックについて取り上げました．先進的な技術革新やテクノロジーの進歩を実感する一方で，「その技術革新は何のためなのか？」をあらためて考えさせられます．技術やテクノロジーは，「目の前の患者さんのために」用いられていくべきです．

引用文献

1) Kung TH, et al : PLOS Digit Health, 2 : e0000198, 2023.（PMID : 36812645）
2) Ayers JW, et al : JAMA Intern Med, 183 : 589-96, 2023.（PMID : 37115527）
3) Brambatti M, et al : Circulation, 129 : 2094-9, 2014.（PMID : 24633881）
4) Boriani G, et al : Eur Heart J, 35 : 508-16, 2014.（PMID : 24334432）
5) Kirchhof P, et al : N Engl J Med, 389 : 1167-79, 2023.（PMID : 37622677）
6) Kato A, et al : BMJ Open, 11 : e055013, 2021.（PMID : 35380981）
7) Matsuzawa Y, et al : J Diabetes Investig, 13 : 2073-80, 2022.（PMID : 35980305）

3 COVID-19の注目論文

Key Points

- ☑ COVID-19ワクチンはCOVID-19の後遺症を予防する効果が認められている.
- ☑ ニルマトレルビル/リトナビルはワクチン接種率が高い集団の外来診療おいても入院および死亡に対する予防効果が認められている.
- ☑ ウィズ・コロナにおいて安定した社会・経済活動を営むためにはワクチン, 治療薬, 曝露後予防薬の3要素が必要であり, 今後は曝露後予防薬の登場が望まれる.

はじめに

　2023年5月にCOVID-19は季節性インフルエンザ並みの5類感染症に移行された. 今日, COVID-19は幅広い医療機関で診療され, 患者には医療費の自己負担が発生する日常的な感染症になりつつある. 一方, long COVIDと呼ばれる後遺症や, 罹患後に糖尿病や膠原病などの罹患リスク増加など, COVID-19に関する長期的問題は複雑化しており, 引き続き注視すべきウイルスであることに変わりない. 本稿では2023年のCOVID-19診療や社会的に大きなインパクトが大きかったエポックな論文をピックアップする.

COVID-19ワクチンはCOVID-19後遺症の予防に有効

　先日, mRNAワクチン開発の礎を築いたカタリン・カリコ博士とドリュー・ワイスマン教授が2023年のノーベル生理学・医学賞を受賞された. 科学的な観点からはCOVID-19の予防と治療に最も貢献したのはmRNAワクチンであることは明白である. mRNAワクチ

ンは国内では2021年2月にファイザー社製のワクチンが承認され, 当時武漢株の流行で80代以上の死亡率が10%を超える状況であったCOVID-19の感染予防, 重症化予防, 死亡率低下に多大な貢献をした. その後, SARS-CoV-2のスパイクタンパクの変異によってワクチンの効果が低下したため, 私たちは変異型に対応したワクチンの開発しながらブースター接種を繰り返すことを余儀なくされた. SARS-CoV-2が変異を繰り返す中で,「ワクチンは何回打てばよいのか」「いつまで打ち続けるのか」といった疑問に対する明確な答えが出せないまま, 次第に国内のワクチン接種率は伸び悩んだ. COVID-19の流行が長期化する中で, 罹患後4週間以上経過しても倦怠感や呼吸器症状, 精神症状など多彩な症状が遷延する後遺症が報告されるようになり, 今日long COVIDと呼ばれている. Long COVIDは再感染で発症リスクが高くなることが報告されており[1], 将来的にますます重要な問題となることが予想される. Long COVIDの治療法は確立しておらず, COVID-19ワクチンがlong COVIDの予防効果があるかについて注目されていた.

　Marraらは, long COVID予防に対する

COVID-19ワクチンの有用性についてシステマティックレビュー・メタ分析を報告した[2]. 2019年12月1日から2023年6月2日の間にCOVID-19ワクチン（mRNAワクチン, ウイルスベクターワクチン, 不活化ワクチン）を2回以上接種した人を対象としたlong COVIDの発症状況に関する論文がレビューされ, 24研究がメタ分析に組み込まれた. Long COVIDはCOVID-19罹患後4週間以上にわたって症状が遷延した状況と定義された. ワクチンの有効性は100%×（1−診断オッズ比）で計算され, 全対象者での有効性は32.0%［95%CI：11.5 to 47.7］で統計的に有意であった. さらに, COVID-19罹患前に2回接種を受けた人の有効性は36.9%［同：23.1 to 48.2］, 3回接種を受けた人の有効性は68.7%［同：64.7 to 72.2］であり, それぞれ統計的に有意であった. COVID-19罹患後の2回接種では有効性は示されなかった（表1）. 以上より, 2回以上のCOVID-19ワクチンはlong COVIDの発生予防効果が認められた. さらに罹患前の接種と接種回数の増加によって高い有効性が示された. このデータを解釈する上で注意すべき点としては, long COVIDの定義が世界共通ではないこと, RCTが含まれていないこと, プレプリントの論文が含まれていることが挙げられる.

この論文は重症化予防に加えて, long COVID予防というCOVID-19ワクチンの新たな接種意義を示した. 治療法が確立していないlong COVIDについて, 発症リスクを低減する手段を得たことには大きな意義がある. 日本も米国も生後6ヵ月以上のすべての人へ最新のCOVID-19ワクチンの接種を推奨しており, 今後は冬のウイルスシーズンに備えて, 年1回秋にCOVID-19ワクチンを接種する計画が検討されている. この論文から得られた知見は長期にわたってCOVID-19ワクチンを接種し続けるための動機付けとなりうる.

ワクチンの接種率が高い状況でもニルマトレルビル/リトナビルはCOVID-19の入院・死亡リスクを低下させる

COVID-19に対する抗ウイルス薬の有効性データは, 発売当初は承認審査における評価資料を参照するほかなかったが, 2023年は抗ウイルス薬のリアルワールドデータが報告されるようになった. COVID-19では抗ウイルス薬の有効性の指標として死亡率や入院率が用いられることが多く, 重症化リスクが高い対象者ほど有用性が示されやすい傾向にある. ワクチン接種が抗ウイルス薬の有効性に与える影響は大きく, ワクチン未接種者で有効であった抗ウイルス薬が, ワクチン接種者では有効性が示されないことがある. モルヌ

表1 ワクチン接種回数・タイミングとlong COVID予防の有効性

接種回数	接種のタイミング	有効性［95%CI］
2回	罹患前もしくは罹患後	32.0%［11.5 to 47.7］
2回	罹患前	36.9%［23.1 to 48.2］
2回	罹患後	有意差なし
3回	罹患前	68.7%［64.7 to 72.2］

（文献2より作成）

ピラビルはワクチン接種歴のないCOVID-19患者を対象としたMOVe-OUT試験では入院率および死亡率を低下させたが[3]，ワクチン接種歴があるCOVID-19患者を対象としたPANORAMIC試験では有効性は示されなかった[4]．ニルマトレルビル/リトナビルはワクチン接種歴がない人を対象とした第Ⅲ相試験のEPIC-HR試験で入院および死亡のリスクを89%減少させ，高い有効性が示されているため[5]，次はワクチンが接種されている集団における有効性が注目されていた．

Lewnardらは大規模な外来診療データの解析を行い，2022年4月8日から10月7日までの間にSARS-CoV-2のPCR陽性者を対象として，ニルマトレルビル/リトナビルの有効性を検証した[6]．主要評価項目は30日以内の入院および死亡の予防に対する有効性とした．ニルマトレルビル/リトナビルが投与されたのは7,274人，非投与群は126,152人であった．さらに発症から5日以内にPCRが実施されたのはニルマトレルビル/リトナビル投与群で5,472人（75.2%），非投与群で84,657人（67.1%）であった．COVID-19ワクチン未接種者はニルマトレルビル/リトナビル投与群で394人（5.4%）と非投与群16,759人（13.3%）で，ワクチン接種率はニルマトレルビル/リトナビル投与群の方が高かった．ニルマトレルビル/リトナビル投与による30日以内の入院および死亡の予防効果は53.6%［95%CI：6.6 to 77.0］と推定された．発症から5日以内にニルマトレルビル/リトナビルが投与され

た患者における有効性は79.6%［同：33.9 to 93.8］であった（**表2**）．COVID-19ワクチンを3回以上接種し，発症から5日以内にニルマトレルビル/リトナビルが投与された患者の有効性は92.2%［同：52.0 to 98.7］で最も高かった．以上より，COVID-19ワクチンの接種率が高い集団においてもニルマトレルビル/リトナビルによる入院および死亡の予防効果が示された．

この研究は外来（軽症）かつが高いワクチン接種率のため有効性が示されにくい母集団であったにもかかわらず，ニルマトレルビル/リトナビルの有効性が示された．今回の結果により外来のCOVID-19治療の第一選択として，ニルマトレルビル/リトナビルが推奨されるべき根拠がさらに強固になった．

おわりに

中国の武漢でSARS-CoV-2が報告されて4年が経過した．経済は正常化しつつあり，観光地は賑わいを取り戻している．世間ではアフター・コロナの認識になりつつあるのかもしれない．一方，病院ではワクチン未接種者や基礎疾患を有する感染者でCOVID-19の重症肺炎が散見される状況が続いており，ウィズ・コロナの状態が続いている．一昨年の『Evidence Update 2022』で，私はウィズ・コロナに必要なものはワクチン，治療薬，曝露後発症予防薬の3点であると述べた．ひたすら接種を繰り返してきたCOVID-19ワクチ

表2 COVID-19の外来診療におけるニルマトレルビル/リトナビルの入院・死亡予防の有効性

	有効性［95%CI］	*p*値
発症5日以内に投与	79.6%［33.9 to 93.8］	0.0080
投与のタイミングは不問	53.6%［6.6 to 77.0］	0.031

（文献6より作成）

ンは年1回秋の定期接種を行う方向で検討されている．薬剤師として国民にCOVID-19ワクチンの正確な情報を啓発し，定期接種の定着に寄与することが望まれる．治療薬は内服で第一選択のニルマトレルビル/リトナビル，第二選択のモルヌピラビルという位置づけが確立している．しかし，日本ではニルマトレルビル/リトナビルの処方量が少なく，エビデンスに沿った推奨になっていないことが課題となっている．ニルマトレルビル/リトナビルに薬物相互作用が多いことが足かせになっていると思われるが，薬剤師が薬物相互作用の評価には積極的に関わることで処方のハードルは下がると思われる．曝露後発症予防薬はモルヌピラビルが家庭内感染を対象に

臨床試験が行われたが，有効性は示されなかった（MOVe-AHEAD試験）．来年の『Evidence Update 2025』では曝露後予防薬の登場を期待したい．

■ 引用文献

1) Bowe B, et al : Nat Med, 28 : 2398-405, 2022.（PMID : 36357676）
2) Marra AR, et al : Antimicrob Steward Healthc Epidemiol, 3 : e168, 2023.（DOI : 10.1017/ash.2023.447）
3) Bernal AJ, et al : N Engl J Med, 386 : 509-20, 2022.（PMID : 34914868）
4) Butler CC, et al : Lancet, 401 : 281-93, 2023.（PMID : 36566761）
5) Hammond J, et al : N Engl J Med, 386 : 1397-408, 2022.（PMID : 35172054）
6) Lewnard JA, et al : Lancet Infect Dis, 23 : 806-15, 2023.（PMID : 36933565）

論文吟味のポイント2023

Column 1 ## メタ分析の結果を読み解く重要ポイント（前編）

　メタ分析の結果を読み解く上で重要なポイントの一つは，個々の研究結果のウェイト（影響度）です．メタ分析による個々の研究結果の統合は，基本的には平均値を算出する数学的手続きと同じです．しかし，この場合の平均とは単純平均値ではなく，症例数で重み付けをした加重平均値であることに注意が必要です．つまり，被験者の人数が多い研究ほど，メタ分析結果に占めるウェイトが高くなり，最大の症例規模を有する（ウェイトが最も高い）研究が，メタ分析の結果に最も大きな影響を及ぼすことになります．

　2023年1月に，質の高いシステマティックレビューで世界的に定評のあるコクランが，ウイルス感染症に対するマスクの有効性を検討した論文を公開しました（**PMID : 36715243**）．この論文では，COVID-19など，呼吸器感染症に対するマスクの予防効果を検討したRCT 9研究がメタ分析されました．その結果，マスク着用群と非着用群で，感染症状の発症に統計的有意な差を認めませんでした（相対危険 : 0.95［95%CI : 0.84 to 1.09］）．

〈後編［p.25］に続く〉

4 薬剤師介入の最新エビデンス

Key Points

☐ ケアホームにおける独立した薬剤師による処方管理は6ヵ月後の転倒を減らさなかったが，処方の質を改善した．

☐ 薬剤師の性別の違いが薬剤師による抗菌薬に関する推奨の受け入れに影響を与える．

はじめに

昨年までに引き続き，本項では"pharmacist intervention"，つまり薬剤師の薬物治療に対する介入が臨床アウトカムに与える効果を評価した論文を紹介する．今回は，①ケアホームにおける薬剤師介入，②性別の違いが薬剤師介入の受け入れに与える影響を評価した研究を選択した．

ケアホームにおける独立した薬剤師による処方管理は6ヵ月後の転倒を減らさなかったが，処方の質を改善した

2009年に英国で行われた大規模な観察研究では，ケアホーム入居者の70%が毎日薬剤関連エラー（メディケーションエラー）を経験していることが確認された[1]．英国では，2006年の法改正により認定薬剤師は独立して処方することが可能となり，ケアホームなどでの自律的な活動が可能となった．独立した薬剤師の処方者(pharmacist independent prescribers：PIPs)は，薬学的なニーズを特定し，二次的な承認なしに医薬品の開始や変更，モニタリングが可能である．いくつかの研究で，ケアホーム以外でのPIPsの有用性が

示されているが[2-4]，ケアホームでの評価は行われていない．Hollandらは，ケアホームにおけるPIPsの有用性や安全性を評価することを目的としたクラスターRCTを実施した[5]．

研究はイングランド，スコットランド，北アイルランドにおいて実施され，PIPs，一般診療所，1〜3ヵ所の関連ケアホームの3者（トライアド）をクラスターとした．49のトライアドと882人の入居者がランダムに割り付けられた．対象患者は1種類以上の薬剤を服用している65歳以上のケアホーム入居者で，トライアド1組あたり20人が募集された．PIPsはランダム化後6週間にわたり研修を受け，服薬レビューのためのSTOPP/START基準など必要な資料を提供された[6]．PIPsはケアハウスを訪問して各入居者の薬学的ケアプランを作成し，薬剤の見直し/再調整，スタッフ教育（下剤，鎮痛薬などの処方依頼の最適化），薬剤関連の手続き，deprescribing（処方の見直し），処方の認可をサポートした．各PIPsは週4時間を割り当てられ，6ヵ月間で平均20人の入居者を管理した．対照群の患者は通常のケアを受けた．主要アウトカムは6ヵ月間の転倒で，ITT解析を行った．副次アウトカムは，QOL，Barthelスコア（身体機

能スコア），Drug Burden Index（抗コリン薬と鎮静薬への曝露の指標；スコアが高いほど抗コリン作用が強い），入院，死亡などであった．

　2018年2月15日から2019年9月10日の間に，449人の入所者を含む25のトライアドが介入群に，427人の入所者を含む24のトライアドが対照群にランダムに割り付けられた．参加者の平均年齢は85歳で，70%が女性であった．アウトカムを**表**に示す．主要アウトカムである転倒について，介入群では697件（入居者1人当たり1.55件）が，対照群では538件（入居者1人当たり1.26件）が記録され，介入群と対照群の転倒リスクは，すべてのモデル共変量で調整後，有意ではなかった（率比：0.91 [95%CI：0.66 to 1.26]）．副次アウトカムであるDrug Burden Indexは介入群で0.72から0.66に改善し，対照群では0.70から0.73に悪化しており，両群の6ヵ月後のDrug Burden Indexスコアの比は0.83 [95%CI：

0.74 to 0.92]であった．その他の副次アウトカムについて両群間で有意な差はみられなかった．合計668件の介入が記録され，その中には566件の臨床的介入が含まれ，そのうち185件（32.7%）が転倒リスクに関連する薬物療法であった．有害事象や安全性に関する懸念は確認されなかった．

　本研究は，72のケアホーム，49のPIPsと一般診療所，876人の入居者を含む大規模なもので，事前のサンプルサイズ計算では，転倒が21%減少すると仮定した場合，20%の減少を考慮して880人の入所者が必要と算出されており，十分な検出力があった．一方，薬剤関連の介入，特にdeprescribingによる利益が得られるには時間がかかるため，6ヵ月の介入とフォローアップ期間では不十分だった可能性を著者らはディスカッションで述べている．主要アウトカムである転倒についても，12〜24ヵ月の追跡調査が望ましかった可能性がある．引用文献にも挙げられている

表 6ヵ月時点の主要および副次アウトカム

主要アウトカム				
	介入群 (n=449)	対照群 (n=427)	率比[95%CI]	
全転倒数 フォローアップ(人・日) 粗転倒率(/人・年) [range]	697 79,803 3.19 [0 to 59]	538 76,904 2.56 [0 to 27]	1.00 [0.73 to 1.36] a) (p=0.09)	0.91 [0.66 to 1.26] b) (p=0.58)
副次アウトカム				
入院(/人) 平均値[SD]	0.19 [0.50]	0.18 [0.47]	0.98 [0.66 to 1.46] c) (p=0.93)	0.90 [0.61 to 1.32] d) (p=0.57)
Barthelスコア 平均値[SD]	8.12 [5.84]	6.46 [5.66]	1.19 [0.96 to 1.49] c) (p=0.12)	1.20 [0.96 to 1.49] d) (p=0.11)
Drug Burden Index 平均値[SD]	0.66 [0.74]	0.73 [0.69]	0.83 [0.74 to 0.92] c) (p<0.001) c)	0.83 [0.74 to 0.92] d) (p<0.001)

a)ベースライン時（登録前の90日間）の転倒について調整（876人の患者全員が対象となったが，追跡期間がゼロでなかったのは844人）
b)ベースライン時の転倒，Barthelスコア，Drug Burden Index，Charlson Comorbidity Index，ケアホームの状態（介護/居住）で調整（812人の患者を組み入れ）
c)主変数のベースライン値のみで調整した比較
d)主変数のベースライン値，Barthelスコア，Charlson Comorbidity Index，在宅状況，Drug Burden Indexで調整した比較

（文献5より引用，一部改変）

過去の薬剤師介入の報告は，慢性疼痛やうつ・不安障害，高血圧の患者をそれぞれ対象に，薬剤師介入が治療効果に関連したアウトカムに与えた影響を評価した研究である[2-4]．一方，本研究の主要アウトカムは転倒であり，薬物療法の直接的な効果を評価したものではない．薬物有害事象のような二次的なアウトカムの改善については，長期的なフォローアップが必要である点や，介入の有無による差が表れにくい点など，RCTで評価する上では難しい側面があると考えられる．また，抗コリン薬/鎮静薬による負荷は，死亡率の増加，転倒，骨折，QOLの低下などと関連しており[7,8]，Drug Burden Indexの低下は入居者の転帰の改善につながる可能性があるが，これも追跡期間が6ヵ月では十分でなかった可能性がある．

日本では現状薬剤師が独立して処方を行うことは法律上不可能だが，各医療機関ではプロトコルに基づく薬物治療管理（Protocol Based Pharmacotherapy Management：PBPM）が推進されている．本研究はPBPMを実施する上でも，そのアウトカムを評価する研究の上でも，参考となる重要な報告と考える．

薬剤師の性別の違いが薬剤師による抗菌薬に関する推奨の受け入れに影響を与える

薬剤師はantibiotic stewardship intervention（ΛS）の実施において重要な役割を果たしているが，処方後の監査とフィードバックのような最も効果的なASの有効性には，AS担当者の推奨に対する処方者の受け取り方が関係する．一方，ジェンダーステレオタイプ，つまり性別に基づくその人の能力や属性に関する信念は，医療を含む共同作業に有害な影響を及ぼす可能性がある．例えば，処方者は男性と比較して女性のASの専門知識を軽視したり，情報提示の信頼性が低いと感じたりする可能性がある．Vaughnらは，介入者の性別とAS推奨の処方者の受け入れとの関連を評価することを目的とした研究を報告している[9]．

研究デザインは後ろ向き研究で，退院時の抗菌薬の過剰処方を削減する介入（Reducing Overuse of Antibiotics at Discharge（ROAD）Home intervention）が評価の対象であった．介入は2019年5月から10月にかけて米国の大規模な学術医療センターで実施され，ホスピタリスト（米国における入院患者の診療を専門とする総合内科医）サービスで抗菌薬を使用している退院直前の患者を対象とした．介入の内容は，48時間以内に退院予定の患者を対象として，回診時に抗菌薬タイムアウトを追加することであった．抗菌薬タイムアウトは，抗菌薬の適切性を検討するホスピタリストとの構造化された会話で構成され，①不必要な抗菌薬治療の中止，②過度の投与期間の短縮，③抗菌薬選択の改善，④退院時サマリーへの抗菌薬使用計画の記載に焦点を当て，臨床薬剤師主導で実施した．介入にあたり，ASチームと研究チームは共同で入院患者の一般的な疾患に対する退院時の抗菌薬処方を記載したポケットカードを作成し，医師や薬剤師に配布して教育に活用した．主要アウトカムは薬剤師が行った抗菌薬に関する推奨についてホスピタリストが受け入れた割合であった．

対象期間の6ヵ月の間に薬剤師は295回のタイムアウトを実施し，うち158回（53.6%）は女性12人，137回（46.4%）は男性8人により実施された．経験年数と研修年数は男女でほぼ同じであった．薬剤師は82回（27.8%）のタイムアウトで抗菌薬変更を推奨し，うち51

回（62.2％）が受け入れられた．男女別にみると，退院時の抗菌薬変更を推奨する割合は，女性薬剤師（158回中30回；19％）が男性薬剤師（137回中52回；38％）に比べて低く（p＜0.001），推奨が受け入れられる割合も女性薬剤師では30回中10回（33.3％）と男性薬剤師52回中41回（78.8％）に比べて低かった（p＜0.001）．このように，タイムアウトにより抗菌薬が変更される割合は，女性薬剤師では6.3％（158回中10回）であり，男性薬剤師の29.9％（137回中41回）に比べて低かった（p＜0.001）．

性別による推奨と受け入れの差は，抗菌薬中止の推奨を除いて，すべてのタイプの推奨で観察された（図）．患者背景の調整後，薬剤師の性別は，タイムアウト中の抗菌薬変更の推奨（調整オッズ比（aOR）：0.35［95％CI：0.20 to 0.63］），薬剤師による推奨に対する医師の受け入れ（同：0.10［0.03 to 0.36］），タイムアウトによる抗菌薬の変更（同：0.15［0.07 to 0.33］）と有意に関連していた．ホスピタリストが男性であっても女性であっても，男性薬剤師による推奨は女性薬剤師よりも受け入れ割合が高かった．薬剤師のプロジェクトリーダー2人は男性であったが，彼らの成功率（42

回中33回；78.6％）は他の男性の成功率（10回中8回；80％）と同様で（p＞0.05），感度分析でプロジェクトリーダーを除外しても，薬剤師の性別は推奨に対するホスピタリストの受け入れと関連していた（aOR：0.04［95％CI：0 to 0.53］）．

性別による差の潜在的な要因については著者らがディスカッションで述べている．他のコンサルタントと異なり，ASは一般的に要請されないもので，ASに対応する際，医師は推奨を受け入れるかどうかの選択権を持っている．意思決定に関して薬剤師と医師の間には権力，権限，責任の非対称性が存在する．すでに力の差が存在する環境では，処方医の意思に対して，ジェンダーバイアスを含む無意識のバイアスの影響を悪化させうる状況が生まれる．また，本研究で女性薬剤師は抗菌薬変更を推奨する割合が低かったが，過去に何度も推奨を拒否された経験のある女性薬剤師では，介入の閾値が高い可能性がある．一方，男性薬剤師はリスク許容度が高いため，より自信を持って推奨を行うことができるかもしれない．553人の薬剤師を対象とした先行研究では，ASのトレーニングの調整後でも女性薬剤師はASの能力が低いと感じており[10]，こ

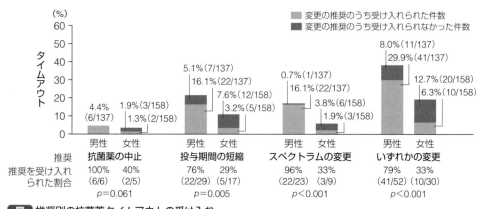

図　推奨別の抗菌薬タイムアウトの受け入れ

（文献9より引用，一部改変）

れはASでの成功体験の違いによる性別間の自己効力感や自信の差が原因となっている可能性がある．このような自信の違いは，薬剤師のASからの離脱や燃え尽き症候群につながる可能性があるため，注意が必要である．米国ではジェンダーバイアスが医療の他の側面にも影響を及ぼすことが示されている[11]．一方，薬剤師に関するジェンダーバイアスの研究は限られ，薬剤師の性別が薬剤師主導の介入効果に及ぼす影響を評価した研究はない．米国でも日本でも薬剤師の半数以上は女性で，その数は時間経過とともに増加している．この増加とAS以外の領域での介入（例：薬物調整，ケアの移行，患者カウンセリングなど）における薬剤師の重要性を考えると，存在する可能性のある性別に関連したバイアスを研究し緩和することは重要である．本研究は小規模な単一施設での研究という限界があるものの，薬剤師介入におけるジェンダーバイアスを評価した重要な研究と考える．

引用文献

1) Barber ND, et al : Qual Saf Health Care, 18 : 341-6, 2009. (PMID : 19812095)
2) Bruhn H, et al : BMJ Open, 3 : e002361, 2013. (PMID : 23562814)
3) Buist E, et al : Int J Clin Pharm, 41 : 1138-42, 2019. (PMID : 31493208)
4) Tsuyuki RT, et al : Circulation, 132 : 93-100, 2015. (PMID : 26063762)
5) Holland R, et al : BMJ, 380 : e071883, 2023. (PMID : 36787910)
6) O'Mahony D, et al : Age Ageing, 44 : 213-8, 2015. (PMID : 25324330)
7) Ruxton K, et al : Br J Clin Pharmacol, 80 : 209-20, 2015. (PMID : 25735839)
8) Byrne CJ, et al : BMC Geriatr, 19 : 121, 2019. (PMID : 31035946)
9) Vaughn VM, et al : Infect Control Hosp Epidemiol, 44 : 570-7, 2023. (PMID : 35670587)
10) Teoh CY, et al : JAC Antimicrob Resist, 2 : dlaa035, 2020. (PMID : 34223001)
11) Dossa F, et al : JAMA Surg, 157 : 95-103, 2022. (PMID : 34757424)

5 エキスパートが注目する 最新エビデンスをアップデート！

1 | 降圧薬

Key Points

☐ メタ分析の結果，降圧薬の朝服用と晩服用との間で，血圧管理および脳心血管疾患の発症に，明らかな差は認められなかった．

☐ メタ分析の結果，家庭血圧測定を用いた遠隔医療と薬剤師の組み合わせは，通常診療よりも高血圧管理に有用であった．

☐ 妊娠初期の降圧薬処方，アムロジピン処方，メチルドパ処方は，出生児の先天大奇形と関連していなかった．

▌最適な降圧薬の服用時間は？

1 これまでの報告

高血圧治療の主流が長時間作用型の降圧薬に移行して数十年が経過しているが，降圧薬を1日のうちのどのタイミングで服用するべきかに関しては，多数報告があるにもかかわらず，報告間で結果が一致していない．そのため，各国の高血圧治療ガイドラインにおいても必ずしも明確には記載されてこなかった．長時間作用型の降圧薬が登場した当初は，晩の服用ではアドヒアランスが低下してしまうことが報告され[1]，朝の服用が基本であった．その後，Hermidaらにより，晩の服用による血圧管理の改善効果および脳心血管疾患の抑制効果も報告され[2,3]，2023年の本稿でも紹介したような近年のRCTにおいても，降圧薬の朝用と晩服用では，脳心血管疾患抑制効果は同程度であることが報告されている[4]．

2 最新のエビデンス

Maqsoodらは，2022年8月までに報告された降圧薬の朝服用と晩服用を比較したRCTのうち，自由行動下血圧の24または48時間血圧，夜間血圧，昼間血圧および脳心血管疾患をアウトカムとする研究をPubMed，EMBASE，ClinicalTrials.govから抽出し，システマティックレビューの上，メタ分析を行った[5]．72のRCTが抽出され，朝服用に比べ晩服用の方が，自由行動下血圧24/48時間血圧（収縮期/拡張期）で平均1.41mmHg［95%CI：0.48 to 2.34］/0.60mmHg［同：0.12 to 1.08］，夜間血圧で4.09mmHg［同：3.01 to 5.16］/2.57mmHg［同：1.92 to 3.22］，昼間血圧で0.94mmHg［同：0.01 to 1.87］/0.87mmHg［同：0.10 to 1.63］だけ降圧が大きく，脳心血管疾患の発症も少なかった（**表1**）．しかし，Hermidaらの報告を除くと，朝服用と晩服用との間の差はほぼなくなった．

表1 降圧薬の朝服用と晩服用を比較したRCTのメタ分析結果

評価指標	全体（72試験）	Hermidaらの報告の別		
自由行動下血圧（mmHg）	降圧度のMD [95％CI]	Hermidaらの報告	Hermidaら以外の報告	p
昼間血圧変化（SBP）	0.94 [0.01 to 1.87]	0.74 [−0.65 to 2.12]	0.98 [−0.07 to 2.03]	0.78
昼間血圧変化（DBP）	0.87 [0.10 to 1.63]	0.87 [−0.26 to 2.0]	0.78 [−0.21 to 1.77]	0.91
夜間血圧変化（SBP）	4.09 [3.01 to 5.16]	4.65 [3.36 to 5.94]	3.46 [1.32 to 5.60]	0.35
夜間血圧変化（DBP）	2.57 [1.92 to 3.22]	3.68 [2.81 to 4.54]	0.97 [0.18 to 1.76]	＜0.001
24/48時間血圧変化（SBP）	1.41 [0.48 to 2.34]	2.30 [0.90 to 3.70]	0.16 [−0.56 to 0.87]	0.01
24/48時間血圧変化（DBP）	0.60 [0.12 to 1.08]	0.97 [0.30 to 1.64]	−0.21 [−0.75 to 0.33]	0.01
主なイベント	OR [95％CI]	Hermidaらの報告	Hermidaら以外の報告	p
主要な有害イベント	0.68 [0.46 to 1.01]	0.40 [0.28 to 0.59]	1.03 [0.84 to 1.25]	＜0.001
脳心血管疾患死亡	0.47 [0.21 to 1.04]	0.39 [0.30 to 0.49]	1.08 [0.86 to 1.36]	＜0.001
全死亡	0.64 [0.37 to 1.08]	0.50 [0.43 to 0.57]	1.08 [0.92 to 1.26]	＜0.001
心不全	0.54 [0.28 to 1.02]	0.39 [0.21 to 0.72]	1.28 [0.98 to 1.67]	＜0.001

SBP：収縮期血圧，DBP：拡張期血圧，MD：平均差，OR：オッズ比

（文献5より作成）

3 これまでのエビデンスに付け加えられたこと

　本研究においては，一部の地域の少数例を対象としたRCTが多く含まれており，他の地域における一般化可能性は不明である．また，ほとんどのRCTにおいて，服薬アドヒアランスが記録されておらず，必ずしもすべての降圧薬を朝または晩の1回にまとめて服用していたわけではなかった．何より，全体のメタ分析では晩の服用の有用性が認められたものの，異質性の認められたHermidaらの報告（単施設での検討）を除外したことによりその差がほぼ消失したことから，本研究結果の解釈は慎重に行われるべきである．著者らも，降圧薬は，患者ごとに1日の中で最も都合のよい時間帯，アドヒアランスを維持しやすい時間帯，副作用を最小限とできる時間帯に服用するべきであることを再三強調している点が，印象的であった．

家庭血圧測定を用いた遠隔医療と薬剤師の組み合わせは高血圧管理に有用？

1 これまでの報告

　以前より，遠隔医療（テレメディシン）の有用性は多くの疾患領域で明らかにされてきており，近年COVID-19の感染拡大により，その必要性が高まったことで急速に環境整備が進んだ．高血圧診療においても，医師・患者に加えて薬剤師が関与する形での遠隔医療については，以前よりその有用性が複数報告されている[6]．薬剤師が遠隔医療に関わることによって，医師・患者間の認識の仲介，患者の服薬アドヒアランスの確認，医療費の削減，医師の負担軽減などにつながり，その結果，通常の外来診療に比べて，収縮期血圧が4〜10mmHg低下することなども報告されている．また，家庭血圧測定が，正確な血圧値の把握や患者の治療への参加意識の向上などを

通して，高血圧診療において重要な役割を果たしていることは言うまでもない．しかし，家庭血圧測定を用いた遠隔医療と薬剤師を組み合わせた診療が，通常の外来診療に比べて有用であるかに関するシステマティックレビュー・メタ分析は皆無であった．

2 最新のエビデンス

Baralらは，2000年1月から2022年4月までに報告された家庭血圧測定を用いた遠隔医療と薬剤師を組み合わせた診療を通常の診療と比較したRCT 6件をPubMed，MEDLINE，Embaseから抽出し，システマティックレビューの上，メタ分析を行った[7]．6件のRCT合計で，家庭血圧測定を用いた遠隔医療と薬剤師を組み合わせた診療群774人，通常診療群775人で，各RCTの平均年齢は51〜61歳，研究期間は5〜12ヵ月であり，5つのRCTで高血圧以外の合併症を有している患者が対象になった．家庭血圧測定を用いた遠隔医療と薬剤師を組み合わせた診療群では，通常診療群に比べて，収縮期/拡張期血圧は，平均8.09mmHg［95%CI：5.04 to 11.15］/4.19mmHg［同：2.81 to 5.58］だけ降圧が大きかった（**表2**）．また，RCT 6件のうち3件で，家庭血圧測定を用いた遠隔医療と薬剤師を組み合わせた診療群における降圧薬数が多く，服薬アドヒアランスを評価していたRCT 5件のうち1件で，服薬アドヒアランスの改善が認められていた[8]．

3 これまでのエビデンスに付け加えられたこと

これまでに，遠隔医療による家庭血圧測定が血圧管理に有効であることを示すシステマティックレビュー・メタ分析は報告されていたが，本研究は薬剤師が関与した家庭血圧測定を用いた遠隔医療に関する最初のシステマティックレビュー・メタ分析である．薬剤師の関与も加えた遠隔医療に関しては，さまざ

表2 家庭血圧測定を用いた遠隔医療と薬剤師を組み合わせた診療を通常診療と比較したRCTのメタ分析結果

	遠隔医療＋薬剤師群 SBP/DBP 降圧度※[SD]	通常診療群 SBP/DBP 降圧度※[SD]	MD [95%CI] SBP/DBP
Magid 2013	−20.7[18.6]/ −10.5[10.0]	−8.2[18.6]/ −4.8[10.0]	−12.50[−16.40 to −8.60]/ −5.70[−7.80 to −3.60]
Margolis 2013	−21.5[13.7]/ −9.4[13.0]	−10.8[16.1]/ −3.4[13.0]	−10.70[−13.71 to −7.69]/ −6.00[−8.60 to −3.40]
Mehos 2000	−17.1[16.4]/ −10.5[10.8]	−7.0[14.6]/ −3.8[9.8]	−10.10[−20.24 to 0.04]/ −6.70[−13.44 to 0.04]
Green 2008	−14.2[14.1]/ −7.0[7.8]	−5.3[14.4]/ −3.5[8.0]	−8.90[−11.43 to −6.37]/ −3.50[−4.91 to −2.09]
Fikri-Benbrahim 2012	−6.8[13.7]/ −2.1[8.9]	−2.1[9.3]/ 0.1[6.2]	−4.70[−8.17 to −1.23]/ −2.20[−4.47 to 0.07]
Khiali 2021	−34.9[15.8]/ −18.9[9.9]	−33.6[14.4]/ −16.3[15.0]	−1.30[−6.58 to 3.98]/ −2.60[−7.04 to 1.84]
Total			−8.09[−11.15 to −5.04]/ −4.19[−5.58 to −2.81]

※観察終了時血圧−ベースライン時血圧の平均値（mmHg）
SBP：収縮期血圧，DBP：拡張期血圧，MD：平均差

（文献7より作成）

まな有用性が認められており，国際的な専門家による提言においても推奨されているが[9]，薬剤師が関与した家庭血圧測定を用いた遠隔医療では，それに加えて，患者と薬剤師の接点の増加，降圧薬処方の提案の増加，エビデンスに基づく厳密な高血圧診療が有用性の増大につながる可能性がある．一方で，本研究においては，研究期間が5〜12ヵ月と短く，脳心血管疾患発症をアウトカムとした研究は皆無であった．さらに，介入対象年齢が60歳前後の一部の年代に偏っていることや，費用対効果は不明であることなど，薬剤師が関与した家庭血圧測定を用いた遠隔医療に関するさらなるエビデンスの創出が必要である．なお，本研究においては日本で実施された研究は該当しなかったが，薬剤師と家庭血圧測定を組み合わせたRCTによる有効性はわが国からも報告されているため[10]，現在改訂が進められ2025年に発行が予定されている日本高血圧学会『高血圧治療ガイドライン2025』においては，高血圧治療における薬剤師の役割が明記されることを期待したい．

妊娠中のアムロジピン使用の安全性は？

1 これまでの報告

　妊娠高血圧症候群は妊娠中の主な合併症の一つであり，分娩時週数，児の出生体重・精神神経発達に影響することなどが明らかになっており，必要に応じて降圧薬を使用した薬物治療も行われる．日本高血圧学会『高血圧治療ガイドライン2019』においては，メチルドパ，ラベタロール，ニフェジピン（妊娠20週以降），ヒドララジンが第一選択薬として推奨されている[11]．しかし，十分な降圧が得られないことなどを理由に，添付文書上妊婦への使用が禁忌とされていたアムロジピン

が使用されていることも明らかとなっている[12]．妊娠初期のアムロジピン使用に関しては，海外では妊婦への使用が禁忌ではなく認められており，国立成育医療研究センターからの報告[13]においても，明らかな催奇形性リスクは認められていないが，母子48組を対象とした研究であり，必ずしも十分な規模の研究ではなく，さらなるエビデンスの蓄積が求められていた．

2 最新のエビデンス

　Ishikawaらは，株式会社JMDCが収集・管理しているわが国の健康保険組合のレセプトデータベースを用いて，2010年から2019年までの合計91,390人の妊婦に対する降圧薬処方の実態，および1,185人の妊娠高血圧症候群の妊婦における妊娠初期の降圧薬処方およびアムロジピン処方と出生児の先天大奇形との関連を検討した[14]．妊娠初期の降圧薬処方は278人（0.30%）に認められ，メチルドパが最も多く（115人；0.13%），次いでアムロジピンが多かった（55人；0.06%）．妊娠中の全期間を通して最も多く処方されていた経口降圧薬はニフェジピンであり（903人；0.99%），2010年から2019年にかけて処方割合は増加していた（図）．妊娠高血圧症候群と診断された妊婦1,185人のうち，妊娠初期に降圧薬を処方されていた妊婦は178人（メチルドパ93人，アムロジピン44人を含む）であった．妊娠高血圧症候群妊婦のうち，妊娠初期に降圧薬が処方されなかった妊婦に対する，妊娠初期に降圧薬が処方された妊婦の先天大奇形児出生のオッズ比（OR）は1.124 [95%CI：0.618 to 2.045]であり，アムロジピン処方がなかった妊婦に対する，アムロジピン処方があった妊婦における先天大奇形児出生のORは1.219 [95%CI：0.400 to 3.721]であった（表3）．

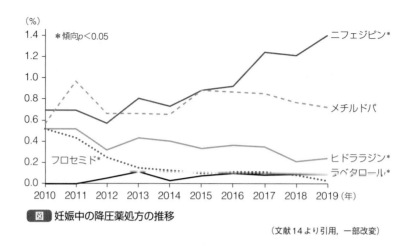

図 妊娠中の降圧薬処方の推移

（文献14より引用，一部改変）

表3 妊娠初期の降圧薬処方と出生児の先天大奇形との関連

妊娠初期に妊娠高血圧症候群と診断された妊婦1,185人における解析

	先天大奇形児/ 降圧薬処方妊婦	先天大奇形児/ 降圧薬非処方妊婦	粗OR [95%CI]	調整OR[※1] [95%CI]
妊娠初期の降圧薬処方 *vs* 非処方	17/178	71/1,007	1.392 [0.799 to 2.425]	1.124 [0.618 to 2.045]

妊娠初期に妊娠高血圧症候群と診断され降圧薬を処方された妊婦178人における解析

	先天大奇形児/ 対象薬処方妊婦	先天大奇形児/ 対象薬非処方妊婦	粗OR [95%CI]	調整OR[※2] [95%CI]
アムロジピン処方 *vs* 非処方	5/44	12/134	1.304 [0.432 to 3.931]	1.219 [0.400 to 3.721]
メチルドパ処方 *vs* 非処方	9/93	8/85	1.031 [0.379 to 2.807]	0.921 [0.331 to 2.564]

※1：母親の分娩時年齢，分娩年，早産，糖尿病，肥満，処方薬剤数，合併症数で補正
※2：アムロジピンまたはメチルドパ処方に関するプロペンシティスコアで補正

（文献14より引用，一部改変）

3 これまでのエビデンスに付け加えられたこと

本研究はレセプトなどのいわゆるリアルワールドデータを用いて，妊娠高血圧症候群に対する，妊娠初期の降圧薬処方，アムロジピン処方，メチルドパ処方が，出生児における先天大奇形を増加させない可能性を明らかにした．これまでは，妊娠初期のアムロジピン使用の安全性を直接的に検討したわが国の報告は小規模なもののみであったが，本研究により，大規模データによってその安全性に関する情報が再現性をもって追加された．なお，アムロジピンとニフェジピンの妊娠中の使用に関しては，2023年11月の厚生労働省薬事・食品衛生審議会薬事分科会の医薬品等安全対策部会安全対策調査会において，禁忌解除の妥当性が認められ，共に妊婦禁忌が解除された[15]．今後，妊娠中にアムロジピンやニフェジピンを使用した際の妊娠中の血圧管理や出生児の長期的予後に関するエビデンスの蓄積も期待される．

引用文献

1) Vrijens B, et al : BMJ, 336 : 1114-7, 2008. (PMID : 18480115)

2) Hermida RC, et al : J Hypertens, 23 : 1913-22, 2005. (PMID : 16148616)

3) Hermida RC, et al : Hypertension, 78 : 879-93, 2021. (PMID : 34379438)

4) Mackenzie IS, et al : Lancet, 400 : 1417-25, 2022. (PMID : 36240838)

5) Maqsood MH, et al : Hypertension, 80 : 1544-54, 2023. (PMID : 37212152)

6) Monaghesh E, et al : BMC Public Health, 20 : 1193, 2020. (PMID : 32738884)

7) Baral N, et al : Am J Cardiol, 203 : 161-8, 2023. (PMID : 37499595)

8) Margolis KL, et al : JAMA, 310 : 46-56, 2013. (PMID : 23821088)

9) Omboni S, et al : Hypertension, 76 : 1368-83, 2020. (PMID : 32921195)

10) Tobari H, et al : Am J Hypertens, 23 : 1144-52, 2010. (PMID : 20616786)

11) Umemura S, et al : Hypertens Res, 42 : 1235-481, 2019. (PMID : 31375757)

12) Ishikawa T, et al : Pharmacoepidemiol Drug Saf, 27 : 1325-34, 2018. (PMID : 30252182)

13) Mito A, et al : J Am Heart Assoc, 8 : e012093, 2019. (PMID : 31345083)

14) Ishikawa T, et al : Pregnancy Hypertens, : 73-83, 2023. (PMID : 36646019)

15) 厚生労働省 : 医薬品・医療機器等安全性情報, 398 : 3-5, 2023.

論文吟味のポイント2023

Column 1　メタ分析の結果を読み解く重要ポイント（後編）

　ウイルス感染症に対するマスクの有効性を検討したコクランのメタ分析（**PMID : 36715243**）では，2022年にAbaluckらによって報告された，被験者の総数が34万人以上という，超大規模症例を対象としたクラスターRCT（**PMID : 34855513**）が含まれていました．メタ分析に占める加重平均のウェイトも，実に41.4％となっており，この研究結果がメタ分析の結果そのものと言ってもよいかもしれません．なお，加重平均のウェイトはフォレストプロットと呼ばれるメタ分析特有の解析図から読み取ることができます．

　Abaluckらが報告したクラスターRCTでは，マスクの着用を推奨する教育的介入が行われていました．つまり，マスクの物理的かつ直接的な感染予防効果ではなく，マスクの着用に関連した感染予防行動や予防意識の変化などを検証対象としているのです．さらに，同研究ではマスク着用を推奨した群で症候性のCOVID-19が9.5％少ない（$p=0.03$）という結果も報告されています．そのため，コクランのメタ分析結果から，マスクの効果を無効と結論することは難しいように思います．少なくとも，集団における感染拡大の抑止に対するマスクの効果を否定するものではありません．

2 │ 不整脈治療薬

Key Points

☐ 院外心停止に対するアミオダロンの8分以内の投与は，入院までの生存率，退院までの生存率と関連する．

☐ 心房細動に対するリズムコントロールの重要性が再認識されている．

☐ 脳卒中の既往歴がある心房細動患者には，早期にリズムコントロールを開始する．

☐ 新規発症の心房細動患者では，リズムコントロールとしてアブレーション治療が有効である．抗不整脈薬の中では，フレカイニドが死亡率低下と関連する．

心停止に対するアミオダロンは8分以内に投与する

1 これまでの報告

ショックによる院外心停止（OHCA）患者の予後と神経学的転帰に対するアミオダロンとリドカインの効果を比較した研究がある[1]．日本国内の91施設による多施設OHCAレジストリを用いた後ろ向き観察研究である．主要アウトカムは30日生存率，副次的アウトカムは30日後の神経学的転帰であった．このOHCAレジストリに登録された51,199人のうち，1,970人が解析された．結論は，アミオダロンとリドカインの使用は，短期死亡率や神経学的転帰に有意差はなく，どちらが治療において優先すべきかというエビデンスはない．

2 最新のエビデンス

アミオダロンとリドカインは，OHCAに対してプラセボと比較して明確な有効性をもたらすことは示されていない．そこで，救急隊が現場に到着してから薬剤を投与するまでのタイミングが，プラセボと比較してアミオダロンとリドカインの有効性にどのような影響を与えるかを評価する調査が行われた[2]．心電図波形において電気的除細動が必要な波形を示し，自然回復する前にアミオダロン，リドカイン，プラセボのいずれかの薬剤が投与された患者を対象とした．入院までの生存率，退院までの生存率，機能的生存率（modified Rankin Scale ≦ 3）についてロジスティック回帰分析を行い，早い投与群（8分未満）と遅い投与群（8分以上）で層別化して評価した．基準を満たした患者は2,802人で，早い投与群は879人（31.4%），遅い投与群は1,923人（68.6%）であった．早い投与群では，アミオダロンはプラセボと比較して，入院までの生存率（62.0% *vs* 48.5%，調整オッズ比：1.76 [95%CI：1.24 to 2.50]），退院までの生存率（37.1% *vs* 28.0%，同：1.56 [1.07 to 2.29]）お

および機能的生存率（31.6% vs 23.3%，同：1.55［1.04 to 2.32］）は有意に高かったが，リドカインでは有意差はなかった．一方，遅い投与群では，アミオダロンおよびリドカインのいずれにおいてもプラセボと比較して退院時のアウトカムに有意差はなかった．これについて著者らは，早期のアミオダロン投与が心停止から回復後における心室細動（VF）の再発を抑制したことがこの結果につながったと考察している．

3 これまでのエビデンスに付け加えられたこと

電気的除細動が必要な心電図波形を示した患者において，アミオダロンの8分以内の投与群は，プラセボと比較して入院までの生存率，退院までの生存率，機能的生存率の向上と関連していたが，リドカインでは有意差を認めなかった．

心房細動と診断された患者では，リズムコントロールを早期開始する

1 これまでの報告

心房細動に対する治療には，リズムコントロール（洞調律を可能な限り維持）とレートコントロール（心房細動を受け入れて心拍数を調節）がある．古くからどちらが優れているか議論されてきたが，2000年代に行われたAFFIRM試験[3]およびJ-RHYTHM試験[4]では総死亡や心血管イベントの発生に両群で有意差はなかった．またAFFIRM試験のサブ解析[5]では，リズムコントロール自体は予後を改善するが，リズムコントロールに用いる抗不整脈薬の副作用が予後を悪化させることが示された．抗不整脈薬には不整脈の悪化や心停止などの副作用リスクがあるため，心エ

コー検査や心電図所見・電解質の評価が必要となる．このような予後や簡便性などから，これまでガイドラインなどではリズムコントロールよりもレートコントロールを優先して推奨している．他方，心房細動に対するカテーテルアブレーションはこの20年間で飛躍的に進歩し，有効性のエビデンス[6-8]が構築され，リズムコントロールの治療選択肢が再び注目されるようになった．そして2020年にEAST-AFNET 4試験[9]の結果が報告された．本試験は，1年以内に心房細動と診断された患者を対象に，抗不整脈薬またはカテーテルアブレーションによる早期リズムコントロール群と従来治療群を比較したものである．主要エンドポイントは心血管死，脳卒中，心不全・急性冠症候群による入院の複合エンドポイントであり，早期リズムコントロール群で有意に少なかった（3.9%/人年 vs 5.0%/人年；ハザード比（HR）：0.79［96%CI：0.66 to 0.94］）．発症1年以内の心房細動に対する早期リズムコントロールが心血管イベントを減少させることが示され，大きなインパクトを与えた．

2 最新のエビデンス

EAST-AFNET 4試験のサブグループ解析[10]では，発症1年以内で脳卒中の既往がある心房細動患者を対象に早期リズムコントロールの心血管イベントへの効果が検討された．脳卒中の既往がある217人（年齢中央値72.0歳，男性122人[56%]）を早期リズムコントロール群（110人）と従来治療群（107人）にランダムに割り付けた．主要エンドポイントは心血管死，脳卒中，心不全・急性冠症候群による入院の複合エンドポイントであり，中央値4.7年の追跡の結果，早期リズムコントロール群の16%（3.7%/人年），従来治療群の31%（7.4%/人年）に発生した（HR：0.52［95%CI：0.29 to 0.93］）．このように，脳卒

中の既往がある患者を対象としたサブグループ解析においても同様に，早期リズムコントロールの効果が認められた．

また，心房細動における早期リズムコントロールの脳卒中二次予防効果について，韓国の国民健康保険サービス（NHIS）のデータベースを用いた大規模観察コホート研究が報告された[11]．心房細動発症後1年以内に抗不整脈薬，除細動，カテーテルアブレーションなどのリズムコントロール治療を受けた患者を早期リズムコントロール群，それ以外を従来治療群とし，合計53,509人が組み入れられた（早期リズムコントロール群12,455例，従来治療群41,054例）．全例に経口抗凝固薬が処方されていた．主要アウトカムは脳卒中の発症であり，追跡期間中央値2.6年において4,382例が脳卒中を発症し（2.6%/人年），早期リズムコントロール群は従来治療群と比較して脳卒中再発リスクを28%低下させた（HR：0.720[95%CI：0.666 to 0.779]）．著者らは，脳卒中の既往がある心房細動の診断後1年以内の早期リズムコントロールは，脳卒中の再発予防に有益である可能性があり，このような患者においては，適切な抗凝固療法とともに最適なリズムコントロールを含む統合的治療を考慮すべきであるとしている．

3 これまでのエビデンスに付け加えられたこと

ABC（Atrial fibrillation Better Care）pathwayは，2017年にGregory YH Lipが提唱し[12]，ESCガイドライン[13]において心房細動診療のコアコンセプトとして掲げられている心房細動管理の統合的アプローチ法である．ABCは，"Anticoagulation/Avoid stroke（抗凝固療法と脳卒中予防）""Better symptom management（症状管理）""Cardiovascular and comorbidities optimization（心疾患お

よび併存症の最適化）"の頭文字から名づけられたものである．このBについては，あくまでレートコントロールが優先で，それでも症状が残る場合にリズムコントロールを考えるとされていた．しかし2023年に発表されたAtrial Fibrillation NETwork（AFNET）とEuropean Heart Rhythm Association（EHRA）の第8回合同コンセンサスカンファレンスの報告[14]においては，早期リズムコントロールに関する知見を背景に，Bは"Better symptom management"から"Better rhythm management"に変更され，レートコントロールからリズムコントロール優先へ変わっている．

抗不整脈薬とカテーテルアブレーションが心房細動患者の生存率に与える影響

1 これまでの報告

症状のある発作性心房細動に対して，抗不整脈薬を投与することなく第一選択治療としてカテーテルアブレーションを選択するケースが増えている．症候性の発作性および持続性心房細動に対して，抗不整脈薬を使用することなく，第一選択治療として行われるカテーテルアブレーション治療の是非については，さまざまな大規模臨床試験が行われてきた[15-18]．結果は，アブレーション治療群（ほとんどが発作性心房細動）において心房細動消失率が有意に高く，合併症の発症率も低かった．このため現在では，症候性の発作性心房細動患者に対する第一選択としてのカテーテルアブレーション治療は妥当とされている．

2 最新のエビデンス

Chungらは，新規発症の心房細動患者に対する抗不整脈薬とアブレーション治療の生存率への影響について報告している[19]．この報

告では，英国の1998年から2016年までのプライマリケア受診，病院データおよび死亡登録データを含む電子健康記録（EHR）を用いて，新規発症した心房細動患者199,433人（診断時平均年齢75.7±12.7歳，女性50.2%）を対象に，リズムコントロールを受けた心房細動患者（リズムコントロール群）と受けなかった患者（非リズムコントロール群）の生存率を調査した．追跡期間中央値2.7年において，リズムコントロール群全体の死亡率は，非リズムコントロール群に比べて有意に低かった（HR：0.86［95%CI：0.84 to 0.88］）．リズムコントロール群について個別に死亡リスク（HR［95%CI］）をみると，カテーテルアブレーション手技の一つである肺静脈隔離術（PVアイソレーション）で0.36［0.28 to 0.48］，心房粗動アブレーションで0.51［0.42 to 0.61］，フレカイニドで0.52［0.48 to 0.57］，プロパフェノンで0.63［0.50 to 0.81］，ソタロールで0.71［0.68 to 0.74］と有意な低下を認めたが，アミオダロンでは有意差を認めなかった（0.99［0.97 to 1.02］）．ただしサブグループ解析においては，ベースライン時の年齢が70歳未満の心房細動患者を除き，性別・年齢・心不全の病歴のすべてのサブグループにおいてアミオダロンでは死亡リスクが有意に低かった．また死因分析の結果，リズムコントロール群では心血管死が非リズムコントロール群と比較して低く，リズムコントロールによるAF burden（心房細動負荷）の低下が心血管疾患全般にわたって影響する可能性があると述べている．

3 これまでのエビデンスに付け加えられたこと

前述のABC pathwayでリズムコントロールの位置づけがより優先的なものに変更され

たが，具体的にどのリズムコントロール戦略を選択するかは確立していない．EHRを用いた本観察研究では，最も高いベネフィットを示したのは肺静脈隔離術であり，抗不整脈薬の中ではフレカイニドであった．新規発症の心房細動に対するリズムコントロール戦略についてはエビデンスがいまだ不足しており，さらなる研究が望まれる．

引用文献

1) Kishihara Y, et al：BMC Cardiovasc Disord, 22：466, 2022.（PMID：36335307）
2) Lupton JR, et al：Acad Emerg Med, 30：906-17, 2023.（PMID：36869657）
3) Wyse DG, et al：N Engl J Med, 347：1825-33, 2002.（PMID：12466506）
4) Ogawa S, et al：Circ J, 73：242-8, 2009.（PMID：19060419）
5) Corley SD, et al：Circulation, 109：1509-13, 2004.（PMID：15007003）
6) Jaïs P, et al：Circulation, 118：2498-505, 2008.（PMID：19029470）
7) Friberg L, et al：Eur Heart J, 37：2478-87, 2016.（PMID：26984861）
8) Marrouche NF, et al：N Engl J Med, 378：417-27, 2018.（PMID：29385358）
9) Kirchhof P, et al：N Engl J Med, 383：1305-16, 2020.（PMID：32865375）
10) Jensen M, et al：Lancet Neurol, 22：45-54, 2023.（PMID：36517170）
11) Lee SR, et al：JACC Clin Electrophysiol, 9（7Pt 2）：1121-33, 2023.（PMID：37495321）
12) Lip GYH：Nat Rev Cardiol, 14：627-8, 2017.（PMID：28960189）
13) Hindricks G, et al：Eur Heart J, 42：373-498, 2021.（PMID：32860505）
14) Schnabel RB, et al：Europace, 25：6-27, 2023.（PMID：35894842）
15) Wazni OM, et al：JAMA, 293：2634-40, 2005.（PMID：15928285）
16) Cosedis Nielsen J, et al：N Engl J Med, 367：1587-95, 2012.（PMID：23094720）
17) Morillo CA, et al：JAMA, 311：692-700, 2014.（PMID：24549549）
18) Hakalahti A, et al：Europace, 17：370-8, 2015.（PMID：25643988）
19) Chung SC, et al：Europace, 25：351-9, 2023.（PMID：36106534）

3 | 心不全治療薬

Key Points

❑ GLP-1受容体作動薬の心不全に対する効果は患者特性により異なる．

❑ 急性心不全患者に対するアセタゾラミドは左室駆出率（LVEF）および腎機能に
よらずうっ血を改善させる．

❑ トラセミドとフロセミドでは心不全患者の予後に有意差はなかった．

GLP-1受容体作動薬（RA）の心不全に対する効果

1 これまでの報告

GLP-1 RAは2型糖尿病患者の動脈硬化性疾患を予防する効果があることが示されている[1]．しかし，心不全（HF）に対しての有効性については一貫した結果が得られておらず，GLP-1 RAのHFに対する検証は課題であった．今回はGLP-1 RAのHFに対する有効性を検証した3つの文献を紹介する．

2 最新のエビデンス

Ferreiraら[2]は，7つのRCTのメタ分析により，HFの既往歴がある/ない2型糖尿病患者を対象にGLP-1 RAの心血管イベントへの影響を評価した．対照はプラセボであり，主要評価項目はHF入院または心血管死の複合である．結果は，HFの既往歴がある群では有意差を認めなかったが（ハザード比（HR）：0.96 [95%CI：0.84 to 1.08]），HFの既往歴のない群では有意な減少を認めた（同：0.84 [0.76 to 0.92]）．全死亡についても同様の結果であり，HFの既往歴の有無によりGLP-1 RAの効果には差異があった．

Nevesら[3]は，EXSCEL試験とFIGHT試験のメタ分析により，LVEF＜40％のHF患者におけるGLP-1 RAとHF入院リスクとの関係を評価した．対照はプラセボであり，主要評価項目はHF入院である．EXSCEL試験のサブグループ解析では，LVEF 40～55％群と＞55％群ではHF入院に減少傾向を認めたものの有意差はなく，＜40％群では有意に増加していた．FIGHT試験との統合解析でも，＜40％群ではHF入院リスクが高く（オッズ比（OR）：1.49 [95%CI：1.05 to 2.10]），GLP-1 RAの効果にはLVEFにより差異があった．

Kosiborodら[4]は肥満（BMI≧30）のあるHFpEF患者に対するGLP-1 RA（セマグルチド）の効果をRCTで評価した．対照はプラセボであり，主要評価項目はKCCQ-CSS（HF症状・身体的制限を示すスコア）の変化および体重変化である．結果は，セマグルチド群で，有意なHF症状・身体的制限の減少（推定

差：7.8点［95%CI：4.8 to 10.9］）および体重減少（推定差：−10.7%［95%CI：−11.9 to −9.4］）が認められ，セマグルチドが肥満のあるHFpEF患者のHF QOLの改善に寄与する可能性が示唆された．

3 これまでのエビデンスに付け加えられたこと

　今回GLP-1 RAについて，HF既往のある2型糖尿病ではHF入院・心血管死を減少させず[2]，HFrEFではHF入院リスクが増加するが[3]，肥満のあるHFpEFではQOLを改善することが示された[4]．これらの研究は，GLP-1 RAのHF患者における効果が患者特性に応じて異なることを示しており，個別化された治療アプローチが必要であることがわかる．選択肢が限られたHFpEF治療において有望な治療薬となりうる可能性はあるが，その対象となる範囲は限られ，またHF入院などの臨床転帰について明らかになっておらず有効性が示されたとは言い難い．糖尿病患者ではMACE（主要心血管イベント）とHF入院の一次予防効果が示されているが[5]，HF治療薬としての適応拡大の道のりはまだまだ遠い．HF入院リスク[2]が示唆されていることから，長期的な安全性と個別化された有効性に関する研究が必要である．

急性HF患者に対するアセタゾラミドのうっ血改善効果

1 これまでの報告

　急性HF患者のうっ血はQOLの低下や予後不良に関連し，現状のガイドライン[6]ではループ利尿薬の静注投与がクラスⅠで推奨されている．しかし，高用量のループ利尿薬を投与しても十分うっ血が解除されないまま退院する患者も少なくない．多施設共同RCTであるADVOR試験[7]では，ループ利尿薬投与を受けている519人の急性非代償性HF患者をランダムにアセタゾラミド群（1日1回500mg静注）とプラセボ群に割り付け，うっ血に対する治療効果を評価している．主要評価項目は割り付け後3日以内のうっ血の解除であり，うっ血解除はアセタゾラミド群で有意に高かった（RR：1.46［95%CI：1.17 to 1.82］）．アセタゾラミド群の方が尿量やナトリウム排泄量が多く，ループ利尿薬に追加することでより早期にうっ血を改善できることが示唆された．

2 最新のエビデンス

　LVEF別にアセタゾラミドのうっ血の改善効果を評価したADVOR試験のサブグループ解析[8]が報告された．対象はHFrEF 224人，HFmrEF 75人，HFpEF 220人の計519人の急性非代償性HF患者である．結果は，プラセボ群に比してアセタゾラミド群では有意にうっ血解除がみられたが，その効果に患者のLVEFは影響せず，うっ血改善効果はLVEFによらず一貫していた（OR：1.77［95%CI：1.18 to 2.63］；すべての交互作用$p > 0.401$）．また，アセタゾラミドはより高い尿量・ナトリウム利尿および入院期間の短縮をもたらすが，同様にLVEFの影響はみられなかった．しかし，HFrEF患者においてクレアチニンの上昇がみられた（交互作用$p = 0.031$）．

　また，同じADVOR試験の事前設定サブグループ解析結果[9]も報告された．この研究では，アセタゾラミドのうっ血改善効果に及ぼす腎機能の影響について評価している．対象はベースラインeGFR≦40mL/min/1.73m² 265人，eGFR>40mL/min/1.73m² 254人の計519人の急性非代償性HF患者である．結果は前述のLVEFと同様に，腎機能によら

ず一貫したアセタゾラミドのうっ血改善効果が認められた(OR：1.97［95%CI：1.29 to 3.02］；交互作用p＝0.672)．入院期間の短縮効果についてはLVEFの結果と同様に腎機能の影響を受けないが，尿量・ナトリウム利尿の増加については腎機能低下(eGFR低値)群でより高い効果が認められた．一方，アセタゾラミドによる腎機能の悪化(0.3mg/dL以上のクレアチニン上昇)は有意に発生率が高かった(OR:2.91［95%CI:1.96 to 4.33］)．しかし，3ヵ月後のクレアチニン値に差はなく，この腎機能の悪化はHF入院および全死亡と関連しなかった(HR：0.99［95%CI：0.70 to 1.41］)．退院時点のうっ血解除は腎機能悪化の有無によらずHF入院および全死亡の低下と関連した(腎機能悪化(＋)HR：0.51［95%CI：0.27 to 0.94］；腎機能悪化(－)HR：0.63［95%CI：0.40 to 0.99］)．

3 これまでのエビデンスに 付け加えられたこと

エビデンスが不足している急性心不全のうっ血管理において，ADVOR試験により安価なアセタゾラミドでうっ血を改善できる可能性が示されたが，今回，この効果がLVEFや腎機能(eGFR)によらず一貫していることが示された．ただし，この試験で投与されたアセタゾラミドは1日1回500mgの静注投与であり，わが国では未承認である．したがって，日本での1日1回250～500mg経口投与が同等の効果を有するかは明らかではない．また，ADVOR試験では，SGLT2阻害薬投与，初発のHF，eGFR＜20mL/min/1.73m²などの患者は含まれておらず，うっ血改善が主観的評価であるなどの問題もある．いまだ不明な点が多く残されているものの，うっ血改善の可能性を示した意義は大きく，SGLT2阻害薬や他の利尿薬との併用・使い分けなど，さ

らなるエビデンスが構築されることに期待したい．

HFに対するトラセミドとフロセミドの予後効果の比較

1 これまでの報告

多くのHF患者はうっ血解除の目的でループ利尿薬が処方されている．ガイドライン[6]でもHF患者のうっ血解除にはループ利尿薬が推奨されている．しかし，利尿薬は投与量が多いほど予後が悪化するという報告が多い[10]．トラセミドは抗アルドステロン作用や高いバイオアベイラビリティ，長い半減期のため，いくつかの報告ではトラセミドはフロセミドより死亡率が少ないことが示唆されている[11, 12]．しかし，サンプル数が少ない試験が多く，十分にエビデンスがあるとは言えなかった．

2 最新のエビデンス

非盲検RCTであるTRANSFORM-HF試験[13]では，2,859人のHF入院患者を退院時にトラセミド投与群(1,431人)とフロセミド投与群(1,428人)に分け，総死亡率や総入院率を比較している．両群でLVEF≦40%はそれぞれ70.1%と69.3%，LVEF 41～49%はそれぞれ6.1%と5.4%，LVEF≧50%はそれぞれ23.8%と25.4%であり，約30%は初回HF入院患者であった．中央値17.4ヵ月の観察期間では，主要評価項目である総死亡率はトラセミド群とフロセミド群に有意差はなかった(HR：1.02［95%CI：0.89 to 1.18］)．副次評価項目である総死亡または総入院率でも両群で有意差はなかった(HR：0.92［95%CI：0.83 to 1.02］)．

3 これまでのエビデンスに付け加えられたこと

トラセミドはフロセミドと比較して予後がよいとする報告があったが，今回の報告では両群間で総死亡，総入院率に有意な差を認めなかった．両群の平均投与量はフロセミド換算でトラセミド群は79.5±69.8mg，フロセミド群は79.1±56.4mgである．ループ利尿薬の換算量がフロセミド：トラセミド＝2～4：1で行われており，適切な換算かは不明である．また，トラセミドの投与量についてはわが国の保険承認用量を大きく超えている．さらに，トラセミド群およびフロセミド群両群の平均NT-proBNPが3,994pg/mLおよび3,833pg/mLと他の報告に比べ高く，高リスク患者が多い試験であったと思われる．入院前のループ利尿薬の使用割合は，フロセミドが78％，トラセミドが15％であり，フロセミドのキャリーオーバーされた作用も今後の検討課題かもしれない．

引用文献

1) Kristensen SL, et al : Lancet Diabetes Endocrinol, 7 : 776-85, 2019. (PMID : 31422062)
2) Ferreira JP, et al : Diabetes Obes Metab, 25 : 1495-502, 2023. (PMID : 36722252)
3) Neves JS, et al : J Card Fail, 29 : 1107-9, 2023. (PMID : 37028749)
4) Kosiborod MN, et al : N Engl J Med, 389 : 1069-84, 2023. (PMID : 37622681)
5) Richardson TL Jr, et al : Ann Intern Med, 176 : 751-60, 2023. (PMID : 37155984)
6) 日本循環器学会 / 日本心不全学会：急性・慢性心不全診療ガイドライン(2017年改訂版), 2018.
7) Mullens W, et al : N Engl J Med, 387 : 1185-95, 2022. (PMID : 36027559)
8) Martens P, et al : Circulation, 147 : 201-11, 2023. (PMID : 36335479)
9) Meekers E, et al : Eur Heart J, 44 : 3672-82, 2023. (PMID : 37623428)
10) Hasselblad V, et al : Eur J Heart Fail, 9 : 1064-9, 2007. (PMID : 17719273)
11) Murray MD, et al : Am J Med, 111 : 513-20, 2001. (PMID : 11705426)
12) Cosín J, et al : Eur J Heart Fail, 4 : 507-13, 2002. (PMID : 12167392)
13) Mentz RJ, et al : JAMA, 329 : 214-23, 2023. (PMID : 36648467)

4 | 抗血栓薬

Key Points

☐ 心房細動を伴う虚血性脳卒中患者に対しDOACを早期に開始しても，過度なリスク増加はないことが示唆された．

☐ 頭蓋内出血患者における第Ⅹa因子阻害薬の抗凝固療法中和率は，4F-PCCとアンデキサネットアルファを直接比較したサブ解析を含め，両者で同程度であった．

☐ PCIを行った急性冠症候群患者に対するP2Y$_{12}$阻害薬のde-escalationは，標準DAPTと比較し，虚血性エンドポイントおよび出血性エンドポイントの低下と関連していた．

☐ 手術的療法を受けた四肢骨折患者，または骨盤骨折や寛骨臼骨折患者に対するアスピリンによる血栓予防は，死亡の予防において低分子ヘパリンに対し非劣性であることが示された．

これまでの報告

抗血栓薬は，血小板の血管内皮細胞への粘着や凝集を抑制し血小板機能を抑える抗血小板薬と，凝固因子の働きを抑えフィブリン血栓の形成を抑制する抗凝固薬に大別される．抗血小板薬にはシクロオキシゲナーゼ1を阻害するアスピリンや，血小板膜上に存在するP2Y$_{12}$受容体を阻害するチエノピリジン系薬剤があり，現在，第三世代のプラスグレルやチカグレロルが上市されている．

直接経口抗凝固薬(DOAC)に関して，非弁膜症性心房細動を有し出血リスクが高い高齢者を対象とした第Ⅲ相臨床試験(ELDERCARE-AF試験)[1]の結果，脳卒中または全身性塞栓症の発現率において，プラセボに対するエドキサバンの優越性が示された．DOACの開始時期では，一過性脳虚血発作や急性虚血性脳卒中の発症後，神経学的重症度に応じて1日から12日の間で抗凝固薬を開始する「1-3-6-12日ルール」[2]が欧州のガイドラインで推奨され，わが国ではSAMURAI-NVAF研究とRELAXED研究のデータ解析からの「1-2-3-4日ルール」[3]が提唱されている．また抗凝固薬の中和薬について，新鮮凍結血漿(FFP)とのRCT[4,5]で検証された4因子含有プロトロンビン複合体濃縮製剤(4F-PCC)は早急にPT-INRを是正し，イダルシズマブは投与直後からダビガトランによる抗凝固作用をほぼ完全に消失させ，24時間効果が持続する[6]．アンデキサネットアルファは日本人を含む第Ⅹa因子阻害薬投与中の患者を対象としたANNEXA-4試験[7]で有効性や安全性が確認されている．

最新のエビデンス

1 心房細動を伴う脳卒中に対する早期抗凝固療法と後期抗凝固療法

DOACによる抗凝固療法は，心房細動患者の虚血性脳卒中および全身性塞栓症のリスクを低下させる[8]．一方，その開始時期が急性虚血性脳卒中後の脳卒中再発や，出血リスクにどのような影響を与えるかは不明である．今回，心房細動を伴う虚血性脳卒中患者における経口抗凝固薬の早期開始と後期開始を比較したRCT（ELAN試験）[9]が実施され，DOACの早期開始の安全性と有効性を推定した．

欧州，中東，アジアの15ヵ国103施設で，参加者は早期抗凝固療法群（軽症または中等症では脳卒中発症後48時間以内，重症では6または7日に開始）と，後期抗凝固療法群（軽症では脳卒中発症後3または4日，中等症では6または7日，重症では12〜14日に開始）にランダムに割り付けられた．主要評価項目は，ランダム化後30日以内の虚血性脳卒中再発，全身性塞栓症，頭蓋外大出血，症候性頭蓋内出血，血管死の複合エンドポイントであり，副次評価項目は30日および90日の複合主要評価項目の構成要素であった．

2017年11月6日から2022年9月12日の間に，2,013例の参加者が登録され，1,006例が早期開始群，1,007例が後期開始群に割り付けられた．対象患者の年齢中央値は早期開始群で77歳，後期開始群で78歳であり，女性の割合はそれぞれ46％，45％であった．NIHSSスコア中央値は早期開始群で入院時5点，ランダム化時3点であり，後期開始群も同様であった．早期開始群の38％，後期開始群の37％が軽症脳卒中であり，中等症はそれぞれ40％，39％，重症は両群ともに23％であった．

主要評価項目は早期開始群29人（2.9％），後期開始群41人（4.1％）に発生した（リスク差：−1.18％ポイント［95％CI：−2.84 to 0.47］）．ランダム化後30日以内の頭蓋外大出血のオッズ比［95％CI］は0.63［0.15 to 2.38］（早期開始群0.3％ vs 後期開始群0.5％），30日以内の症候性頭蓋内出血では1.02［0.16 to 6.59］（0.2％ vs 0.2％），30日以内の虚血性脳卒中再発0.57［0.29 to 1.07］（1.4％ vs 2.5％），90日以内の虚血性脳卒中再発0.60［0.33 to 1.06］（1.9％ vs 3.1％）であった．

30日後の虚血性脳卒中再発，全身性塞栓症，頭蓋外大出血，症候性頭蓋内出血，血管死の発生率は，95％CIに基づくとDOACの後期開始に対し，早期開始では2.8％ポイントの低下から0.5％ポイントの上昇の範囲と推定された．

2 頭蓋内出血に対するDOAC中和薬の評価

DOAC服用中，頭蓋内出血（ICH）や消化管出血などの出血性合併症が一定の割合で発現し[10-13]，DOACに関連したICHは罹患率および死亡率が高い．ICHに対するDOACの中和薬の安全性と転帰に関するデータは限られており，それらを評価することを目的にシステマティックレビュー・メタ分析が実施された[14]．

PubMedなどの各種データベースにて，2022年4月29日までに発表された文献からDOACによる治療中にICHを発症した18歳以上の患者を対象に，DOAC中和薬を投与し，安全性および抗凝固中和の転帰について報告された研究が検索された．ヒトを対象としない研究や症例報告，抗凝固療法の中和が必要な虚血性脳卒中患者を評価した研究，ワルファリンを使用した研究は除外された．有効性の主要評価項目は抗凝固療法が中和された患者の割合とし，安全性の主要評価項目は中和薬投与後の全死亡と血栓塞栓イベントである．

36の研究が基準を満たし，1,832人の患者（4F-PCC：967人，アンデキサネットアルファ：525人，イダルシズマブ：340人）が登録された．患者の平均年齢は76歳，男性の割合は57％であった．有効性に関して，抗凝固療法中和率［95％CI］は4F-PCCが77％［72 to 82］，アンデキサネットアルファが75％［67 to 81］，ダビガトランに対するイダルシズマブが82％［55 to 95］であった．安全性に関して，中和薬投与後の全死亡率［95％CI］は4F-PCCが26％［20 to 32］，アンデキサネットアルファが24％［16 to 34］，イダルシズマブが11％［8 to 15］であり，血栓塞栓イベント発生率［95％CI］は同8％［5 to 12］，14％［10 to 19］，5％［3 to 8］であった．また8件の後方視的研究によるサブ解析の結果，4F-PCCとアンデキサネットアルファの比較において，中和成功のリスク比［95％CI］は0.95［0.85 to 1.06］，死亡率は1.40［0.68 to 2.86］，血栓塞栓イベントは0.89［0.36 to 2.21］であった．

著者はICH患者において第Xa因子阻害薬の抗凝固療法中和率は，4F-PCCとアンデキサネットアルファを直接比較したサブ解析を含め，両者で同程度であったとしているが，比較対照がないため慎重な解釈が必要であり，小規模の市中病院では，コストや医療機関の処方状況，入手可能性により，中和薬の選択が制限される可能性があると記している．

3 急性冠症候群における抗血小板薬2剤併用療法（DAPT）のde-escalation

経皮的冠動脈インターベンション（PCI）を行った急性冠症候群（ACS）患者では，高い血栓リスクを抑制するためDAPTが標準的治療とされている．しかし同時に出血リスクを伴い，PCI後の虚血リスクと出血リスクのバランスを均衡させることが必要である．ACS患者でのPCI後の強力なP2Y12阻害薬のde-escalationと標準DAPTを比較するため，メタ分析が実施された[15]．

PubMedなどの各種データベースにて，2021年12月31日までに発表されたde-escalationの有効性と安全性を評価した1,000人以上の患者を含む多施設共同RCTが検索された．一次エンドポイントはPCI後1年間の虚血性複合エンドポイント（心血管死亡，心筋梗塞，脳血管イベントの複合）および出血性エンドポイントとし，4つのRCT（TROPICAL-ACS，POPular Genetics，HOST-REDUCE-POLYTECH-ACS，TALOS-AMI試験）10,133人の患者の分析が行われた．

TROPICAL-ACS試験[16]は欧州33施設2,610人を対象に，プラスグレルを12ヵ月間投与する標準治療群に対し，de-escalation群ではプラスグレル1週間投与後，クロピドグレル1週間投与し，退院後14日目からは血小板機能検査を指標としたプラスグレルまたはクロピドグレルにて治療を行うguided de-escalation試験である．POPular Genetics試験[17]は欧州10施設2,488人を対象に，チカグレロルまたはプラスグレルを投与する標準治療に対し，*CYP2C19*2*または**3*の機能喪失型アレル保有の場合はチカグレロルまたはプラスグレルを，非保有（*CYP2C19*1/*1*）の場合はクロピドグレルを12ヵ月間投与した*CYP2C19*遺伝子検査に基づくguided de-escalation試験である．一方，HOST-REDUCE-POLYTECH-ACS試験[18]は韓国35施設2,338人を対象に，PCI後アスピリンとプラスグレル（10mg/日）を1ヵ月間投与した後，de-escalation群ではプラスグレルを5mg/日に減量するunguided de-escalation試験である．TALOS-AMI試験[19]は韓国32施設2,697人を対象に，1ヵ月間アスピリンとチカグレロルを投与後，de-escalation群で

はクロピドグレルに変更する unguided de-escalation 試験である．

De-escalation 群は 5,065 人，標準 DAPT 群は 5,068 人で，平均年齢は de-escalation 群 59.9 歳，標準 DAPT 群 59.7 歳であった．各群の男性の割合は 81.7%，81.1%，不安定狭心症は 13.6%，14.4%，非 ST 上昇型心筋梗塞はそれぞれ 29.5%，ST 上昇型心筋梗塞は 56.9%，56.1% であった．虚血性エンドポイントは，de-escalation 群の方が標準 DAPT 群より有意に低く（2.3% vs 3.0%，ハザード比（HR）: 0.76 [95%CI : 0.60 to 0.97]），出血性エンドポイントも de-escalation 群で有意に低かった（6.5% vs 9.1%，HR : 0.70 [95%CI : 0.61 to 0.81]）．

全死亡は de-escalation 群 1.0%，標準 DAPT 群 1.1%（HR : 0.92 [95%CI : 0.63 to 1.35]）発生し，大出血はそれぞれ 1.2%，1.4%（同 : 0.84 [0.60 to 1.19]）発生した．サブグループ解析の結果，guided de-escalation と比較して，unguided de-escalation は出血性エンドポイントの減少に有意に大きな影響を与えた（交互作用 $p = 0.007$）．

個別患者データのメタ分析の結果，PCI を受けた ACS 患者に対する P2Y$_{12}$ 阻害薬の de-escalation は，虚血性エンドポイントおよび出血性エンドポイントの低下と関連していた．また著者は de-escalation による出血性エンドポイントの低下は，guided de-escalation より unguided de-escalation で顕著であったが，各試験で使用された P2Y$_{12}$ 阻害薬が異なることや，de-escalation のタイミングが同じでないことなどを理由にどちらが最適であるかという結論は導き出すことはできないと記している．

4 骨折後の血栓予防における アスピリンと低分子ヘパリンとの 比較

人工関節全置換術を受けた患者において，アスピリンは低分子ヘパリンに代わる有効かつ安全性を兼ね備えた血栓予防薬である可能性があることが示唆されている [20-22] が，手術治療を受けた骨折患者を対象とした直接比較によるエビデンスは限られている [23, 24]．今回，骨折患者を対象としたアスピリンによる血栓予防の有効性と安全性を低分子ヘパリンと比較する試験 [25] が実施された．

米国とカナダの外傷センター 21 施設で，2017 年 4 月から 2021 年 8 月の期間に，18 歳以上で手術治療を受けた四肢（股関節から中足部まで，肩から手首までのいずれか）骨折患者，または骨盤骨折や寛骨臼骨折患者が実用的多施設共同非劣性 RCT に登録された．手指（手根骨，中手骨，指骨）および前足部（中足骨，指骨）の骨折は除外された．主な除外基準は受傷後 48 時間以上経過してからの来院，または試験登録のインフォームドコンセントを行う前に 3 回以上の血栓予防薬が投与された患者であった．また過去 6 ヵ月以内に静脈血栓塞栓症の既往がある患者，入院時に抗凝固療法を受けている患者，慢性血液凝固障害がある患者も除外された．患者を入院中，低分子ヘパリン（エノキサパリン）30mg を 1 日 2 回投与する群と，アスピリン 81mg を 1 日 2 回投与する群にランダムに割り付け，退院後は各病院の臨床プロトコルに従った血栓予防を継続した．主要転帰はランダム化後 90 日時点での全死因死亡，副次的転帰は非致死的肺塞栓症，深部静脈血栓症，出血性合併症であった．

12,211 人がアスピリン投与群（6,101 人）と低分子ヘパリン投与群（6,110 人）に割り付けられた．患者の平均年齢（±SD）は 44.6±17.8

歳，男性の割合は62.2%，外傷重症度スコア中央値は9［IQR：4 to 10］であった．平均入院期間は5.3±5.7日であり，入院中，患者は平均8.8±10.6回の血栓予防薬（アスピリン群で8.6±10.8回，低分子ヘパリン群で9.1±10.5回）を投与され，退院時，患者の91%が血栓予防薬を受けていた（アスピリン群で93.6%，低分子ヘパリン群で88.8%）．

主要転帰に関して90日間の追跡期間中，死亡はアスピリン群で47人（0.78%），低分子ヘパリン群で45人（0.73%）に発生した（差：0.05%ポイント［96.2%CI：－0.27 to 0.38］；$p < 0.001$，非劣性マージン：0.75%ポイント）．副次的転帰に関してアスピリン群と低分子ヘパリン群の差［95%CI］は，非致死的肺塞栓症で0.00%ポイント［－0.43 to 0.43］（1.49% vs 1.49%），深部静脈血栓症0.80%ポイント［0.28 to 1.31］（2.51% vs 1.71%），出血性合併症－0.54%ポイント［－1.78 to 0.69］（13.72% vs 14.27%）であった．

手術治療を受けた四肢骨折患者，または骨盤骨折や寛骨臼骨折患者に対するアスピリンによる血栓予防は，死亡の予防において低分子ヘパリンに対し非劣性であることが示された．

これまでのエビデンスに付け加えられたこと

心房細動を伴う虚血性脳卒中患者に対するDOACの早期抗凝固療法は，後期抗凝固療法と比較しアウトカムの発生に大きな差はなかったが，早期抗凝固療法による過度なリスク増加はないことが示唆された．

ICH患者における第Ⅹa因子阻害薬の抗凝固療法中和率は，4F-PCCとアンデキサネットアルファを直接比較したサブ解析を含め，両者で同程度であったが，比較対照がないた

め慎重な解釈が必要である．

PCIを行ったACS患者に対するP2Y$_{12}$阻害薬のde-escalationは，標準DAPTと比較し，虚血性エンドポイントおよび出血性エンドポイントの低下と関連していた．またde-escalationによる出血性エンドポイントの低下は，guided de-escalationよりunguided de-escalationで顕著であったが，どちらが最適であるかという結論は導き出すことはできない．

手術治療を受けた四肢骨折患者，または骨盤骨折や寛骨臼骨折患者に対するアスピリンによる血栓予防は，死亡の予防において低分子ヘパリンに対し非劣性であることが示された．

引用文献

1) Okumura K, et al : N Engl J Med, 383 : 1735-45, 2020. (PMID : 32865374)
2) Heidbuchel H, et al : Eur Heart J, 34 : 2094-106, 2013. (PMID : 23625209)
3) Kimura S, et al : Stroke, 53 : 1540-9, 2022. (PMID : 35105180)
4) Sarode R, et al : Circulation, 128 : 1234-43, 2013. (PMID : 23935011)
5) Goldstein JN, et al : Lancet, 385 : 2077-87, 2015. (PMID : 25728933)
6) Pollack CV Jr, et al : N Engl J Med, 373 : 511-20, 2015. (PMID : 26095746)
7) Connolly SJ, et al : N Engl J Med, 380 : 1326-35, 2019. (PMID : 30730782)
8) Ruff CT, et al : Lancet, 383 : 955-62, 2014. (PMID : 24315724)
9) Fischer U, et al : N Engl J Med, 388 : 2411-21, 2023. (PMID : 37222476)
10) Connolly SJ, et al : N Engl J Med, 361 : 1139-51, 2009. (PMID : 19717844)
11) Granger CB, et al : N Engl J Med, 365 : 981-92, 2011. (PMID : 21870978)
12) Patel MR, et al : N Engl J Med, 365 : 883-91, 2011. (PMID : 21830957)
13) Giugliano RP, et al : N Engl J Med, 369 : 2093-104, 2013. (PMID : 24251359)
14) Chaudhary R, et al : JAMA Netw Open, 5 : e2240145, 2022. (PMID : 36331504)
15) Kang J, et al : Eur Heart J, 44 : 1360-70, 2023. (PMID : 36883613)

16) Sibbing D, et al : Lancet, 390 : 1747-57, 2017.（PMID : 28855078）

17) Claassens DMF, et al : N Engl J Med, 381 : 1621-31, 2019.（PMID : 31479209）

18) Kim HS, et al : Lancet, 396 : 1079-89, 2020.（PMID : 32882163）

19) Kim CJ, et al : Lancet, 398 : 1305-16, 2021.（PMID : 34627490）

20) Anderson DR, et al : N Engl J Med, 378 : 699-707, 2018.（PMID : 29466159）

21) Anderson DR, et al : Ann Intern Med, 158 : 800-6, 2013.（PMID : 23732713）

22) Drescher FS, et al : J Hosp Med, 9 : 579-85, 2014.（PMID : 25045166）

23) Haac BE, et al : PLoS One, 15 : e0235628, 2020.（PMID : 32745092）

24) Chisari E, et al : J Bone Joint Surg Am, 104 : 603-9, 2022.（PMID : 35030114）

25) O'Toole RV, et al : N Engl J Med, 388 : 203-13, 2023.（PMID : 36652352）

論文吟味のポイント2023

Column2　Immortal time biasに注意せよ（前編）

　COVID-19に対するニルマトレルビル・リトナビルの有効性を検討した後ろ向きコホート研究の結果が，Lancet Infect Dis誌に報告されました（**PMID：36780912**）．米国コロラド州の医療データベースを解析したこの研究では，SARS-CoV-2陽性が確認された21,493人が対象となりました．

　解析対象の集団は，ニルマトレルビル・リトナビルの治療を受けた9,881人（曝露群）と，同薬による治療を受けていない11,612人（非曝露群）に分けられ，28日以内の入院リスクが比較されています．なお，本研究では傾向スコアマッチングと呼ばれる手法を用いて，曝露群と非曝露群の背景因子（交絡因子）の差異が入念に補正されていました．その結果，28日以内の入院リスクは，非曝露群と比べて曝露群で55％低下しました（オッズ比：0.45［95%CI：0.33 to 0.62]）．しかし，この解析結果には，ある重大なバイアスの影響が軽視できないのです．

〈後編[p.44]に続く〉

エキスパートが注目する最新エビデンスをアップデート！

5 ｜ 心筋梗塞・脳梗塞治療薬（急性期）

Key Points

❏ Tenecteplaseは急性虚血性脳卒中成人患者において，有効性・安全性共にアルテプラーゼと比較して非劣性であった．

❏ Tenecteplaseは，症候性頭蓋内出血のリスクがアルテプラーゼと比較し有意に低かった．

❏ 個別患者データメタ分析において，PCIを実施したACS患者のDAPTのde-escalationは，虚血イベントを増大させることなく出血イベントを低下させた．

脳梗塞治療における Tenecteplase

■1 これまでの報告

アルテプラーゼは急性虚血性脳卒中の静脈血栓溶解薬として日本国内で承認されている唯一の遺伝子組換え組織型プラスミノゲン・アクチベータ（rt-PA）である．Tenecteplaseはアルテプラーゼの一部のアミノ酸を改変した薬剤で，日本では未承認であるが海外では急性期の心筋梗塞治療薬として上市されている．Tenecteplaseはアルテプラーゼと比較し，①半減期が5〜6倍程度（20〜24分）と長い，②フィブリン親和性が高い，③プラスミノゲンからプラスミンへの活性化を阻害するプラスミノゲン活性化因子インヒビター−1（PAI-1）に強い抵抗性を持つ，という特徴がある．アルテプラーゼは半減期が短いためボーラス投与の後に1時間点滴静注を行う必要があり，高濃度となれば出血のリスクが高まる[1]のに対し，Tenecteplaseはボーラス投

与のみでよい[2]．つまり，Tenecteplaseの方が，投与時間が短く，血栓溶解作用が強く，出血性合併症のリスクが少ないという利点があることから，Tenecteplaseへの期待が高まり，急性虚血性脳卒中の分野でもさまざまな試験が行われている．

NOR-TEST試験[3]は，発症4.5時間以内または起床時症状確認から4.5時間以内の比較的軽症の虚血性脳卒中患者1,100人を対象に，アルテプラーゼ0.9mg/kg投与群とTenecteplase 0.4mg/kg投与群を比較したRCTである．3ヵ月後の転帰についてはアルテプラーゼに対する優越性は示されなかったが，頭蓋内出血については同等であり安全性は示された．EXTEND-IA TNK試験[4]は，脳梗塞発症から4.5時間以内に血栓溶解療法が可能で，主幹脳動脈に閉塞があり，発症から6時間以内に機械的血栓除去術が施行可能な患者202人を対象とし，Tenecteplase投与群とアルテプラーゼ投与群に割り付けて比較した試験で，投与直後の再開通率と機能的転帰について，

Tenecteplase群で有意な改善が得られた.

　このような背景から，米国のガイドラインでは脳梗塞の血栓溶解薬としてTenecteplaseが記載されており[5]，海外では徐々にアルテプラーゼからTenecteplaseへの代替が進んでいる．一方，アジア人におけるTenecteplaseの有効性，安全性に関する報告は限られていることが課題である．

2 最新のエビデンス

▶ 中国においてTenecteplaseは アルテプラーゼに対して非劣性[6]

　2021年6月から2022年5月に中国53施設において，血管内血栓除去術は適さない急性虚血性脳卒中成人患者（発症後4.5時間以内，mRSスコア1以下，NIHSSスコア5〜25）1,430人を対象に，アルテプラーゼとTenecteplaseの有効性および安全性を評価する第Ⅲ相多施設共同非盲検ランダム化非劣性試験（TRACE-2試験）が行われた．主要有効性評価項目は90日時点のmRSスコアが0〜1点の患者の割合と定義され，リスク比（RR）の非劣性マージンが0.937とされた．結果，Tenecteplase群（0.25mg/kg，最大25mg）で62%，アルテプラーゼ群（0.9mg/kg，最大90mg）で58%であり（RR：1.07［95%CI：0.98 to 1.16］）と信頼区間下限は非劣性マージンを上回ったことから，Tenecteplaseの非劣性が示された．安全性の主要評価項目である36時間以内の症候性頭蓋内出血については，Tenecteplase群，アルテプラーゼ群共に2%（RR：1.08［95%CI：0.56 to 2.50］），90日以内の死亡率については，それぞれ7%，5%であった（同：1.31［0.86 to 2.01］）．

▶ Tenecteplaseによる血栓溶解療法は アルテプラーゼと比較して 症候性頭蓋内出血（sICH）を減らす[7]

Comparative Effectiveness of Routine Tenecteplase vs Alteplase in Acute Ischemic Stroke（CERTAIN）コラボレーションに参加したニュージーランド，豪州，米国の100を超える施設において2018年7月から2021年6月に急性虚血性脳卒中の診断を受け，発症後4.5時間以内に0.9mg/kgのアルテプラーゼ投与，あるいは0.25mg/kgのTenecteplase投与を受けた成人患者を対象とした後ろ向き観察研究で，Tenecteplaseによる治療とsICHリスクとの関連性が検討された．年齢，性別，NIHSSスコア，血栓除去術の実施の有無で調整が行われ，sICH発症についてはTenecteplase群で1.8%，アルテプラーゼ群で3.6%とTenecteplase群で低い結果で，調整オッズ比は0.42［95%CI：0.30 to 0.58］であった．

3 これまでのエビデンスに 付け加えられたこと

　豪州，米国のガイドラインでは，脳梗塞患者への血栓溶解薬としてアルテプラーゼと並びTenecteplaseが推奨されている．2022年にカナダで行われた非盲検RCTのAcT試験[8]では，アルテプラーゼに対するTenecteplaseの有効性，安全性の面での非劣性が確認された．これに続き中国人を対象としたTRACE-2試験においても同様の結果が得られ，アジア人においても欧米と同様の利益が得られる可能性が示された．また，過去の報告では，sICHにおけるTenecteplaseのアルテプラーゼに対する有益性は示されていなかったが，今回初めてsICHのリスクが減少することが報告され，実臨床におけるTenecteplaseの安全性を後押しすることにつながっている．

　このように海外，アジアではTenecteplaseの有効性，安全性が多数報告されつつあり，さらに日本人を対象としたT-FLAVOR試験[9]が進行中である．しかし，2023年現在，ウクライナ情勢や円安の影響，各国でのTenecteplaseの需要増大などが重なり，T-FLAVOR試験の存続が困難となっている．Tenect-eplaseとアルテプラーゼは同じ企業が製造・販売（ジェネンテック，ベーリンガーインゲルハイム）していることから，今後アルテプラーゼの製造が縮小される可能性まで懸念され，日本ではT-FLAVOR試験の遂行，結果の行方が重要となっている．

ACS患者における PCI（ステント留置）後の DAPTのde-escalation

1 これまでの報告

急性冠症候群（ACS）患者における冠動脈ステント留置術後は血栓リスクが高く，抗血小板薬2剤併用療法（DAPT）を行うことが推奨されているが，常に出血リスクを懸念しなければならない．『2020年JCSガイドラインフォーカスアップデート版 冠動脈疾患患者における抗血栓療法』[10]では，ACS患者において冠動脈ステント留置した後は血栓リスクが高いものとして，3～12ヵ月のDAPT期間を継続とし，6ヵ月以内にDAPTから単剤に切り替える場合には，アスピリンではなくP2Y$_{12}$受容体拮抗薬の継続服用を考慮することが推奨されている．出血リスクは日本版高出血リスク（HBR）評価基準で判断し，図に示すHBRを踏まえた経皮的冠動脈形成術（PCI）施行後の抗血栓療法が推奨されている．

出血リスクの低下に関しては，近年DAPT期間の短縮やde-escalationといった戦略が検討されている．DAPTのde-escalationは，具体的には，ACS発症早期のみプラスグレルまたはチカグレロルと低用量アスピリンを併用し，その後クロピドグレルと低用量アスピリンに変更する方法や，プラスグレルを減量する方法などが検討されている．

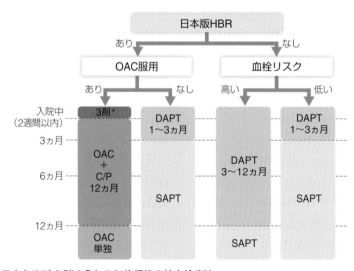

図 高出血リスク（HBR）を踏まえたPCI施行後の抗血栓療法
＊OAC＋DAPT
注）短期間DAPTを選択した場合は，DAPT後のSAPTではP2Y$_{12}$受容体拮抗薬を考慮する．OAC単独の場合には，投与可能であればDOACを推奨する．
C/P：クロピドグレル/プラスグレル，DAPT：抗血小板薬2剤併用療法，HBR：高出血リスク，OAC：経口抗凝固薬
SAPT：抗血小板薬単剤療法
日本版HBRについては，文献10の表10を参照
（出典：日本循環器学会『2020年JCSガイドライン フォーカスアップデート版 冠動脈疾患患者における抗血栓療法』
https://www.j-circ.or.jp/cms/wp-content/uploads/2020/04/JCS2020_Kimura_Nakamura.pdf〈2023年10月閲覧〉）

小規模研究だが，645人を対象としたTOPIC試験[11]では，PCIを実施したACS患者にアスピリンとプラスグレルまたはチカグレロルを1ヵ月間投与し，その後アスピリンとクロピドグレルに変更した場合，変更しなかった場合と比較して，1年時点の虚血イベントを増加させることなく，出血イベントを低下させたことが報告されている．HOST-REDUCE-POLYTECH-ACS試験[12]では，韓国35病院で2,338人を対象に行われた多施設共同RCTで，PCIを実施したACS患者に対し，プラスグレルを10mg/日＋アスピリン100mg/日を1ヵ月間投与した後，プラスグレルを5mg/日に減量した群（de-escalation群）と10mg/日を継続した群（対照群）に分け比較した．結果，主要評価項目として1年後の有害事象（全死亡，非致死的心筋梗塞，ステント血栓症，再血行再建，脳卒中，BARC基準によるグレード2以上の出血性イベント）について，de-escalation群の非劣性が示され（7.2% vs 10.1%），副次評価項目として1年時点で虚血のリスク増大は見られず，出血イベントリスクは低下を示した．

一方で，これらの研究においては不均一性が課題であり，より信頼ある結果を得るためには個別患者データメタ分析が望まれた．

2 最新のエビデンス

▶ ACS患者におけるDAPTのde-escalationは有用（個別患者データメタ分析）[13]

これまでメタ分析の報告はあるものの，個別患者データメタ分析の報告はなかったため今回の試験が実施された．PCIを実施したACS患者におけるDAPTのde-escalationの有効性および安全性について評価した多施設共同RCTを検索し，4試験10,133人（TROPICAL-ACS試験[14]，POPular Genetics試験[15]，HOST-REDUCE-POLYTECH-ACS試験[12]，

TALOS-AMI試験[16]）について個別患者データメタ分析が行われた．うち，血栓リスクが高い欧米で行われた2試験（TROPICAL-ACS試験，POPular Genetics試験）はguided de-escalation（2週間以内にクロピドグレルの有効性を確認）で，韓国で実施された2試験（HOST-REDUCE-POLYTECH-ACS試験，TALOS-AMI試験）はunguided de-escalation（クロピドグレルの個人差での調整は行わない）であった．

主要評価項目はPCI後1年時点での虚血性イベント（心血管死亡，非致死性心筋梗塞，脳卒中）および出血性イベント（BARC type 2以上の出血，PLATO基準の小・大出血）であった．虚血性イベントはde-escalation群2.3%，標準群3.0%でハザード比（HR）0.761[95%CI：0.597 to 0.972]，出血性イベントはそれぞれ6.5%，9.1%でHR 0.701[95%CI：0.606 to 0.811]であり，de-escalationは虚血リスクを増大させることなく出血リスクを低下させた．全死亡，大出血イベントについては，有意差はなかった．

3 これまでのエビデンスに付け加えられたこと

これまでいくつもの報告がなされてきたテーマであるが，今回大規模な個別患者データメタ分析が行われたことにより，より信頼性の高いエビデンスを得ることができたと考える．現時点ではガイドラインには具体的に推奨されていないものの，エビデンスは集積されつつあり今後の治療方針に大きく関わる可能性がある．一方で，出血のリスクがそもそも欧米とアジア人種では異なることから，日本人に合わせた評価が必要である上に，韓国で実施された2試験は1ヵ月後にde-escalationを行っており，この期間の妥当性についても今後注目が必要である．DAPTのdeescalationは特に出血が懸念される患者には優先して考慮すべき戦略なのかもしれない.

引用文献

1) Huang X, et al : Stroke, 46 : 3543-6, 2015.（PMID : 26514192）

2) Keyt BA, et al : Proc Natl Acad Sci USA, 91 : 3670-4, 1994.（PMID : 8170967）

3) Logallo N, et al : Lancet Neurol, 16 : 781-8, 2017.（PMID : 28780236）

4) Campbell BCV, et al : N Engl J Med, 378 : 1573-82, 2018.（PMID : 29694815）

5) Powers WJ, et al : Stroke, 50 : e344-418, 2019.（PMID : 31662037）

6) Wang Y, et al : Lancet, 401 : 645-54, 2023.（PMID : 36774935）

7) Warach SJ, et al : JAMA Neurol, 80 : 732-8, 2023.（PMID : 37252708）

8) Menon BK, et al : Lancet, 400 : 161-9, 2022.（PMID : 35779553）

9) T-FLAVOR研究ホームページ. Available at :〈https://t-flavor.stroke-ncvc.jp/〉

10) Nakamura M, et al : Crit J, 84 : 831-65, 2020.（PMID : 32173684）

11) Cuisset T, et al : Eur Heart J, 38 : 3070-8, 2017.（PMID : 28510646）

12) Kim HS, et al : Lancet, 396 : 1079-89, 2020.（PMID : 32882163）

13) Kang J, et al : Eur Heart J, 44 : 1360-70, 2023.（PMID : 36883613）

14) Sibbing D, et al : Lancet, 390 : 1747-57, 2017.（PMID : 28855078）

15) Claassens DMF, et al : N Engl J Med, 381 : 1621-31, 2019.（PMID : 31479209）

16) Kim CJ, et al : Lancet, 398 : 1305-16, 2021.（PMID : 34627490）

論文吟味のポイント2023

Column2　Immortal time biasに注意せよ（後編）

　ニルマトレルビル・リトナビルは，COVID-19の発症早期に投与する薬剤であり，重症例に対する同薬の有効性は確立していません．それゆえ，米国コロラド州のコホート研究においても，COVID-19の発症から5日以内で，入院していない患者に対してニルマトレルビル・リトナビルの投与が推奨されていました．また，本研究では入院イベントのカウントを，曝露群（ニルマトレルビル・リトナビル投与群）では薬剤投与を開始してから，非曝露群では研究開始時（COVID-19の診断後）から行っていました．

　つまり，曝露群では入院リスクの低い患者が選択的に組み入れられていた可能性に加え，研究の組み入れからニルマトレルビル・リトナビルの治療開始まで，絶対に入院しない期間（無イベント生存期間）が存在することになります．一方，非曝露群では曝露群のような組み入れ条件は適用されませんから，相対的に入院リスクの高い人が選択的に組み入れられ，かつ入院イベントも研究の組み入れ時からカウントされることになるでしょう．

　この状況下で累積入院イベントを検討した場合，ニルマトレルビル・リトナビルの薬効とは関係なく，曝露群で入院件数が少なくなることは明らかです．このように，「無イベント生存期間」が生じることよるバイアスを"immortal time bias"と呼びます．

5 エキスパートが注目する最新エビデンスをアップデート！

6 気管支喘息治療薬

Key Points

- ☐ 2023 GINA reportでは喘息治療薬の用語が整理された．
- ☐ 2023 GINA reportではTrack 2のRelieverにICS-SABAが追加された．
- ☐ 『吸入療法エキスパートのためのガイドブック2023』が発刊された．
- ☐ 重症喘息治療における他の抗体製剤からデュピルマブへの切り替えについて，有効性・安全性が示された．
- ☐ 経口コルチコステロイドの曝露量が高齢喘息患者のフレイルに関連する．

これまでの報告

喘息治療の世界的な指針であるGlobal Initiative for Asthma（GINA）は毎年アップデート版が発表されている．2022 GINA report[1]では，成人および12歳以上の青年に対する治療ステップの記載がTrack 1（推奨）とTrack 2（代替）に分けられている．Track 1ではReliever（発作治療薬）は吸入ステロイド（ICS）-ホルモテロールとし，Controller（長期管理薬）は治療ステップ1～2では「必要に応じて低用量のICS-ホルモテロール」，ステップ3は「低用量のICS-ホルモテロール」，ステップ4は「中用量のICS-ホルモテロール」と示されていた．ステップ5では「高用量のICS-ホルモテロール（長時間作用性抗コリン薬（LAMA）の追加±抗IgE，抗IL-5/抗IL-5R，抗IL-4R抗体」に抗TSLP抗体が追加された．一方，Track 2はRelieverに短時間作用性β_2刺激薬（SABA）を使用する内容

となっているが，「このレジメンを検討する前に患者が毎日のController使用を遵守しているかどうかを確認すること」というコメントが記載され，安易にTrack 2を選択しないよう注意喚起されている．

日本においてもGINAは有用な指針として用いられるが，保険適用の問題などもあり，日本での治療の中心となるガイドラインは『喘息予防・管理ガイドライン』（JGL）である．おおよそ3年ごとに改訂されるJGLは現在のところJGL2021[2]が最新版である．要点は昨年度版の『Evidence Update 2023』を参照いただきたいが，治療指針としては，喘息治療の中心はICSであり，治療ステップ1から低用量の使用が推奨されている．また，LAMAの推奨範囲が治療ステップ2からに拡大し，治療ステップ2の表記が「ICS（低～中用量）で不十分な場合に長時間作用性β_2刺激薬（LABA）〈ICSとの配合剤使用可〉，LAMA，ロイコトリエン受容体拮抗薬（LTRA），テオ

45

フィリン徐放製剤のいずれか1剤を併用する」と示され，LAMAとLABAの位置づけが同等になっている．しかし現状では，ICSに追加する薬剤としてLABAではなくLAMAを優先的に選択する状況は限定的であると考えられる．このほか，治療ステップ4には新たに抗IL-5抗体製剤，抗IL-5Rα鎖抗体製剤，気管支熱形成術（BT）が記載されている．現在，投与されるケースが多くなっている抗体製剤の使用基準も含め，基本的な治療戦略はJGL2021に沿って行われるため，記載内容を理解しておくことは必須である．

本稿では，2022 GINA reportから2023 GINA report[3)]への変更点やJGL2021との比較，日本喘息学会から発刊されたガイドブック，各国から報告されているRCTやメタ分析，参考になる臨床研究について，いくつかの報告を紹介する．

最新のエビデンス

1 2023 GINA report[3)]

2023 GINA reportでは喘息治療薬に関する用語が明確化され，"Maintenance treatment" "Controller" "Reliever" "Anti-inflammatory reliever（AIR）" "Maintenance-and-reliever therapy（MART）"について解説されている．

"Maintenance treatment"は特定の種類の薬剤ではなく，ICS，ICS-LABA，ICS-LABA-LAMA，LTRA，生物学的製剤などの喘息症状がなくても継続的に使用する薬剤を指し，"Controller"は症状のコントロールと将来のリスクの両方を対象とした薬剤とされた．これまで"Controller"は毎日定期的に処方されるICS含有薬剤に使用されることが一般的で，"Controller"と"Maintenance"はほぼ同義語として使われていた．しかし，ICS-ホ

ルモテロールのような「必要に応じて使用するICS含有吸入薬（reliever）」が併用されるようになっており，混同を避けるため2023 GINA reportでは，"ICS-containing treatment（ICSを含む治療）"と"Maintenance treatment"は意図した意味が明確になるようにそれぞれ使い分けて表記している．

"Reliever"は喘息発作時の症状を緩解させるものだけでなく，運動によって引き起こされる症状を防ぐために使用する薬剤（日本未承認）を指し，SABAだけではなく発作時に使用するICS-ホルモテロール，ICS-SABAも含まれる．"AIR"は低用量ICSと速効性気管支拡張薬の両方を含む吸入薬でブデソニド-ホルモテロール，ベクロメタゾン-ホルモテロール（日本未承認），ICS-サルブタモール（日本未承認）を指す．"Maintenance treatment"を行わないステップ1～2の「必要に応じた低用量ICS-ホルモテロール」は"AIR-only"として区別されることになった．

"MART"は2022 GINA report以前から示されてきたように，"Maintenance"と"Reliever"の両方にICS-ホルモテロールを使用する方法であり，ベクロメタゾン-ホルモテロール（日本未承認）も使用できるようになった．併せて薬剤の特徴を考えれば当然ではあるが，ホルモテロール以外のICS-LABAやICS-サルブタモール（日本未承認）のようなICS-SABAはMARTには使用できないという点も示された．

また，今回の変更点で大きなポイントの一つはTrack 2のRelieverが挙げられる．2022 GINA reportまでは「必要に応じてSABA」だったが，2023 GINA reportからは「必要に応じてICS-SABAもしくは必要に応じてSABA」に変更された．これはステップ3～5のMaintenance treatmentを受けている患者を対象にした臨床試験で，Relieverにブデソ

ニドーサルブタモール（日本未承認）を使用した場合，サルブタモールを使用した場合に比べて重篤な増悪リスクが減少したことによるものである．しかし，この変更によってもTrack 2が推奨されるわけではなく，優先されるのはTrack 1であることに変わりはない．その理由は，RCTから得られた結果でICS-ホルモテロールはSABAよりも重度の増悪を軽減することが示されたこと，ICS-SABAのエビデンスが限られていること，臨床医と患者にとってMaintenance treatmentとRelieverに同じ薬剤を使用する方が簡便であることなどである．このほか，誤った投与量を避けるためにTrack 1のブデソニド-ホルモテロール投与量の詳細が年齢，治療ステップごとにAIR-onlyとMARTの区別も含めて明記されたほか，吸入薬選択における環境への配慮，吸入手技の定期的なチェックの重要性も強調された．

GINAで整理された用語は今後，関連する論文を読むときに理解しておく必要があるため，薬物療法に関する内容ではないがあえて取り上げた．また，Track 2の変更点および解説はTrack 1のAIR-only，MARTと同様にSABA単剤での治療になることを絶対に避けるという強い意図と喘息治療におけるICSの重要性，ICS-ホルモテロールの優位性を明確にした記載になっている．ICS-ホルモテロールという具体的な記載は特定の製品の使用を誘導する形になるが，SABAとしてもLABAとしても使用できるホルモテロールの特徴とICSとの合剤というSABA単剤使用を防ぐことができる利点から，ガイドラインなどでは極めて珍しいこのような記載となっている．

SABA単剤の治療はJGL2021でも容認しているわけではないが，現実的に患者が自己判断でControllerであるICSの使用を止め，発作時にSABAのみを使用し続けることで長期

的に症状が悪化するケースは少なくない．しかし，日本において喘息治療のICS-ホルモテロール（ブデソニド-ホルモテロール）は保険適用もあり2023 GINA reportと同様の使用方法にすることはできないが，SABAの乱用を避け，必ずICSの定期吸入を遵守させるよう指導することの重要性は理解しておかなければならない．

2 吸入療法エキスパートのためのガイドブック2023 [4]

2023年7月に日本初の「吸入指導に特化した」学会主導のガイドブックとして，『吸入療法エキスパートのためのガイドブック2023』が発刊された．本ガイドブックでは吸入薬の種類と作用機序，デバイスの種類と特徴，デバイスの選択方法，操作手順や「ホー吸入」のほか，実臨床でのQ&Aまで幅広く解説されている．また，基本的な考えはJGL2021に準拠しており，併せて内容を確認することで理解を深めることができる．これまで深く吸入療法に関わってきた薬剤師にとっては既知の内容も多いが，患者への説明資料など有効活用できる内容も多い．

3 重度喘息患者において治療間隔を空けずに他の抗体製剤からデュピルマブ（デュピクセント®）への切り替え（多施設共同後ろ向き研究）[5]

抗IL-4Rα抗体製剤であるデュピルマブは，JGL2021の治療ステップ3からの使用が記載されている薬剤で，いくつかの大規模臨床試験で，重症喘息患者に対する有効性が証明されている．現在，喘息に使用できる抗体製剤は抗IgE抗体，抗IL-5抗体，抗IL-5Rα抗体，抗IL-4Rα抗体，抗TSLP抗体の5種類があるが，必ずしも選択した抗体製剤が有効な訳ではない．他の抗体製剤への変更を余

儀なくされることも珍しくないが，デュピルマブへの変更についての報告は少ない．

本研究ではデュピルマブへの変更前に以前の抗体製剤の標準投与間隔の2倍以上の治療間隔があった患者を除外し，2019年5月から2021年9月の間に治療間隔を空けずに他の抗体製剤からデュピルマブに切り替えられた重症喘息患者27人，年齢中央値57歳[IQR：45 to 68]を対象としている．変更前の抗体製剤はオマリズマブ（3人），メポリズマブ（3人），ベンラリズマブ（21人）であった．デュピルマブへの変更の結果，27人中8人（29.6％）に一過性の好酸球増多（＞1,500/μL）がみられたが全例無症状で，FEV_1（中央値：＋145mL）と喘息コントロールテストスコア（中央値：＋2）を有意に改善し，GETE（Global Evaluations of Treatment Effectiveness）を用いたデュピルマブ投与患者の喘息に対する全奏効率は77.8％であった．なお，GETE改善群と非改善群のベースライン特性には有意差はなかった．この結果から，デュピルマブは治療間隔を空けずに他の抗体製剤から切り替えた患者においても，重症喘息の治療に高い効果が期待されるとしている．今後さらなるデータの集積が望まれるが，喘息の抗体製剤においてオマリズマブからメポリズマブ，メポリズマブからベンラリズマブ[6-8]でウォッシュアウト期間を考慮せずに変更し，有効性・安全性が認められたという報告と同様に，デュピルマブでも検討された本研究は非常に参考になるものである．

4 コントロールされていない喘息におけるメポリズマブとオマリズマブの併用療法の有効性[9]

JGL2021の治療ステップ3～4に示される抗体製剤の有用性は広く認識されている．この抗体製剤は抗IgE抗体，抗IL-5抗体，抗IL-5Rα抗体，抗IL-4Rα抗体，抗TSLP抗体とターゲットが異なり，薬剤の選択基準が示されている．選択した抗体製剤で期待する効果が得られなかった場合は他の抗体製剤に変更することになるが，通常，複数を併用することはない．

本報告は1例報告になるが，オマリズマブ（抗IgE抗体）とメポリズマブ（抗IL-5抗体）の併用を報告している．対象はオマリズマブとメポリズマブそれぞれの治療で喘息がコントロールできなかった52歳のコントロール不良のアレルギー性喘息患者であり，メポリズマブとオマリズマブの併用療法を行った．オマリズマブ300mg/月とメポリズマブ100mg/月の併用が試みられた結果，緊急入院はなく，経口コルチコステロイドの投与も中止でき，喘息コントロールテスト，肺機能検査，快適な生活にも有意な改善が認められた．そのため，抗IgE抗体と抗IL-5抗体の併用は，特にアレルギー性喘息で総IgEと好酸球の両方が高値の患者において，両経路を通じて作用することによる相乗効果が認められたとしている．また，長期追跡調査においても副作用は認められなかったことから，オマリズマブとメポリズマブの併用療法は，それぞれの生物学的製剤でコントロールできないタイプ2の炎症（Th2細胞やILC2が産生するIL-4，IL-5，IL-13などの2型サイトカインが作用する炎症）を有する重症アレルギー性喘息患者における安全な選択肢となる可能性があるとしている．

現状では保険適用などの問題もあり，日本ですぐに実施されるものではないが，今後の参考になる内容である．

5 高齢喘息患者におけるフレイルおよび筋力低下と生涯累積経口コルチコステロイド曝露との関連性[10]

フレイル（Frailty：虚弱・老衰）は加齢に伴う生理的低下の老年症候群であり，死亡率の上昇や健康寿命の低下と関連していることから，日本でもフレイル対策は大きな問題になっている．本研究では，高齢喘息患者における生涯経口コルチコステロイド（OCS）曝露とフレイルおよび筋力低下との関連を検討している．対象は60歳以上の高齢喘息外来患者203人で，構造化質問票への回答からレトロスペクティブに推定した生涯累積OCS投与量（生涯非使用者，低用量使用者，高用量使用者）により3群に分類し，65歳以上の高齢者が自分の生活や健康状態を振り返り，心身の機能で衰えているところがないかどうかをチェックする「基本チェックリスト」[11]によってフレイルの有病率を3群間で比較している．また，筋力の指標として，手の握力，除脂肪体重指数も測定している．その結果，調査対象患者の37%がフレイルと考えられ，生涯累積OCS曝露量が多いほど，フレイル有病率が有意に高かった（生涯非使用者では33%，低用量使用者では59%，高用量使用者では68%；p for trend < 0.005）．また，男女ともに手の握力の低下（p for trend：0.012 in men, and 0.020 in women），男性の除脂肪体重指数の低下（p for trend 0.002）とも関連していたが，今回の結果と現在のOCS投与量の間に有意な関連はなかった．この結果から生涯の累積OCS曝露は，フレイルおよび筋力低下の有病率の高さと関連しているため，喘息患者の健康寿命を延ばすためには，生涯OCS曝露を最小限に抑えることが重要であることを強調している．

この報告は，喘息治療において早期にICSを導入しコントロールすることの重要性や，予防接種をはじめとした増悪予防の重要性など，OCS曝露量を減らすことが生涯にわたる健康維持において重要であることを示しており，そのために薬剤師ができる介入の重要さを再認識することができる．

これまでのエビデンスに付け加えられたこと

今回紹介した2023 GINA reportの内容は論文等で重要な用語の正しい理解に欠かすことのできないものである．このほか，筆者の視点で薬剤師が知っておくとよいと感じたものを紹介したが，紙面の都合上，一部しか取り上げることができなかった．2023年の論文では抗体製剤に関する報告が多くみられ，第Ⅲ相LIBERTY ASTHMA TRAVERSE試験での日本人データや日本では最も新しい抗体製剤であるテゼペルマブの有効性と安全性など興味深い内容も多かった．また，PPIやSSRIと喘息の関連や吸入器アドヒアランステスト（TAI）に関する報告など非常に興味深い報告が多くみられた．日本と海外の違い，医師と薬剤師での視点の違いなども考慮しながら，1つずつ吟味していくことで知識の集積につながるが，現時点で必ず抑えておくべきはJGL2021である．世界的な指針であり毎年発表されるGINA reportは改訂までの期間が長く情報が古くなっていくJGLよりも示唆に富み，大変参考になるが，あくまでも海外での指針であるため日本の保険診療とは大きく異なる部分がある．そのため，まずは日本国内の現状を考慮して重要な情報が多く記載されているJGL2021をしっかりと理解し，その上でGINA reportや興味を持った論文に目を通し，喘息に対する関与を深めていただきたい．

引用文献

1) Global Initiative for Asthma : 2022 GINA report, global strategy for asthma management and prevention, 2022.

2) 日本アレルギー学会：喘息予防・管理ガイドライン 2021, 2021.

3) Global Initiative for Asthma : 2023 GINA report, global strategy for asthma management and prevention, 2023.

4) 日本喘息学会：吸入療法エキスパートのためのガイドブック 2023, 2023.

5) Higo H, et al : J Clin Med, 12 : 5174, 2023. (PMID : 37629217)

6) Chapman KR, et al : Allergy, 74 : 1716-26, 2019. (PMID : 31049972)

7) Bagnasco D, et al : Allergy, 74 : 2539-41, 2019. (PMID : 31166605)

8) Numata T, et al : BMC Pulm Med, 20 : 207, 2020. (PMID : 32746787)

9) Sezgin ME, et al : J Asthma, 26 : 1-3, 2023. (PMID : 37530447)

10) Ryu K, et al : Allergol Int, 72 : 252-61, 2023. (PMID : 36371246)

11) 長寿科学振興財団 健康長寿ネット：基本チェックリストとは（更新日：2023年8月2日）．Webpage URL：〈https://www.tyojyu.or.jp/net/kaigo-seido/chiiki-shien/kihonchekkurisuto.html〉

論文吟味のポイント2023

Column 3　臨床試験におけるホーソン効果の影響（前編）

　他者から注目されているという意識によって行動変容がもたらされる現象を「ホーソン効果」と呼びます．ホーソン効果は，1920年代から30年代にかけて，ウェスタン・エレクトリック社のホーソン工場で行われた調査プロジェクトで示唆されました．この調査によって明らかにされた生産性向上のための労働条件こそが，「自分の存在が重要であるという信念（つまり期待感）を抱かせる心理的な刺激」だったのです．

　その後，ホーソン効果の概念は，臨床現場における治療応答の文脈で注目されることになります．治療を受ける患者が，医療者から関心や注目を受けていると感じることで，健康に関連した行動に変化が生じ，結果的に健康状態の改善を認める（あるいは改善したように感じる，もしくは改善したと医療者に告げる）可能性があるからです．

　臨床研究においても，ホーソン効果が解析結果に何らかの影響を及ぼす可能性があります．特に，生活習慣との関連性が強い慢性疾患の治療において，患者は生活習慣や運動習慣の是正に対する医師の期待を少なからず意識するでしょう．この意識はまた，医師の期待に沿って行動変容を起こすことが，社会的に望ましい振る舞いであるという認識につながります．そして，この認識に基づく行動の変容が，治療介入の直接的な効果とは独立して，健康状態の改善をもたらしうるわけです．

〈後編[p.54]に続く〉

7 | 慢性閉塞性肺疾患治療薬

Key Points

- [ ] LAMA＋LABAあるいはICS＋LAMA＋LABAは，ICS＋LABAに比べCOPD患者における心血管イベントリスクを上昇させる．
- [ ] ICS，特にICS＋LAMA＋LABAによる吸入治療を6ヵ月以上行っている患者では，COPDによるすべての死亡リスクを減少させる．
- [ ] ブデソニド＋ホルモテロールを定期吸入および症状発現時に吸入するMART療法は，喘息と同様にCOPD患者においても効果が得られる．
- [ ] COPD患者においてフレイルは有病率が高く，フレイルが肺機能，ADLの低下などと相関する．

これまでの報告

　COPDの症状マネジメントでは気管支拡張薬が基本薬であるとされている．COPDに対する薬物治療は，長時間作用性抗コリン薬（LAMA）もしくは長時間作用性β₂刺激薬（LABA）の単剤治療が安定期治療薬の第一選択薬とされている．一方，中等度もしくは重症のCOPDでは異なる作用機序の気管支拡張薬の併用が単剤治療に比べてより治療効果が高いとされる．Global Initiative for Chronic Obstructive Lung Disease（GOLD）2023 COPDガイドライン（2023 GOLD report）においても単剤の治療で症状が改善しなければ長時間作用性気管支拡張作用薬であるLAMAとLABAの併用が推奨されている[1]．これらの薬物療法でも増悪をくり返す場合は，吸入ステロイド（ICS）の追加を併用する．ICSは局所投与のため，ステロイドの全身投与に比べ

て胃粘膜障害，血糖上昇など副作用は少ないとされるが，高用量および長期使用により副作用も懸念される．LAMA＋LABAはCOPDの臨床症状やQOLを改善し，増悪リスクを低減することが示されている．しかし，LAMAおよびLABAは心血管疾患リスクを上昇させる可能性が指摘されている．

　また，2023 GOLD report[1]においては，使用する吸入デバイスについても言及されており，LAMA＋LABAおよびLAMA＋LABA＋ICSの併用療法では，単一の吸入デバイスの方が，複数の吸入デバイスによる治療よりも利便性と効果が高い可能性があると記載されている．高齢者では，吸入デバイスの誤使用やアドヒアランスの低下がみられることが多いため，COPD治療においては，患者特性とさまざまな吸入デバイスの特徴を踏まえ，適切な吸入デバイスの選択および吸入手技の指導などの薬剤師の介入が重要である．

COPD患者では，フレイルおよびサルコペニアの有病率が高く[2]，COPD患者の予後を規定する重要な因子として近年注目されている．フレイルは，加齢による骨格筋量の減少や食欲不振による慢性的な低栄養などが相互に影響しあい，これらの悪循環により，心身機能の低下を大きく加速させる．運動療法，呼吸リハビリテーションと共に栄養療法を積極的に行い，慢性的な低栄養を防ぐ取り組みが重要とされている．

最新のエビデンス

1 長時間作用性気管支拡張薬による心血管イベントリスク

2023年にYangらは，COPD患者において長時間作用性気管支拡張薬であるLAMA＋LABAもしくは3剤治療（LAMA＋LABA＋ICS）による主要心血管イベント（MACE）のリスクを評価したシステマティックレビュー・メタ分析の結果を報告した[3]．2人の査読者が独立してEmbase，PubMedおよびCochrane Libraryのデータベースを検索した．COPD患者の管理におけるLAMA＋LABAまたはLAMA＋LABA＋ICSに関するRCTを対象とし，心血管イベントをエンドポイントとする報告を抽出した．主要評価項目は，心血管死亡，心筋梗塞，脳卒中の複合であるMACEとした．91,021人の患者を対象とした合計51のRCTが分析対象とされた．その内訳は，42のRCTがLAMA＋LABAに関する報告，11のRCTがLAMA＋LABA＋ICSに関する報告だった．

LAMA＋LABA（1.6% vs 1.3%，相対リスク（RR）：1.42［95%CI：1.11 to 1.81］）およびLAMA＋LABA＋ICS（1.6% vs 1.4%，同：1.29［1.03 to 1.61］）は，いずれもICS＋LABAと比較してMACEリスクの有意な上昇が認められた．このリスクは，ベースライン平均MACEリスクが年間1%以上とするRCTで顕著に認められた．またLAMA＋LABA療法は，LAMA単剤，LABA単剤およびプラセボと比較して，MACEのリスクを有意に上昇させなかった．これは統計的検出力が十分でなかった可能性があった．

以上の結果より，LAMA＋LABAあるいはLAMA＋LABA＋ICSは，ICS＋LABAに比べCOPD患者における心血管イベントリスクを上昇させることが明らかとなった．

2 ICSがCOPDの死亡に与える影響

2023年にChenらは，COPD患者においてICS療法が全死亡リスクの減少につながるかを評価したシステマティックレビュー・メタ分析の結果を報告した[4]．2人の査読者が独立してPubMed，Cochrane Library，EmbaseおよびClinicalTrials.govのデータベースを検索した．COPD患者のICS単独，ICS＋LABAまたはLAMA＋LABA＋ICSに関するRCTを対象とし，全死亡をアウトカムとする報告を抽出した．103,034人の患者を対象とした合計60のRCTが分析対象とされた．60,552人がICSを含む療法，42,482人がICSを含まない療法だった．ICSを含む療法（統合オッズ比（OR）：0.90［95%CI：0.84 to 0.97]），特にLAMA＋LABA＋ICS療法（同：0.73［0.60 to 0.90]）は，ICSを含まない療法と比較して，COPD患者の全死亡リスクの減少に関連していた．またサブグループ解析より，治療期間が6ヵ月以上（統合OR：0.90［95%CI：0.83 to 0.97]），中等用量のICS（同：0.71［0.56 to 0.91]），低用量のICS（同：0.88［0.79 to 0.97]），ブデソニド（同：0.75［0.59 to 0.94]）が有意な関連因子となった．また全死亡リスクの予測因子は，末梢血好酸球数200/μL以上またはその比率2%以上，前年に中等度から重度

のCOPD増悪を2回以上，GOLD stage ⅢまたはⅣ，65歳未満およびBMI≧25が同定された．特に末梢血好酸球数200/μL以上（統合OR：0.58［95%CI：0.36 to 0.95］）が強力な予測因子となった．

③ COPD患者におけるMART療法

2023年にMuiserらは，COPD患者においてブデソニド＋ホルモテロールの定期吸入と症状発現時の吸入による治療をフルチカゾン＋サルメテロールの固定用量による治療と比較した多施設共同のオープンラベルRCTを行った結果を報告した[5]．COPDの増悪が過去2年間に1回以上あった患者を，1年間，非盲検でブデソニド＋ホルモテロールによるMART（maintenance and reliever therapy）療法（ブデソニド160μg＋ホルモテロール4.5μgを1日2回，1回2吸入の定期使用と症状発現時に1回1吸入）と固定用量の治療（フルチカゾンプロピオン酸エステル500μg＋サルメテロール50μgを1日2回，1回1吸入，症状発現時にサルブタモール50μgを1回2吸入）をランダムに割り付けた．主要評価項目は中等度から重度の増悪率とし，プレドニゾロンおよび抗菌薬の経口投与にて定義した．195人のCOPD患者を対象に，MART療法群103人，固定用量群92人にランダムに割り付けられた．COPDの増悪率は両群間に有意な差は認められなかった（MART療法群1.32/年 vs 固定用量群1.32/年，率比：1.05［95%CI：0.79 to 1.39］）．肺機能についても両群間に差はなかった．ICSの総投与量は，MART療法群が固定用量群に比べて有意に少なかった（ブデソニド換算：MART療法群928μg/日 vs 固定用量群1,747μg/日，$p < 0.05$）．有害事象は両群間で同等で，肺炎の発生率はMART療法群で5%，固定用量群で1%だった（$p = 0.216$）．

以上の結果より，中等度から重度のCOPD患者において，ブデソニド＋ホルモテロールによるMART療法は，少ないICSの投与量にてフルチカゾン＋サルメテロールと同様の効果が得られた．

④ COPD患者におけるフレイルの影響

2023年にWangらは，COPD患者におけるフレイルの有病率と健康状態への影響に関するシステマティックレビュー・メタ分析の結果を報告した[6]．PubMed，Embase，Cochrane Library，Web of Scienceのデータベースを検索した．COPDとフレイルに関する研究報告を対象とした．エンドポイントとして，肺機能，呼吸困難重症度，6分間歩行距離，ADLおよび死亡とし，フレイルの有無で比較した．欧州（9），アジア（6），南米・北米（4）およびオセアニア（1）の合計20の研究（横断研究9，コホート研究10，臨床試験1），11,620人が対象となった．フレイルの有病率は32.07%［95%CI：26.64 to 37.49］，使用したフレイルの診断ツールに基づいた範囲は6.43〜71.70%だった．フレイルのある人は，フレイルのない人に比べて%FEV_1が少なく（平均差：−5.06%［95%CI：−6.70 to −3.42］），6分間歩行距離が短く（平均差：−90.23m［95%CI：−124.70 to −55.76］），ADLが不良（標準化平均差：−0.99［95%CI：−1.35 to −0.62］），CATスコア（平均差：6.2［95%CI：4.43 to 7.96］），およびmMRCグレード（平均差：0.93［95%CI：0.85 to 1.02］）が高かった（いずれも$p < 0.001$）．メタ分析により，フレイルは長期の全死亡のリスク上昇と関連していた（ハザード比：1.68［95%CI：1.37 to 2.05，$I^2 = 0$%，$p < 0.001$）．

以上の結果より，フレイルはCOPD患者において多くみられ，肺機能，呼吸困難の重症度，運動能力，死亡率との負の相関があることが明らかとなった．

これまでのエビデンスに付け加えられたこと

　長時間作用性気管支拡張薬は，COPD患者における心血管系イベントリスクの上昇につながることが明らかとなった．ICSは，COPDによる死亡リスクの減少につながることが明らかとなった．ブデソニド＋ホルモテロールによるMART療法は，喘息と同様にCOPDの治療においても有効であることが明らかとなった．COPD患者におけるフレイルは，有病率が高く，フレイルが肺機能，ADLの低下と相関することが明らかとなった．

引用文献

1) Global Initiative for Chronic Obstructive Lung Disease (GOLD) : Global strategy for the diagnosis, management and prevention of COPD (2023 report), 2023.
2) Marengoni A, et al : Chest, 154 : 21-40, 2018. (PMID : 29477493)
3) Yang M, et al : Eur Respir J, 61 : 2200302, 2023. (PMID : 36137586)
4) Chen H, et al : Chest, 163 : 100-14, 2023. (PMID : 35921883)
5) Muiser S, et al : Thorax, 78 : 451-8, 2023. (PMID : 36725331)
6) Wang L, et al : BMC Pulm Med, 23 : 164, 2023. (PMID : 37173728)

論文吟味のポイント2023

Column3　臨床試験におけるホーソン効果の影響（後編）

　う蝕（虫歯）の進行予防に対して，フッ化物の歯面塗布が行われることは多いと思います．フッ化物の歯面塗布の有効性について，2023年6月にRCTの結果が報告されました（**PMID：37268914**）．

　この研究では，隣接面う蝕病変（歯と歯の間の虫歯）を認める未就学児190人が対象となりました．被験者は，5%フッ化ナトリウムを歯面塗布する群，38%フッ化ジアンミン銀を歯面塗布する群，プラセボを歯面塗布する群の3群にランダム化され，う蝕の進行状況が比較されています．なお，本研究では研究開始から6，12，18ヵ月でう蝕を評価しており，被験者に対して各時点で歯科検診が実施されることを事前に説明しています．その結果，18ヵ月後におけるう蝕の進行に，3群間で統計学的有意な差を認めませんでした．

　この研究では，被験者の多くが定期的な歯科検診の実施を意識していたこと，虫歯予防のための臨床試験に参加しているという認識を持っていたこと，歯科検診の都度，口腔内ケアの重要性に関する情報提供を受けていたことなど，ホーソン効果の発現条件がそろっていました．ホーソン効果の影響が強く生じれば，介入（フッ化物の歯面塗布）特異的な効果よりも，ホーソン効果などの非特異的な効果が大きくなり，プラセボ群との効果量の差が検出困難となります．それゆえ，3群間でう蝕の進行に差を認めなかったのかもしれません．

8 | 消化性潰瘍治療薬

Key Points

- ☐ 十二指腸潰瘍の治療薬として，P-CABとPPIのいずれも優れた治療薬である．
- ☐ 胃潰瘍の治療薬として，胃粘膜保護薬が単独で投与された場合，ポラプレジンクの効果はレバミピドと同等かそれ以上の可能性がある．
- ☐ ESD後の制酸薬の選択として，ボノプラザンとPPIのいずれも優れた治療薬である．
- ☐ ESD後のボノプラザンの投薬期間は，低リスク患者では3週間で十分である．
- ☐ Rockallスコアで出血のリスクが高い集団では，PPIの長期投与で出血予防効果を認める．
- ☐ びらん性食道炎の治療薬として，P-CABはPPIに勝るとも劣らない．
- ☐ ICUにおけるストレス潰瘍予防に対して，PPIの投与は死亡率を増加させる可能性がある．
- ☐ 薬剤師による患者のフォローアップは消化性潰瘍の予後に良好な影響を与える．

これまでの報告

日本消化器学会のガイドライン[1]によると，胃潰瘍や十二指腸潰瘍に対する初期治療として，プロトンポンプ阻害薬（PPI：オメプラゾール，ランソプラゾール，ラベプラゾール，エソメプラゾール）およびボノプラザンのいずれかを第一選択とすることが推奨されている（推奨の強さ：強，エビデンスレベル：A）．攻撃因子である胃酸やペプシンの効果を抑制する薬剤の効果については議論の余地はないであろう．しかし，ガイドラインが患者全体の最適を意味しても，個別の最適を必ずしも意味しない点には注意が必要である．医療者を悩ますのは，型通りでは対応できない個別

の困難に直面したときである．これからの日本は，高齢化と価値観の多様化がさらに進行することが予想される．したがって，併存疾患への配慮や多様なニーズに対応する必要性がますます求められるだろう．日常の疑問を解決するための研究による個別のエビデンスの活用は，そのような解像度が高い問題やニーズと親和性が高いようにも感じる．世界の情勢は目まぐるしく変化し続けており，私たちは鳥の目と虫の目の両方を求められるだろう．「全体（標準）」と「個別」に対する対策をしなやかに使い分けることで，ポストコロナ時代の難局に対応したい．

本稿では2022年後半から2023年に発表された消化性潰瘍治療薬に関するRCTやそのメ

タ分析の結果を紹介したい.

最新のエビデンス

1 十二指腸潰瘍に対する P-CAB（Keverprazan）や PPI（Anaprazole）の効果

　文献2は，日本で未承認の新しいカリウムイオン競合型アシッドブロッカー（P-CAB）の一つであるKeverprazanの論文である．活動性の十二指腸潰瘍患者に対して，Keverprazan（20mg/日）を投与すると，ランソプラゾール（30mg/日）を投与する場合と比較して，6週間後の治癒率が劣らないことを検討した非劣性試験である．結果は，Keverprazan群の治癒率は94.4%，ランソプラゾール群の治癒率は93.3%であり，Keverprazanはランソプラゾールの効果に劣らないことが示された．

　文献3は，こちらも日本では未承認のPPIの一つであるAnaprazoleの論文である．十二指腸潰瘍の患者に対して，Anaprazole（20mg/日）を投与すると，ラベプラゾール（10mg/日）を投与する場合と比較して，4週間後の潰瘍の治癒率が劣らないことを検討した非劣性試験である．結果は，Anaprazole群の治癒率は90.9%，ラベプラゾール群の治癒率は93.7%であり，Anaprazoleはラベプラゾールの効果に劣らないことが示された．

2 胃潰瘍に対する胃粘膜保護薬（ポラプレジンク，レバミピド）の効果

　文献4は，胃潰瘍の患者に対して，ポラプレジンクを投与するとレバミピドを投与する場合と比較して，8週間後の内視鏡による治療の有効率を比較した研究である．この研究で有効と判定した基準として，潰瘍の領域が少なくとも50%以上減少したことなどが含まれている．その結果，ポラプレジンク群の有効率は81.5%，レバミピド群の有効率は74.3%（$p = 0.156$）であった．本研究では非劣性検定が行われており，ポラプレジンクはレバミピドの有効性と同等であると結論している．

3 ESD後のP-CAB（ボノプラザン）の効果

　文献5は，内視鏡的粘膜下層剥離術（ESD）後のボノプラザンの投与期間に関する論文である．胃のESD後の患者に対して，ボノプラザンを3週間投与すると，8週間投与する場合と比較して，24週間後の潰瘍の治癒率（完全に潰瘍が閉鎖する率）が劣らないことを検討した非劣性試験である．その結果，24週間後の治癒率は3週間投与群で99.1%，8週間投与群で99.2%であった．3週以降の観察期間では後出血もなかったことから，この論文ではボノプラザンの投与は3週間で十分と結論している．

4 消化性潰瘍による出血に対する PPI（エソメプラゾール）の長期的予防効果

　文献6は，出血を伴う消化性潰瘍の患者をPPIで16週間治療した後，出血リスクの高い患者（Rockallスコアが6点以上）に対して，36週間エソメプラゾール（20mg/日または40mg/日）を投与するとエソメプラゾールを投与しない場合と比較して，再出血が減少するかどうかを検討した論文である．結果は，エソメプラゾール40mg群や20mg群で再出血を認めなかった期間が有意に長かった（最初の1年間のそれぞれの相対リスク（RR）は1.13，1.12，2年目以降のそれぞれのRRは1.18，1.08）．エソメプラゾールによる治療を36週間延長することで消化性潰瘍の再出血を減らすことができると結論している．

5 びらん性食道炎に対するP-CAB（ボノプラザン，Fexuprazan）とPPI（ランソプラゾール，エソメプラゾール）の効果

　文献7は，びらん性食道炎の成人患者に対して，ボノプラザン（20mg/日）を投与すると，ランソプラゾール（30mg/日）を投与した場合と比較して，8週間後の治癒率が改善するかどうかを検討した研究である．また，治癒した患者のうち，ボノプラザン（20mgまたは10mg）を投与された群は，ランソプラゾール（15mg）を投与された群と比較して，24週間後の治癒率が改善するかも検討している．その結果，ボノプラザン群はランソプラゾール群と比較して，8週間後の治癒率が有意に優れており（それぞれ92.9%と84.6%），24週間後の維持期においても有意に治癒率が優れていた（ボノプラザン20mg群，10mg群，ランソプラゾール群の治癒率はそれぞれ80.7%，79.2%，72.0%）．本論文では，ボノプラザンはびらん性食道炎の治癒および治癒の維持において，ランソプラゾールより優れていると結論している．

　文献8は，びらん性食道炎の成人患者に対して，Fexuprazan（40mg/日；日本未承認薬）を投与すると，エソメプラゾール（40mg/日）を投与した場合と比較して，8週間後の治癒率が劣らないことを検討した非劣性試験である．結果は，Fexuprazanはエソメプラゾールに治癒率が劣ることはなかった（それぞれ99.1%，99.1%）．FexuprazanはエソメプラゾールのようなPPIに変わる治療選択肢となりうると結論している．

6 ICUにおけるストレス潰瘍予防に対するPPIの効果

　文献9は，重症成人患者に対して，予防的にPPIを投与することによって死亡率が上昇するかどうかを検討したRCTとコホート研究のメタ分析である．結果は，PPIの使用は，死亡リスクの増加と関連していた（19.6% vs 17.5%，RR：1.10；$p = 0.01$）．RCTのサブグループでは統計的に有意差を認めたが（19.4% vs 18.7%，RR：1.05；$p = 0.04$），コホート研究のサブグループでは統計的に有意差は認めなかった（19.9% vs 16.7%，RR：1.12；$p = 0.09$）．本論文では，PPIの使用と死亡リスクの増加との関連が実証されたと結論している．

7 薬剤師による消化性潰瘍患者のフォローアップの効果

　文献10は，退院した消化性潰瘍患者に対して，電話によるフォローアップを行うと，行わない場合と比較して，消化性潰瘍の知識，服薬コンプライアンス，食事コンプライアンス，生活コンプライアンスの指標が改善するかどうかを検討した研究である．なお，電話によるフォローアップは，訓練を受けた薬剤師によって，退院後1週間後と3週間後，および投薬コースの終了時に実施された．結果は，いずれの指標もフォローアップ群で指標が良好な結果であった．

これまでのエビデンスに付け加えられたこと

1 十二指腸潰瘍に対するP-CAB（Keverprazan）やPPI（Anaprazole）の効果

　これまでの研究では，十二指腸潰瘍に対してボノプラザンとランソプラゾールの効果を比較した非劣性試験が行われており，非劣性が証明されなかった研究[11]と，証明された研究[12]が混在していた．今回の研究で検討されたのは，新しいP-CABではあるが，PPIに効果が劣らないというエビデンスが追加された

という点で興味深い．いずれのクラスの薬剤も高い治癒率を示しているという点で，臨床的に有用な薬剤である点には疑いがない．

多くのPPIの薬物動態は，特にアジア人の患者において，*CYP2C19*遺伝子多型によって変化する．今回の研究で評価されたAnaprazoleはCYP2C19の寄与がわずか3.5％と報告されている．特徴のあるPPIの効果がアジア人を対象として報告された点は興味深い．

2 胃潰瘍に対する胃粘膜保護薬（ポラプレジンク，レバミピド）の効果

これまでにも，PPIにレバミピドを併用することで，ESD後の潰瘍縮小を促進する可能性を指摘したRCTが発表されている[13]．ESD後の患者に対して，PPIであるパントプラゾール（日本未承認薬）とポラプレジンクを併用して投与すると，パントプラゾールとレバミピドを併用して投与する場合と比較して，4週間後の潰瘍縮小率が劣らないことを示したRCTもある[14]．いずれにしても，今回の研究ではPPIを併用するのではなく，単独の胃粘膜保護薬の効果を比較している点が興味深い．裏を返すと胃粘膜保護薬は8週間の治療でも2割前後が不十分な有効率であったため，PPIのような制酸薬を軸とした治療が基本であることに疑問の余地はない．

3 ESD後のP-CAB（ボノプラザン）の効果

これまで，ESD後の制酸薬の効果を検討した研究が数多く行われている．ボノプラザンはPPIよりより優れた効果が期待されるが，必ずしもボノプラザンの優位性を示した論文ばかりではなく[15-19]，メタ分析[20]の結果でも，いずれの優位性も断言することはできていない．本研究では出血傾向の患者やNSAIDs，ステロイド，PPIなどを服用していた患者が

除外されていた．なお，ハイリスクの患者ではボノプラザンの方が有効である可能性を示す論文もある[21]．出血リスクが高い患者ほど，ボノプラザンをより長期に投与する方がリスクの低減につながるかもしれない．いずれにせよ，ESD後の潰瘍治療薬として，ボノプラザンとPPIのいずれの薬剤も優れた薬剤であることに変わりはなく，現時点では患者のリスクや状況などに応じて薬剤選択や投与期間変更の余地がある．

4 消化性潰瘍による出血に対するPPI（エソメプラゾール）の長期的予防効果

Rockallスコアは，再発性消化性潰瘍出血の予測に広く使用されており，特にスコアが6点以上の患者では，短期および長期の再発性潰瘍出血のリスクが高いことが示されている[22]．しかし，抗血小板薬を使用している患者を除き，再発性消化性潰瘍出血のリスクがある患者にPPIの長期処方するかどうかはまだ明らかでなかった．本研究により，Rockallスコアが6点以上の出血リスクの高い集団におけるエソメプラゾールの長期出血予防効果が明らかとなった．

5 びらん性食道炎に対するP-CAB（ボノプラザン，Fexuprazan）とPPI（ランソプラゾール，エソメプラゾール）の効果

これまでの研究でも，ボノプラザンのようなP-CABはびらん性食道炎の患者の症状緩和や食道炎の再発抑制に対して，PPIと比較して優れている，または少なくとも劣らないことが示されてきた[23-26]．今後，KeverprazanやFexuprazanのような新たなP-CABが日本でも活用されるようになれば，治療の選択肢がますます増える可能性がある．

6 ICUにおけるストレス潰瘍予防に対するPPIの効果

一般に潰瘍予防という点でPPIはより高い有効性が示されている一方で，ヒスタミンH_2受容体拮抗薬（H_2RA）群と比較してPPI群の死亡率が上昇する可能性についても指摘されてきた[27-30]．死亡率に差を認めなかったとする研究[31-33]もあるが，実臨床では患者の利益と有害性のバランスを考慮した治療方針を立てることが重要である．今回の研究では，PPIによる死亡率の増加を支持する内容であった．死亡のように取り返しのつかない重大イベントについて議論する場合には，他の代替薬があるのであれば，より安全性の高い選択をすべきである．小児についてはさらなる調査・研究が望まれる．

7 薬剤師による消化性潰瘍患者のフォローアップの効果

これまでも，看護師や薬剤師による電話のフォローアップにより，高血圧などの慢性疾患のアドヒアランスや心血管イベントの再発抑制などの効果が示されてきた[34, 35]．本研究により，消化性潰瘍に関するイベントに対しても薬剤師によるフォローアップが良好な影響を与える可能性が示された．

2023年10月，イスラエルで大規模な戦争が勃発した．消化管という臓器に注目すると，戦争によるストレスや栄養障害は消化性潰瘍の発生や増悪に悪影響を与える可能性もある．ただ，この状況では，戦争当事者の臓器だけに注目することは本質的に意味を持たないだろう．生物心理社会的医学モデル（Bio-Psycho-Social model）のことを考えてみたい．このモデルでは，病因について以下のような視点を医学へ取り入れることの重要性が提唱されている（右に行くほど細分化している）．

「地球」「国」「地域」「家族」「個人」「神経」「臓器」「組織」「細胞」「分子」

注目すべきは臓器だけではない．極論を言えば，同じ地球で起こっていることに思いを馳せることにも意義がある．鳥の目で見れば見るほど，得体の知れない大きな疾患の存在が浮かび上がってきそうである．多くの人々の連携や善意の延長線上に私たちが目指す健康があると信じたい．

▌引用文献

1) 日本消化器学会：消化性潰瘍診療ガイドライン2020．改訂第3版，2020．
2) Tan ND, et al : Clin Transl Gastroenterol, 14 : e00602, 2023. (PMID : 37235793)
3) Zhu H, et al : Chin Med J (Engl), 135 : 2941-9, 2022. (PMID : 36580650)
4) Shen W, et al : Med Eng Phys, 110 : 103860, 2022. (PMID : 35999163)
5) Kato M, et al : J Gastroenterol, 58 : 358-66, 2023. (PMID : 36781490)
6) Chiang HC, et al : BMC Gastroenterol, 22 : 439, 2022. (PMID : 36271335)
7) Laine L, et al : Gastroenterology, 164 : 61-71, 2023. (PMID : 36228734)
8) Lee KN, et al : World J Gastroenterol, 28 : 6294-309, 2022. (PMID : 36504556)
9) Reynolds PM, et al : J Clin Gastroenterol, 57 : 586-94, 2023. (PMID : 35648972)
10) Weng A, et al : Medicine (Baltimore), 101 : e31150, 2022. (PMID : 36281090)
11) Miwa H, et al : Aliment Pharmacol Ther, 45 : 240-52, 2017. (PMID : 27891632)
12) Hou X, et al : J Gastroenterol Hepatol, 37 : 1275-83, 2022. (PMID : 35342997)
13) Yan B, et al : Clin Transl Gastroenterol, 10 : e00008, 2019. (PMID : 30702488)
14) Jung DH, et al : J Clin Gastroenterol, 55 : 233-8, 2021. (PMID . 32341237)
15) Kawai D, et al : BMC Gastroenterol, 21 : 236, 2021. (PMID : 34022796)
16) Komori H, et al : J Int Med Res, 47 : 1441-52, 2019. (PMID : 30816056)
17) Ichida T, et al : Intern Med, 58 : 159-66, 2019. (PMID : 30210115)
18) Ishii Y, et al : Gastroenterol Res Pract, 2018 : 1615092, 2018. (PMID : 29670650)
19) Hirai A, et al : Dig Dis Sci, 63 : 974-81, 2018. (PMID : 29464587)

20) Kang H, et al : Medicine (Baltimore), 98 : e15860, 2019. (PMID : 31192917)

21) Hidaka Y, et al : PLoS One, 16 : e0261703, 2021. (PMID : 34941937)

22) Yang EH, et al : J Gastroenterol Hepatol, 33 : 156-63, 2018. (PMID : 28497645)

23) Oshima T, et al : Aliment Pharmacol Ther, 49 : 140-6, 2019. (PMID : 30589965)

24) Ashida K, et al : Aliment Pharmacol Ther, 43 : 240-51, 2016. (PMID : 26559637)

25) Matsuda S, et al : J Gastroenterol, 57 : 133-43, 2022. (PMID : 35092498)

26) Chen S, et al : Aliment Pharmacol Ther, 55 : 1524-33, 2022. (PMID : 35505467)

27) PEPTIC Investigators, et al : JAMA, 323 : 616-26, 2020. (PMID : 31950977)

28) Wang Y, et al : Intensive Care Med, 46 : 1987-2000, 2020. (PMID : 32833040)

29) Zhou X, et al : BMC Gastroenterol, 19 : 193, 2019. (PMID : 31752703)

30) Lee TC, et al : Am J Med, 134 : e184-8, 2021. (PMID : 32931766)

31) van Diepen S, et al : Eur J Cardiothorac Surg, 62 : ezac124, 2022. (PMID : 35213716)

32) Halling CMB, et al : Intensive Care Med, 48 : 426-34, 2022. (PMID : 35122105)

33) Abu El-Ella SS, et al : An Pediatr (Engl Ed), 96 : 402-9, 2022. (PMID : 35701033)

34) Abughosh SM, et al : J Manag Care Spec Pharm, 22 : 63-73, 2016. (PMID : 27015053)

35) Irewall AL, et al : Sci Rep, 11 : 15628, 2021. (PMID : 34341395)

論文吟味のポイント2023

Column4　スコア評価のピットフォール（前編）

　スコア（点数）に基づく治療効果の評価においては，統計学的に有意な差を認めるかどうかだけでなく，臨床的に意味のある差を認めるかどうかも重要です．統計学的に意味のある差が，必ずしも人の日常生活において重要な意味を有しているわけではないからです．例えば，ざ瘡に対するスピロノラクトンの有効性を検証したSAFA試験の結果（**PMID：37192767**）を例にスコア評価のピットフォールを考察してみます．

　英国で実施されたSAFA試験は，尋常性ざ瘡を有する女性患者410人を対象とした二重盲検RCTです．被験者はスピロノラクトン投与群とプラセボ投与群にランダム化され，12週後の尋常性ざ瘡特異的QOL（Acne-QoL）症状サブスケールスコア（0〜30点で評価．点数が高いほどQOLも高い）が比較されました．

　研究開始時におけるAcne-QoL症状サブスケールスコアは，スピロノラクトン投与群で13.2点，プラセボ投与群で12.9点でしたが，12週後ではスピロノラクトン投与群で19.2点，プラセボ投与群で17.8点と，両群でQOLの改善を認めました．ただし，改善の度合いはスピロノラクトン投与群で統計学的にも有意に大きく，研究開始時の年齢やAcne-QoL症状サブスケールスコアなどで調整した最小二乗平均差は1.27点[95%CI：0.07 to 2.46]でした．

〈後編[p.79]に続く〉

9 | 炎症性腸疾患治療薬

Key Points

☐ 炎症性腸疾患(IBD)における糞便微生物叢移植は，国際コンセンサス会議による声明によりエビデンスの蓄積が期待され，経口カプセル剤の普及で寛解導入療法としての結論が期待される．

☐ 病状評価や治療方針の変更に便中カルプロテクチンなどのバイオマーカーを用いることで，患者負担を減らしながら病変評価を行うことが可能である．

☐ ウパダシチニブは，潰瘍性大腸炎に対して早期の治療効果発現が期待される．

☐ クローン病におけるインフリキシマブの中止は再燃リスクを慎重に検討するべきであるが，免疫抑制療法の中止は選択肢となる可能性がある．

☐ IBD患者におけるCOVID-19感染リスクとして，BMI高値や脳血管疾患の既往歴が挙げられ，抗TNF-α抗体製剤やチオプリン製剤はリスクを低下させる．

炎症性腸疾患の治療法としての糞便微生物叢移植に関するコンセンサスに基づく声明

1 これまでの報告

糞便微生物叢移植(FMT)は，*Clostridioides difficile*感染症をはじめとする腸内細菌叢の異常を治療するために，健康人の糞便に含まれている腸内細菌を患者に投与する治療法である．近年では，潰瘍性大腸炎(UC)やクローン病(CD)などの炎症性腸疾患(IBD)に対しても一部用いられている．UCでは，複数の比較試験が報告されているが，投与経路，投与回数，便処理法，プラセボ群の設定などばらつきがあった[1-5]．UC患者の臨床的寛解を達成する割合を増加させる可能性がある一方，研究数は少ないため，エビデンスの質が低いこ

とが問題であったと報告されている[6]．CD患者の寛解導入に対する有効性を評価した研究はほとんど報告されていない．

2 最新のエビデンス

IBD，免疫学，微生物学の専門家25人による国際コンセンサス会議により，IBDにおけるFMTに関する声明が発表された[7]．要点を以下に示す．IBDにおけるFMTは，UCを対象とした非RCTやRCTにおいて，軽症〜中等症のUC患者の寛解導入療法として効果がある可能性がある．しかし，FMT後に寛解維持を達成したUC患者では，治療後1年を超える寛解維持は難しく，長期的な有効性を維持するためには，寛解維持療法を別途追加する必要があることが示唆される．UC患者におけるFMTの有害事象は，腹部膨満感，下痢

など一時的な軽微の消化管症状であり，最大で83%の患者で観察されている．対症療法で軽快している症例が多く，一過性の症状ともされている．CDにおけるFMTは現時点では推奨できるほどの結果を示している報告はなく，UCにおける標準的な薬物療法としては不十分であり，現時点での実施は臨床研究に限定されるべきである．

3 これまでのエビデンスに付け加えられたこと

　本声明では，感染症を伝達させないことを大前提とすることやドナーを厳密にスクリーニングするリスクがあること，さらにFMT研究促進のため，ドナーの健康状態を把握し，便検体を最適な方法で保管するよう提言している．これまで各施設でさまざまな管理方法を実施しており，比較検討することが困難である状況下であった．FMT注入方法（経鼻胃管，直腸，経口）や投与頻度，対象となるプラセボ群の条件，保存条件や投与量の標準化により，FMT研究の比較を容易にし，最終的な結論を導き出すことにつながっていくだろう．近年では，凍結乾燥した糞便微生物叢を含む経口カプセルを利用する方法も検討されており，侵襲度の低さからさらなる普及が見込まれている．今後は，既存のIBD治療薬との併用による治療戦略も検討すべきと考えられる．

UCにおけるバイオマーカーの役割：米国消化器病学会（AGA）診療ガイドライン

1 これまでの報告

　UCに限らず，IBDの病状評価は，臨床症状だけでなく内視鏡的な改善が重要視され，粘膜治癒の概念としてtreat-to-targetが導入された．症状の再燃や病状評価のため内視鏡検査を実施するが，患者への負担が少なからず生じるため，侵襲度や費用面から問題があった[8]．腸管の炎症を反映する指標として，臨床ではC反応性タンパク（CRP）や赤血球沈降速度（ESR）などが用いられている．これらの血液検査は粘膜の状態を反映せず，重症度を正確に反映していない可能性があった．UC患者は内視鏡検査よりもバイオマーカーなど非侵襲性検査を好む傾向にある．わが国では，非侵襲的なバイオマーカーとして便中カルプロテクチンが2017年6月に保険適用となり，2022年5月にはCDにも使用可能となった．

2 最新のエビデンス

　本ガイドライン[9]は，UCの活動性指標として，CRP，便中カルプロテクチン，便中ラクトフェリンに関する推奨項目を作成した．

　日常的な内視鏡検査を避けるため，寛解期のUCにおいては，臨床症状単独で病状を評価するのではなく，バイオマーカーと合わせて評価を行う重要性について示された．バイオマーカーとしては，便中カルプロテクチン$150\mu g/g$未満，便中ラクトフェリン正常，CRP正常であることを指標とし，活動性病変を有する可能性の除外を行うこと，さらに，中等症〜重症のUCでは，便中カルプロテクチン$150\mu g/g$以上，便中ラクトフェリン上昇またはCRP上昇の項目を用いることで，治療方針決定のためのルーチンの内視鏡検査を避けることを提唱している．

　一方で，寛解期のUCにおいてバイオマーカーが上昇している場合やバイオマーカーが正常値を示している中等症〜重症のUCでは，適切に内視鏡検査による評価を行うこと，軽症UCでは内視鏡検査により疾患活動性評価を用いることを提唱している．

3 これまでのエビデンスに付け加えられたこと

本ガイドライン[9]では，すでに日常的に使用することのできるCRPや近年使用可能となった便中カルプロテクチンおよび便中ラクトフェリンを臨床にどのように応用するかを提唱している．内視鏡検査とバイオマーカーのどちらかが優れているかなどは明言されていないため，今後の課題となるが，非侵襲的バイオマーカーは，UCの病状評価や治療方針の変更に有用と考えられる．さらに，血液検査としてロイシンリッチα2グリコプロテイン（LRG）も活動性や重症度の判定に参考となるため，組み合わせて多角的に評価していくことが望ましいであろう．便中カルプロテクチン，LRG，内視鏡検査は同月中に1つのみしか算定できないため，検査スケジュールにも注意を払う必要がある．

UCにおける早期寛解導入の治療成績

1 これまでの報告

中等症以上のUC患者における薬物療法として，まず，メサラジン，副腎皮質ステロイド，チオプリン製剤が用いられているが，難治例やステロイド抵抗例・依存例には，生物学的製剤が用いられている．IBD治療薬として，2022年にはα4インテグリン阻害薬であるカロテグラストメチル，JAK阻害薬であるフィルゴチニブ（UC），ウパダシチニブ（UC），2023年にはウパダシチニブ（CD）などの低分子医薬品が適応追加となり，治療選択肢が増えてきている．しかし，これまでUCの薬物療法において生物学的製剤や低分子医薬品による治療効果発現までの速さに関する報告はなく，使い分けは不明瞭である．

2 最新のエビデンス

25件（11,074人）を対象としたネットワークメタ分析[10]では，ベドリズマブ，インフリキシマブ，アダリムマブ，ゴリムマブ，ウパダシチニブ，トファシチニブ，ウステキヌマブ，フィルゴチニブ，オザニモド（日本未承認）が含まれていた．2週時点の臨床反応はどの薬剤もプラセボに比べて有効であったが，相対リスクはウパダシチニブが最も低く0.42［95%CI：0.35 to 0.50］であり，フィルゴチニブが最も高く0.75［95%CI：0.58 to 0.95］であった．間接比較では，ウパダシチニブが2週時点の臨床的な反応誘導率が最も高く，トファシチニブ以外の薬剤すべてに対して優位性が示された．

さらにウパダシチニブによる早期症状改善効果は，第Ⅲ相寛解導入療法試験であるU-ACHIEVE試験とU-ACCOMPLISH試験のデータを用いて追加検討されている．ウパダシチニブ45mg（1日1回投与）によるUCの症状改善（排便回数，直腸出血，腹痛，便意切迫感）は，プラセボ群と比較して1～3日時点で有意な改善効果が示された[11]．さらに，14日時点では，バイオマーカーであるCRP（75.7%），便中カルプロテクチン（48.2%）がベースラインからの50%低下を達成した．

3 これまでのエビデンスに付け加えられたこと

これまで重症のUCには，抗TNF-α抗体製剤をはじめとする生物学的製剤が用いられてきた．しかし，UCの治療はstep up療法が基本となるため，治療開始数ヵ月後に生物学的製剤や低分子医薬品が使用されることが多く，寛解導入や維持までに時間を要する患者も少なくない．患者のQOLを低下させないためにも治療効果発現までの速度は非常に重要である．治療開始2週間における治療反応性

は生物学的製剤や低分子医薬品の中でウパダシチニブが最も優れている結果であり，治療薬選定において大きな影響を与えるであろう．

CDにおけるインフリキシマブ休薬に関する検討

1 これまでの報告

CDにおける薬物療法としてのインフリキシマブは，重症度が高い症例，瘻孔や肛門病変を有する症例などで用いられている．キメラ抗体であるため，抗原性により中和抗体が産生され二次無効となることが知られており，チオプリン製剤の併用が有用である．UCでは，インフリキシマブ休薬に関する多施設共同非盲検RCT（HAYABUSA試験）がわが国で実施されており，内視鏡的寛解を達成し臨床的寛解が維持されている患者における寛解維持率は，インフリキシマブ休薬群に比べて継続群の方が有意に高いことが報告されている[12]．しかしCDでは，インフリキシマブ休薬における再燃リスクは明らかとなっていなかった．

2 最新のエビデンス

Louisらは，非盲検RCT（SPARE試験）[13]を実施し，インフリキシマブと免疫抑制療法（チオプリン製剤，メトトレキサート（日本未承認））を併用した群（67人），インフリキシマブを中止した群（71人），免疫抑制療法を中止した群（69人）に分け，再発率と寛解期間を検討した．再発したのは39人で，併用群8人（12%），インフリキシマブ中止群25人（35%），免疫抑制療法中止群6人（9%）であり，治療再開した28人のうち，25人は再寛解に達した．2年再発率は，併用群が14%［95%CI：4 to 23］，インフリキシマブ中止群が36%［同：24 to 47］，免疫抑制療法中止群が10%［同：2

to 18］で，インフリキシマブ中止群に比べ，併用群（ハザード比：3.45［95%CI：1.56 to 7.69］）および免疫抑制療法中止群（同：4.76［1.92 to 11.11］）では有意に2年再発リスクが低かった．なお，2年間における寛解日数に差はなかった．

3 これまでのエビデンスに付け加えられたこと

CDの薬物療法は寛解維持が目的であるため，治療期間は長期にわたる．寛解期間が長くなると薬物治療の中止を希望する患者も一定数存在する．CD患者における薬物療法の中止は，患者ごとに再燃リスクを考慮するべきであるが，免疫抑制療法においては，中止を選択する余地があると示唆された．

IBD患者におけるCOVID-19重症化因子

1 これまでの報告

SARS-CoV-2が全世界に波及したが，2023年5月に感染症法上はインフルエンザウイルスと同様の扱いに変更となった．中等症から重症のIBD患者は，免疫を抑制する治療が行われるため，当初はCOVID-19とIBDとの影響が懸念されていた．わが国では，「難治性炎症性腸管障害に関する調査研究班」により，JAPAN IBD COVID-19 Taskforceが発足し，IBD薬物治療とCOVID-19に関する情報が収集・発信された．中間報告では，COVID-19に罹患したIBD患者では疾患活動性に変化はなく，高齢，BMI，ステロイドの使用がCOVID-19の重症化の独立した危険因子であることが報告された[14]．

2 最新のエビデンス

わが国におけるIBDコホートデータ[15]で

は，COVID-19に罹患したIBD患者の98.4%
は非重症であり，IBDの疾患活動性に影響は
与えなかったことが示された．また，高齢，
BMIに加えて，脳血管疾患の既往歴があるこ
とがIBD患者におけるCOVID-19の独立し
た重症化因子であることが明らかとなった．
一方，COVID-19罹患により一時的な増悪を
呈した場合においては，COVID-19治癒後に
症状は改善することが本調査において新たに
判明している．

中間報告においてリスク因子として挙げら
れていたステロイドの使用は，最終的に統計
学的な有意差はつかず，重症度に影響を与え
る可能性があるとされた．一方，免疫抑制作
用のある抗TNF-α抗体製剤やチオプリン製
剤は，COVID-19を重症化させるリスクがあ
ると考えられていたが，むしろリスクが少な
いことが明らかとなった．

3 これまでのエビデンスに付け加えられたこと

IBD薬物療法の中で，5-アミノサリチル酸
製剤は有害転帰や死亡リスク増加の関連性は
示されておらず，COVID-19感染拡大初期の
報告バイアスによるものと考えられている．
さらに，生物学的製剤についてもCOVID-19
に与える影響は不明瞭であったが，データの蓄
積により発症リスクとの関連性はないとされた．

ステロイドの全身投与後は，COVID-19の重
症化の予防のため，プレドニゾロン20mg/日
以下となるように速やかに減量を行うことが
推奨されている．

引用文献

1) Moayyedi P, et al : Gastroenterology, 149 : 102-9, 2015.（PMID : 25857665）
2) Rossen NG, et al : Gastroenterology, 149 : 110-8, 2015.（PMID : 25836986）
3) Paramsothy S, et al : Lancet, 389 : 1218-28, 2017.（PMID : 28214091）
4) Costello SP, et al : JAMA, 321 : 156-64, 2019.（PMID : 30644982）
5) Sood A, et al : J Crohns Colitis, 13 : 1311-7, 2019.（PMID : 30873549）
6) Imdad A, et al : Cochrane Database Syst Rev, CD012774, 2018.（PMID : 30480772）
7) Lopetuso LR, et al : Gut, 72 : 1642-50, 2023.（PMID : 37339849）
8) Barsky M, et al : Dig Dis Sci, 66 : 2564-9, 2021.（PMID : 32875527）
9) Singh S, et al : Gastroenterology, 164 : 344-72, 2023.（PMID : 36822736）
10) Attauabi M, et al : EClinicalMedicine, 57 : 101866, 2023.（PMID : 36864986）
11) Loftus EV Jr, et al : Clin Gastroenterol Hepatol, 21 : 2347-58, 2023.（PMID : 36464141）
12) Kobayashi T, et al : Lancet Gastroenterol Hepatol, 6 : 429-37, 2021.（PMID : 33887262）
13) Louis E, et al : Lancet Gastroenterol Hepatol, 8 : 215-27, 2023.（PMID : 36640794）
14) Nakase H, et al : J Gastroenterol, 57 : 174-84, 2022.（PMID : 35089397）
15) Nakase H, et al : Gastro Hep Adv, 2 : 1056-65, 2023.（DOI : 10.1016/j.gastha.2023.07.017）

5 エキスパートが注目する最新エビデンスをアップデート！

10 糖尿病治療薬

Key Points

- 糖尿病治療薬は単に血糖値の管理だけでなく，心不全予後や腎予後，体重管理など，臨床上の使用目的が細分化されつつある．
- 体重減少効果に注目が集まるGLP-1受容体作動薬(RA)は，肥満症に対する効果的な治療薬として，その臨床適応の拡大が予想される．
- GLP-1 RAの普及によって，肥満症を合併した糖尿病患者では，糖尿病の緩解を目的とした治療が普及するかもしれない．

これまでの報告

2型糖尿病の薬物治療に関する主要な臨床課題は，血糖値やHbA1c値の管理から，大血管合併症のリスク管理，さらには心不全やCKDのリスク管理にまで広がっている(**図**)．特にSGLT2阻害薬は，腎障害や心血管疾患の予防に対する有効性に関するエビデンスが充実してきた．同薬はまた，これまで薬物治療の効果が限定的とされてきた左室駆出率が保たれた心不全(HFpEF)の予後改善も報告されている[1,2]．参考までに，2型糖尿病に対する

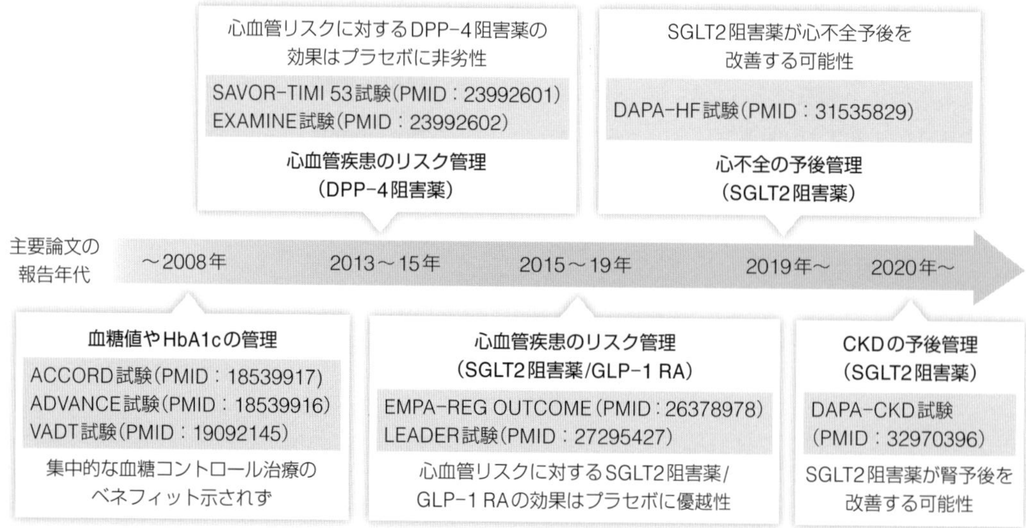

心血管リスクに対するDPP-4阻害薬の効果はプラセボに非劣性
SAVOR-TIMI 53試験(PMID：23992601)
EXAMINE試験(PMID：23992602)
心血管疾患のリスク管理(DPP-4阻害薬)
SGLT2阻害薬が心不全予後を改善する可能性
DAPA-HF試験(PMID：31535829)
心不全の予後管理(SGLT2阻害薬)
主要論文の報告年代
～2008年
2013～15年
2015～19年
2019年～
2020年～
血糖値やHbA1cの管理
ACCORD試験(PMID：18539917)
ADVANCE試験(PMID：18539916)
VADT試験(PMID：19092145)
集中的な血糖コントロール治療のベネフィット示されず
心血管疾患のリスク管理(SGLT2阻害薬/GLP-1 RA)
EMPA-REG OUTCOME(PMID：26378978)
LEADER試験(PMID：27295427)
心血管リスクに対するSGLT2阻害薬/GLP-1 RAの効果はプラセボに優越性
CKDの予後管理(SGLT2阻害薬)
DAPA-CKD試験(PMID：32970396)
SGLT2阻害薬が腎予後を改善する可能性

図 2型糖尿病に関する臨床課題と，課題検証の起点となった主要なRCT

経口血糖降下薬の主要エビデンスを**表1**[3-9]に要約する.

糖尿病治療における臨床課題の時系列的な変化と，各課題に関する臨床試験の結果は，薬物療法にも大きな影響を及ぼしている．2型糖尿病に対する治療薬の処方動向について，株式会社JMDCが保有するデータベース（JMDC Claims Database）を用いた解析[10]によれば，DPP-4阻害薬は2015年をピークに減少傾向にあり，代わってSGLT2阻害薬の処方量が急増している．また，ビグアナイド系薬についても処方量が増加している一方で，スルホニル尿素（SU）薬の処方量は減少傾向にある（⇒**Link**）．この解析結果は，2型糖尿病の薬物治療がSGLT2阻害薬およびビグアナイド系薬を中心に変化していることを示唆している．このことはまた，糖尿病の薬物治療に対する医療者の関心が，血糖値の是正のみならず，心血管予後の管理に向いてきたことの傍証であろう[11].

2型糖尿病患者において，BMIの低下は糖尿病緩解の促進因子である[12]．近年ではまた，GLP-1受容体作動薬（RA）の体重減少効果[13, 14]が注目されており，同薬の需要が世界的に高まっている.

最新のエビデンス

1 2型糖尿病患者の 100人に1人は緩解する？

日本における2型糖尿病の緩解率を調査したJDDM73研究[15]の結果が報告された．糖尿病データマネジメント研究会のデータベースを用いたこの研究では，18歳以上でHbA1c値が6.5%以上の2型糖尿病患者48,320人が対象となった．なお，糖尿病の緩解は，血糖降下薬の中止から少なくとも3ヵ月にわたり，HbA1c 6.5%未満が続く状態と定義された．また，糖尿病の再発は，1年間にわたって緩解を維持できないこととされた.

解析の結果，年間1,000人あたりの緩解率は10.5件であり，HbA1c値が6.5～6.9%の人では27.8件，調査開始時に血糖降下薬を服用していない人では21.7件，1年後の体重減少量が10%以上だった人では48.2件であった.

2 肥満患者に対するGLP-1 RA

体重管理に対するGLP-1 RAの有効性に

表1 2型糖尿病治療薬のエビデンス概要

薬剤クラス	心血管疾患	心不全	腎障害	体 重
SGLT2阻害薬	▼	▼	▼	▼
DPP-4阻害薬	➡	➡	➡	➡
GLP-1 RA	▼	➡	▼	▼
メトホルミン	▼➡	➡	➡	▼➡
ピオグリタゾン	▼➡	▲	—	▲
α-GI	—	—	—	—
SU薬	▲➡	—	—	▲
インスリン	➡	—	—	▲

▼：プラセボと比較してリスク低下　▲：プラセボと比較してリスク増加
➡：プラセボとほぼ同等（▲/▼と併記のものは結論が一致していない）
—：方法論的妥当性の高いエビデンスが報告されていない

（文献3-9より作成）

ついては，経口セマグルチドのOASIS 1試験と，チルゼパチドのSURMOUNT-2試験の結果が報告された．

OASIS 1試験[16]は，肥満（BMI 30kg/m²以上）もしくは，体重に関連した合併症を有する過体重（BMI 27kg/m²以上）の患者で，糖尿病を有していない667人が対象となった．被験者は，経口セマグルチド（50mg/日）投与群と，プラセボ投与群にランダム化され，68週目までにおける体重の変化率，および5％以上の体重減少を達成した被験者の割合が比較された．

その結果，68週目までの推定平均体重変化は，セマグルチド投与群で−15.1％，プラセボ投与群で−2.4％，治療差は−12.7％ポイント[95％CI：−14.2 to −11.3]）であった．また，少なくとも5％の体重減少を達成した被験者はセマグルチド投与群で85％，プラセボ投与群で26％，オッズ比は12.6[95％CI：8.5 to 18.7]であった．

SURMOUNT-2試験[17]では，BMI 27kg/m²以上，HbA1c値7～10％の2型糖尿病患者938人が対象となった．被験者は，チルゼパチド10mgを週に1回皮下注射する群，同15mgを週に1回皮下注射する群，プラセボを皮下注射する群にランダム化され，72週目までにおける体重の変化率，および5％以上の体重減少を達成した被験者の割合が比較された．

その結果，72週目の体重変化は，チルゼパチド10mg/週投与群で−12.8％，同15mg/週投与群で−14.7％，プラセボ投与群で−3.2％であり，プラセボ投与群に対する治療差は，チルゼパチド10mg/週投与群で−9.6％ポイント[95％CI：−11.1 to −8.1]，同15mg/週投与群で−11.6％ポイント[−13.0 to −10.1]であった．また，チルゼパチド投与群ではプラセボ投与群に比べ，5％以上の体重減少を

達成した症例が多かった（79～83％ *vs* 32％）．

③ 肥満を有する心不全に対するセマグルチド

肥満を合併した心不全に対するセマグルチドの有効性を検証したSTEP-HFpEF試験[18]の結果が報告された．この研究では，LVEFが45％以上，BMIが30kg/m²以上の心不全患者529人が対象となった．被験者はセマグルチド2.4mgを週に1回皮下注射する群と，プラセボを皮下注射する群にランダム化され，カンザスシティ心筋症質問票−臨床要約スコア（KCCQ-CSS）が検討された．同スコアは，心不全患者のQOLを0～100点で評価する尺度であり，点数が高いほど良好であることを意味する．

52週にわたる治療の結果，KCCQ-CSSの平均変化は，セマグルチド投与群で16.6点，プラセボ投与群で8.7点，推定差7.8点[95％CI：4.8 to 10.9]と，セマグルチド投与群で統計学的にも有意に改善した．

④ 経口Orforglipron

経口投与が可能な非ペプチド性GLP-1 RAのOrforglipron（日本未承認薬）の第Ⅱ相臨床試験の結果が報告された．

BMIが23kg/m²以上の2型糖尿病患者383人を対象としたFriasらの報告[19]では，HbA1c値および体重に対するOrforglipronの有効性が示されている．26週目におけるHbA1c値の変化率は，プラセボ投与群が−0.43％，デュラグルチド投与群が−1.10％であったのに対し，Orforglipron投与群では−2.10％に達した．また，26週目の平均体重の変化は，プラセボ投与群が−2.2kg，デュラグルチド投与群が−3.9kgであったのに対し，Orforglipron投与群では−10.1kgに達した．

肥満患者272人（平均BMI 37.9kg/m²）を対

象とした GZGI 試験[20]でも，Orfoglipron の体重減少効果が示された．26週の時点での体重の変化は，プラセボ投与群で−2.0%であった一方で，Orfoglipron 投与群では−8.6 〜−12.6%であった．36週の時点でも同様に，プラセボ投与群では−2.3%であった一方で，Orfoglipron 投与群では−9.4 〜−14.7%であった．

5 インスリンイコデクの有効性検証試験ONWARDS

インスリンイコデク（日本未承認薬）は週に1回の投与を可能とした基礎インスリン製剤である．インスリンイコデクの有効性や安全性は，ONWARDSと名づけられた臨床開発プログラムによって検証されている．

ONWARDSは，1型もしくは2型糖尿病患者4,000人以上を対象とした6つのグローバル第Ⅲa相，二群間比較，ランダム化，実薬対照試験から構成されており，対照薬はONWARDS 1，4試験がインスリングラルギン，同2，3，6試験がインスリンデグルデク，同5試験がインスリングラルギンもしくはインスリンデグルデクである．

また，ONWARDS 1，3，5試験ではインスリン製剤の使用経験がない2型糖尿病患者を，ONWARDS 2，4試験ではインスリン治療歴のある2型糖尿病患者が対象となっている．ONWARDS 6試験は1型糖尿病患者が対象となった[21, 22]．2023年10月現在，ONWARDS 1〜4の試験結果が報告されており，いずれの研究においても，HbA1c値の低下は対照群と比べて優れている，もしくは非劣性であった[23-26]．

6 2型糖尿病における腎臓の転帰に対する血糖降下薬の効果の比較

4種類の血糖降下薬間で，糖尿病の腎アウトカムを比較したGRADE試験[27]の結果が報告された．この研究では，罹病期間が10年未満，HbA1c値が6.8〜8.5%，推算糸球体濾過量（eGFR）が60mL/min/1.73m^{2}以上で，メトホルミン治療を受けている2型糖尿病患者5,047人が対象となった．被験者は，インスリングラルギン投与群，グリメピリド投与群，リラグルチド投与群，シタグリプチン投与群の4群にランダム化され，HbA1cが7.5%を超えるまで薬剤併用が継続された．その後はインスリンを追加して血糖コントロールを維持した．

平均で5年にわたる追跡調査の結果，一次アウトカムとして設定されたeGFRの変化，および複合腎疾患アウトカム（アルブミン尿，透析，移植，腎疾患による死亡）に4群間で統計的有意な差を認めなかった．

7 2型糖尿病におけるセカンドライン治療の比較

メトホルミンを投与されている2型糖尿病患者31,852人（平均61.4歳）を対象に，追加の薬物治療（セカンドライン治療）の有効性を比較したコホート研究[28]の結果が報告された．

解析の結果，心血管疾患の発症リスク（ハザード比（HR）[95%CI]）は，SU薬と比較して，DPP-4阻害薬で0.84 [0.74 to 0.96]，SGLT2阻害薬で0.78 [0.62 to 0.98]と，統計学的にも有意に低下した．また，腎不全の発症リスク（HR [95%CI]）は，SU薬と比較して，GLP-1 RAで0.69 [0.56 to 0.86]，SGLT2阻害薬で0.72 [0.59 to 0.88]と，統計学的にも有意に低下した．一方で，血糖降下作用についてはSU薬が最も優れていた．

表2 糖尿病治療薬分類のパラダイムシフト

	血糖値 管理薬	心血管予後 管理薬	心不全予後 管理薬	腎予後 管理薬	体重 管理薬
SU薬	●	―	―	―	×
ピオグリタゾン	○	―	×	―	×
メトホルミン	○	○	―	―	○
DPP-4阻害薬	○	―	―	―	―
SGLT2阻害薬	○	●	●	●	○
GLP-1 RA	○	○	○	○	●

●：積極的に考慮できる　○：考慮可能　×：考慮すべきでない
―：考慮可能かを判断するための質の高いエビデンスがない

これまでのエビデンスに付け加えられたこと

　近年，GLP-1 RAの新規臨床開発は，同薬の体重減少効果に着目されており，糖尿病治療薬というよりはむしろ，抗肥満薬としての存在感を強めている．またGLP-1 RAのみならず，GIP受容体やグルカゴン受容体に作用する新薬の開発も進められている．GLP-1，GIP，グルカゴンの3受容体作動薬のReta-trutide（日本未承認薬）については，第Ⅱ相臨床試験の結果も報告された[29, 30]．

　また，JDDM73研究の結果は，糖尿病の緩解を目的とした新たな薬物治療の方向性を切り開くものかもしれない．特に，肥満や過体重の糖尿病患者に対するGLP-1 RAの需要は増加の一途を辿ることになろう．一方で，痩身や美容を目的としたGLP-1 RAの不適切使用が軽視できない社会問題となりつつある．

　2023年7月に，厚生労働省は『GLP-1受容体作動薬の在庫逼迫に伴う協力依頼』と題した通知を発出し，同薬の適正使用に関する注意喚起を行っている[31]．GLP-1 RAを減量目的で使用した場合には，膵炎や腸閉塞などの有害事象リスクに注意が必要である[32]．同薬の不適切使用に関する実態や，潜在的な有害事象の把握に関する研究は，今後の重要な臨床課題と言えるだろう．

　糖尿病治療薬はまた，単に血糖値を下げることを目的とせず，その臨床的な位置づけも変化しつつある．特にSGLT2阻害薬は，心血管疾患，心不全，腎疾患のリスク管理薬として位置づけてもよいだろう．その意味では，「糖尿病治療薬」というクラス分類は，実臨床上の意義を失いつつあるのかもしれない．**表1**および，2023年に付け加えられたエビデンスを踏まえれば，糖尿病治療薬は**表2**に示した管理薬に細分した方が，実臨床上の薬剤選択に則しているかもしれない．

引用文献

1) Solomon SD, et al : N Engl J Med, 387 : 1089-98, 2022. (PMID : 36027570)
2) Anker SD, et al : N Engl J Med, 385 : 1451-61, 2021. (PMID : 34449189)
3) American Diabetes Association : Clin Diabetes, 41 : 4-31, 2022. (PMID : 36714254)
4) Li T, et al : Cardiovasc Diabetol, 20 : 30, 2021. (PMID : 33516224)
5) Fei Y, et al : Cardiovasc Diabetol, 18 : 112, 2019. (PMID : 31462224)
6) Mannucci E, et al : Nutr Metab Cardiovasc Dis, 32 : 511-4, 2022. (PMID : 34893404)
7) Ma J, et al : Ren Fail, 45 : 2222847, 2023. (PMID : 37724571)

8）Lin DS, et al : Diabetologia, 64 : 2676-86, 2021. （PMID : 34536085）

9）Giugliano D, et al : Cardiovasc Diabetol, 21 : 42, 2022. （PMID : 35296336）

10）Iketani R, et al : Biol Pharm Bull, 46 : 592-8, 2023. （PMID : 37005303）

11）Inoue D, et al : Int Heart J, 62 : 592-600, 2021. （PMID : 34054000）

12）Holman N, et al : Diabetes Care, 45 : 1151-61, 2022. （PMID : 35320360）

13）Iqbal J, et al : Obes Rev, 23 : e13435, 2022. （PMID : 35194917）

14）Alkhezi OS, et al : Obes Rev, 24 : e13543, 2023. （PMID : 36579723）

15）Fujihara K, et al : Diabetes Obes Metab, 25 : 2227-35, 2023. （PMID : 37157909）

16）Knop FK, et al : Lancet, 402 : 705-19, 2023. （PMID : 37385278）

17）Garvey WT, et al : Lancet, 402 : 613-26, 2023. （PMID : 37385275）

18）Kosiborod MN, et al : N Engl J Med, 389 : 1069-84, 2023. （PMID : 37622681）

19）Frias JP, et al : Lancet, 402 : 472-83, 2023. （PMID : 37369232）

20）Wharton S, et al : N Engl J Med, 389 : 877-88, 2023. （PMID : 37351564）

21）Philis-Tsimikas A, et al : Diabetes Obes Metab, 25 : 331-41, 2023. （PMID : 36106652）

22）Bajaj HS, et al : touchREV Endocrinol, 19 : 4-6, 2023. （PMID : 37313230）

23）Rosenstock J, et al : N Engl J Med, 389 : 297-308, 2023. （PMID : 37356066）

24）Philis-Tsimikas A, et al : Lancet Diabetes Endocrinol, 11 : 414-25, 2023. （PMID : 37148899）

25）Lingvay I, et al : JAMA, 330 : 228-37, 2023. （PMID : 37354562）

26）Mathieu C, et al : Lancet, 401 : 1929-40, 2023. （PMID : 37156252）

27）Wexler DJ, et al : JAMA Intern Med, 183 : 705-14, 2023. （PMID : 37213109）

28）Vashisht R, et al : JAMA Netw Open, 6 : e2336613, 2023. （PMID : 37782497）

29）Jastreboff AM, et al : N Engl J Med, 389 : 514-26, 2023. （PMID : 37366315）

30）Rosenstock J, et al : Lancet, 402 : 529-44, 2023. （PMID : 37385280）

31）厚生労働省：GLP-1受容体作動薬の在庫逼迫に伴う協力依頼. 2023. Available at :〈https://www.mhlw.go.jp/content/001126638.pdf〉

32）Sodhi M, et al : JAMA, e2319574, 2023. （PMID : 37796527）

Link （図）2型糖尿病に対する治療薬の処方動向（⇒文献10）

11 | 脂質異常症治療薬

Key Points

- ☐ スタチンは，心血管疾患の一次予防，二次予防のいずれにおいても，脂質異常症に対する標準治療薬である．
- ☐ スタチン不耐に対する代替治療薬として，ATPクエン酸リアーゼの活性を阻害するベムペド酸（日本未承認薬）に対する関心が高まっている．
- ☐ 高強度スタチンの代替として，中強度スタチンの漸増やスタチンとエゼチミブの併用などを考慮できる．

これまでの報告

心血管疾患に対するスタチンの効果については，年齢にかかわらず有効性を支持するエビデンスは多い．ただし，プラセボ治療や未治療に対する相対危険減少は，一次予防よりも，二次予防の方が大きい[1-9]．

一般的に，スタチンの潜在的な有害事象リスクは低く，安全性の高い薬剤と認識されている．ただし，一部の患者では筋肉関連障害や血糖値の上昇などによって忍容性が得られないこともあり，スタチン不耐と呼ばれる．近年では，スタチン不耐に対する有望な治療選択肢としてベムペド酸（日本未承認薬）が注目されている．同薬は，コレステロール生合成におけるスタチンの作用点，HMG-CoA還元酵素よりもさらに上流に作用する新規作用機序薬剤であり，すでに米国で承認されている[10]．

エゼチミブについては，日本人高齢者を対象としたRCT（EWTOPIA 75試験）[11]におい

て，脳心血管疾患の低下が報告されている（ハザード比（HR）：0.66［95%CI：0.50 to 0.86］）．しかし，本研究は非盲検試験であり，研究結果の妥当性は必ずしも高くない．なお，心血管予後に対する中強度スタチンとエゼチミブの併用療法は，高強度スタチン単独療法に非劣性であることが報告されている[12]．高強度スタチンに対してスタチン不耐を認める患者では，スタチンの用量を増やすのではなく，エゼチミブを併用することも治療選択肢の一つとなろう．

$n-3$系不飽和脂肪酸は，高用量投与において心血管疾患リスクの低下を報告した研究もあるが，標準用量投与ではプラセボを上回る心血管リスクの低下は期待できない[13, 14]．

フィブラート系薬は，心血管リスクのわずかな低下が期待できる一方で，心血管死亡や総死亡に与える影響は明確ではない[15, 16]．世界初の選択的ペルオキシソーム増殖剤活性化受容体 α（PPAR α）モジュレーターとして，2018年に発売されたペマフィブラートにつ

いても，2型糖尿病および高トリグリセリド血症患者を対象としたPROMINENT試験において，心血管リスクの低下は示されていない[17]．

PCSK9阻害薬については，抗PCSK9モノクローナル抗体製剤であるアリロクマブ（日本では販売中止），およびエボロクマブのエビデンスが蓄積されつつある．同薬はスタチンやエゼチミブとの併用下で，心血管疾患リスクの低下が期待できる[18, 19]．

■ 最新のエビデンス

1 中強度スタチン漸増と高強度スタチンの比較

米国では，動脈硬化性心血管疾患の二次予防に対して，最初から高強度スタチンを投与し，LDLコレステロール（LDL-C）値を治療前の50%以下にする治療戦略が推奨されてきた．一方で，中強度のスタチンから治療を開始し，目標とするLDL-C値に達するようスタチンを漸増する治療戦略と，どちらが優れた治療法なのかについてはよくわかっていなかった．そのような中，両者の治療法を比較したLODESTAR試験[20]の結果が報告された．

韓国で行われたこの研究は，冠動脈疾患患者4,400人を対象に，LDL-C値50〜70mg/dLを目標にスタチンを漸増する治療と，ロスバスタチン20mgもしくはアトルバスタチン40mgによる高強度スタチン治療を比較した非盲検RCTである．一次アウトカムは死亡，心筋梗塞，脳卒中，冠動脈血行再建術の複合アウトカムに設定され，3年にわたる追跡調査が行われた．

その結果，一次アウトカムの発症はスタチン漸増群で8.1%，高強度スタチン群で8.7%，絶対差は−0.6%[97.5%CI上限：1.1]であり，高強度スタチン群に対する非劣性が示された．

2 HIV感染者に対するピタバスタチン

ヒト免疫不全ウイルス（HIV）感染者は，非感染者と比較して心筋梗塞の発症リスクが50%高い．この理由として，HIVの感染に関連した炎症反応が，心血管疾患の危険因子となっている可能性が示唆されている[21]．そのような中，HIV感染者を対象にピタバスタチンの有効性を検証したREPRIEVE試験の結果が報告された[22]．

この研究では，抗レトロウイルス療法を受けているHIV感染者で，心血管疾患リスクが低〜中等度の7,769人が対象となった．被験者は，ピタバスタチン4mgを投与する群，プラセボを投与する群にランダム化され，心血管死亡，心筋梗塞，不安定狭心症による入院，脳梗塞，一過性脳虚血発作，末梢動脈虚血，冠動脈血行再建術，原因不明の死亡の複合アウトカムが検討された．

本研究では，ピタバスタチンの有効性が早期に確認されたため，中央値5.1年で追跡が中止された．複合アウトカムの発症は，ピタバスタチン投与群で4.81/1,000人年，プラセボ投与群で7.32/1,000人年，HRは0.65[95%CI：0.48 to 0.90]であった．筋関連症状はピタバスタチン投与群で2.3%，プラセボ投与群で1.4%であり，糖尿病の発症はピタバスタチン投与群で5.3%，プラセボ投与群で4.0%であった．

3 心血管疾患に対するベムペド酸

ベムペド酸は，ATPクエン酸リアーゼの活性を阻害することでコレステロールおよび脂肪酸合成経路を阻害する薬剤である．ATPクエン酸リアーゼは，コレステロール生合成系において，スタチンの作用点であるHMG-CoA還元酵素よりもさらに上流に位置し，コレステロール生合成の出発点ともいうべきアセチルCoAの合成に関わる．そのような中，

心血管予後に対するベムペド酸の有効性を検証したCLEAR Outcomesの結果[23]が報告された.

この研究では,心血管疾患の既往があるか,もしくは心血管のリスクが高いもののスタチン不耐の患者13,970人が対象となった.被験者は,ベムペド酸180mgを1日1回投与する群,プラセボを投与する群にランダム化され,一次アウトカムとして心血管死亡,心筋梗塞,脳梗塞,冠血行再建術の複合心血管イベントが検討された.

中央値で40.6ヵ月にわたる追跡調査の結果,複合心血管イベントの発症は,プラセボ投与群で13.3%だったのに対して,ベムペド酸投与群では11.7%,HRは0.87[95%CI:0.79 to 0.96]と,統計学的にも有意に低下した.ただし,痛風の発症はベムペド酸投与群で3.1%,プラセボ投与群で2.1%であり,胆石症の発症はベムペド酸投与群で2.2%,プラセボ投与群で1.2%であった.

4 高齢者におけるLDL-C低下と心血管疾患の一次予防効果

動脈硬化性疾患の既往がない高齢者を対象に,LDL-C値1 mmol/L（38.7mg/dL）減少当たりの心血管リスクを検討したコホート研究の結果[24]が報告された.デンマークで行われたこの研究では,コレステロールの低下療法を受けた70歳以上の高齢者16,035人,および50歳以上70歳未満の49,155人が対象となった.

その結果,高齢者におけるLDL-C値が1 mmol/L低下するごとに,心血管イベントのリスクが23%低下した（HR:0.77[95%CI:0.71 to 0.83]）.このリスク低下は,50歳以上70歳未満の集団と,ほぼ同等であった（HR:0.76[95%CI:0.71 to 0.80]）.

これまでのエビデンスに付け加えられたこと

ベムペド酸の有効性を検証したCLEAR Outcomesの結果は,方法論的妥当性の高いRCTで心血管予後の改善が示されたという意味で,臨床的に評価されるべきかもしれない.しかし,心血管イベントに対するスタチンの相対危険減少は,プラセボとの比較で20〜30%である.一方,CLEAR Outcomesで示されたベムペド酸の相対危険減少は13%にすぎない.痛風や胆石症など,潜在的な有害事象に対する評価も不十分であり,安易にスタチンの代替として使用すべきではないかもしれない.

ベムペド酸は日本未承認薬であるが,CLEAR Outcomesの結果を根拠に承認申請がなされる可能性もあろう.日本では,ベムペド酸を創成したエスペリオン社（米国ミシガン州）より,大塚製薬株式会社が独占的開発販売権を取得するライセンス契約を締結している.

脂質異常症におけるコレステロール低下療法は,高強度スタチンを用いるよりも,中強度スタチンを漸増したり,あるいはエゼチミブなどの他の治療薬の併用を支持するエビデンスが増えている.スタチン不耐における治療選択肢の拡充となる一方で,薬の多剤併用に関連した潜在的な有害事象にも注意が必要かもしれない.

なお,持続型LDL-C低下siRNA製剤インクリシランが2023年9月に承認された.同薬は心血管イベントの発現リスクが高く,スタチンで効果不十分,またはスタチンによる治療が適さない高コレステロール血症に保険適用を有する.心血管疾患に対するインクリシランの有効性については,ORION-4試験（ClinicalTrials.gov ID:NCT03705234）およ

び，VICTORION-2P試験（ClinicalTrials. gov ID：NCT05030428）で検証中であり，試験終了はそれぞれ2026年，および2027年と予想されている[25]．

引用文献

1) Taylor F, et al : Cochrane Database Syst Rev, CD004816, 2013.（PMID : 23440795）
2) Gutierrez J, et al : Arch Intern Med, 172 : 909-19, 2012.（PMID : 22732744）
3) Zhong P, et al : Drug Des Devel Ther, 11 : 2517-26, 2017.（PMID : 28919704）
4) Naci H, et al : Eur J Prev Cardiol, 20 : 641-57, 2013.（PMID : 23447425）
5) Byrne P, et al : BMJ Open, 9 : e023085, 2019.（PMID : 31015265）
6) Horodinschi RN, et al : Medicina (Kaunas), 55 : 721, 2019.（PMID : 31671689）
7) Kim K, et al : J Lipid Atheroscler, 9 : 1-7, 2020.（PMID : 32821718）
8) Orkaby AR, et al : JAMA, 324 : 68-78, 2020.（PMID : 32633800）
9) Cholesterol Treatment Trialists' Collaboration : Lancet, 393 : 407-15, 2019.（PMID : 30712900）
10) Brandts J, et al : Expert Opin Investig Drugs, 29 : 763-70, 2020.（PMID : 32564642）
11) Ouchi Y, et al : Circulation, 140 : 992-1003, 2019.（PMID : 31434507）
12) Kim BK, et al : Lancet, 400 : 380-90, 2022.（PMID : 35863366）
13) Rizos EC, et al : Heart, 107 : 150-8, 2020.（PMID : 32820013）
14) Abdelhamid AS, et al : Cochrane Database Syst Rev, CD003177, 2020.（PMID : 32114706）
15) Jakob T, et al : Cochrane Database Syst Rev, CD009753, 2016.（PMID : 27849333）
16) Wang D, et al : Cochrane Database Syst Rev, CD009580, 2015.（PMID : 26497361）
17) Das Pradhan A, et al : N Engl J Med, 387 : 1923-34, 2022.（PMID : 36342113）
18) Schmidt AF, et al : Cochrane Database Syst Rev, 10 : CD011748, 2020.（PMID : 33078867）
19) O'Donoghue ML, et al : Circulation, 146 : 1109-19, 2022.（PMID : 36031810）
20) Hong SJ, et al : JAMA, 329 : 1078-87, 2023.（PMID : 36877807）
21) Feinstein MJ : Top Antivir Med, 29 : 407-11, 2021.（PMID : 34856094）
22) Grinspoon SK, et al : N Engl J Med, 389 : 687-99, 2023.（PMID : 37486775）
23) Nissen SE, et al : N Engl J Med, 388 : 1353-64, 2023.（PMID : 36876740）
24) Andersson NW, et al : J Am Coll Cardiol, 82 : 1381-91, 2023.（PMID : 37758432）
25) Albosta MS, et al : Vasc Health Risk Manag, 19 : 421-31, 2023.（PMID : 37434791）

12 | 高尿酸血症治療薬

Key Points

- ☐ 痛風や高尿酸血症は心血管リスクやCKDの進行リスクを増加させるが，尿酸低下治療がこれらのリスクを抑制する証拠はないとされている．
- ☐ 『エビデンスに基づくCKD診療ガイドライン2023』では，CKD進行抑制の目的での尿酸低下療法は「条件付き推奨」から「行うことを考慮してもよい」という弱い推奨に変更された．
- ☐ SGLT2阻害薬の尿酸低下効果，痛風発作予防効果に関する質の高い研究が増えている．

これまでの報告

1 無症候性高尿酸血症患者における国内外のガイドライン

無症候性高尿酸血症とは痛風発作歴がないにもかかわらず，血清尿酸値が高い状態であり，痛風発作のリスクが高まり，心血管イベントやCKDのリスク増加が懸念されている．しかし，これらの患者群に対して尿酸低下薬を投与しても患者の転帰を改善させるという明確なエビデンスは得られていない[1,2]．

このような状況から世界的には，無症候性高尿酸血症に対する尿酸低下治療は推奨されておらず，ライフスタイルの改善（肥満，喫煙，肉やアルコールや清涼飲料水の制限），併存疾患の最適治療（血圧，肥満，心疾患の管理など），定期的な血清尿酸値の測定と腎機能の評価などが対応策として推奨されている[3]．実際，欧州リウマチ学会（EULAR），英国リウマチ学会（BSR），および米国リウマチ学会（ACR）のいずれもが，無症候性高尿酸血症に対する尿酸低下治療は推奨していない．

これまでのわが国のガイドラインでは無症候性の高尿酸血症の治療を条件付きで推奨している状況があったが，2023年に発刊された『エビデンスに基づくCKD診療ガイドライン2023』では，「行うことを考慮してもよい」という弱い推奨にとどめた[4]．本ガイドラインではシステマティックレビューを実施しており，尿酸低下治療は死亡抑制効果，心血管イベント抑制効果，CKDの進行抑制効果のいずれにおいても対照群と比較して有意な差を認めなかったという結果を受けて，推奨度をランクダウンしている．

2 フェブキソスタットに対する心血管イベントの懸念

2018年に発表されたCARES (Cardiovascular Safety of Febuxostat and Allopurinol in Patients with Gout and Cardiovascular

Morbidities)試験[5]は，副次評価項目において
フェブキソスタット群で心血管死（ハザード比
（HR）：1.34［95%CI：1.03 to 1.73］）および全
死亡（同：1.22［1.01 to 1.47］）が有意に多かっ
た．しかし，2020年に発表されたFAST試験
（Febuxostat versus Allopurinol Stream-
lined Trial）では，主要評価項目である心血
管の複合イベントが発生した患者は調整HR
0.85［95%CI：0.70 to 1.03］と，フェブキソス
タットのアロプリノールに対する非劣性が示
された．結論として，心血管エンドポイントに
関してフェブキソスタットはアロプリノール
に劣らず，死亡または重篤な有害事象のリス
クを増加させなかったとしている[6]．この後
は現在までに新しい大規模なRCTは実施され
ておらず，現状ではフェブキソスタットの心
血管リスクの懸念はコントラバーシャルな状
況が継続している．

最新のエビデンス

1 SGLT2阻害薬の尿酸低下効果

　SGLT2阻害薬は用量依存的に血清尿酸値
を0.5～1.5mg/dL程度低下させることが報
告されている[7]．この作用機序としては，尿
酸トランスポーターであるURAT1の阻害を
介した尿酸の再取り込みの抑制，およびサー
チュイン1を介した間接的なキサンチンオキ
シダーゼ阻害作用などにより血清尿酸値の低
下作用を示すと考えられている[8]．

2 SGLT2阻害薬による
　　痛風発作予防効果

　米国の観察研究で，SGLT2阻害薬とDPP-4
阻害薬を比較した試験を紹介する．痛風発作
の再発はSGLT2阻害薬群が52.4件/1,000人・
年，DPP-4阻害薬群が79.7件/1,000人・年
と，SGLT2阻害薬が有意に痛風再発率を低

下させるという結果が示された（率比：0.66
［95%CI：0.57 to 0.75］）．また，痛風発作に
よる救急外来受診または入院率もSGLT2阻
害薬群で有意な減少を認めた（同：0.52［0.32
to 0.84］）[9]．

　同様にRCTのメタ分析も報告されており，
5試験29,776人の解析によりSGLT2阻害薬
はプラセボと比較して痛風発作の複合転帰
（痛風関節炎，痛風発作，尿酸低下薬または
コルヒチンの開始）の発生リスクを有意に低
下させた（HR：0.55［95%CI：0.45 to 0.67］，
$I^2 = 61\%$）[10]．この試験では血清尿酸値と痛風
発作との関連性は見いだせず，SGLT2阻害薬
の抗炎症作用が痛風発作を抑制した可能性が
指摘されている．

3 痛風発作後の初期治療に
　　コルヒチンは使用すべきか？

　200人の非劣性RCTでは，低用量から開始
するアロプリノール治療に加えてプラセボ対
コルヒチン0.5mg/日の治療を比較した．プラ
セボ治療はコルヒチン治療と比較して痛風発
作の再発率は同等（非劣性）であった[11]．この
結果からは，頻回ではない痛風発作後の初期
治療にはコルヒチンは必要ないことが示唆さ
れている．

4 尿酸低下薬のアドヒアランスに
　　影響する要因

　アドヒアランスには，①医療従事者との
信頼関係，②尿酸低下治療の必要性の理解，
③患者自身が痛風再発を予防したいと思うこ
と，の3つの要因が関与すると報告されてい
る．アドヒアランス向上のためには，患者へ
の尿酸値のフィードバック（年に2回の測定）
と尿酸値に応じた薬剤の投与量調整などの自
己管理能力の向上を支援することが重要とさ
れている．患者が医療従事者のアドバイスを

信頼し，患者が自分自身の経験と理解を通じた尿酸低下薬の必要性を認識することがアドヒアランスを向上させる[12]．このことから理論的な説明だけでなく，患者の経験や思いを考慮した服薬支援が，アドヒアランス向上に役立つ可能性があると考えられる．

5 尿酸低下薬による有害事象リスク

米国のデータベース解析では，アロプリノールとフェブキソスタット服用患者の勃起不全の発生頻度を比較し，フェブキソスタット群ではアロプリノール群と比較して有意に勃起不全のリスクが高かった（HR：1.35［95%CI：1.00 to 1.83]）[13]．

また，RCTのシステマティックレビュー（11試験の解析）では，アロプリノールとフェブキソスタットで肝障害の有害事象リスクには差を認めなかった[14]．

6 オキシプリノールの血清中濃度に影響する要因

痛風患者ではABCG2の遺伝子変異が多いとされており，この変異がアロプリノールの代謝物であるオキシプリノールの血清中濃度に影響する可能性が懸念されている．Hisheらは，痛風患者300人の血清中オキシプリノール濃度を解析し，薬物動態に影響する因子は利尿薬，体重，人種差であり，ABCG2の遺伝子変異の影響は低いことを報告した[15]．

7 フェブキソスタットの投与量と痛風再発リスク

コルヒチン，低用量フェブキソスタット，高用量フェブキソスタット治療を比較した観察研究（582人）では，初期治療において低用量フェブキソスタット群はコルヒチン治療群と比較して痛風再発リスクに有意な差は認めず（HR：1.26［95%CI：0.58 to 2.72]），一方，高用量フェブキソスタット群では痛風再発リスクを有意に増加させた（同：3.08［1.34 to 7.07]）[16]．これらの結果より，高用量のキサンチンオキシダーゼ阻害薬は痛風発作リスクを増加させる可能性が示唆されている．

これまでのエビデンスに付け加えられたこと

『エビデンスに基づくCKD診療ガイドライン2023』においてCKD進行抑制のための尿酸低下治療の推奨が弱められたことは，大きな変化であった．

SGLT2阻害薬による痛風発作リスクの低下作用が大規模な観察研究およびRCTのメタ分析で報告され，尿酸低下薬が全死亡・CKD・心血管リスクを改善できなかったのとは対照的に，SGLT2阻害薬の痛風発作予防は他の臓器への保護効果も兼ねるため，痛風発作治療薬としてのSGLT2阻害薬に期待が高まっている印象である．

また観察研究ではあるが，複数の試験でコルヒチンを使用せずにアロプリノールやフェブキソスタットなどの尿酸低下薬を低用量から開始することで，痛風発作リスクを上昇させずに尿酸低下治療が継続できることが報告された．一般的に，尿酸値の大きな変動は痛風発作リスクを増加させると考えられており，またアロプリノールによる重症薬疹リスクも血中濃度の影響を受けることから，これらの尿酸低下薬を少量から開始することで，有害事象リスクを低減しながら，尿酸低下治療の継続性を高められる可能性がある．

引用文献

1) Oh TR, et al：Sci Rep, 9：6681, 2019.（PMID：31040373）
2) Vargas-Santos AB, et al：JAMA Intern Med, 178：1526-33, 2018.（PMID：30304329）

3) Chalès G, et al : Joint Bone Spine, 86 : 437-43, 2019. (PMID : 30316974)

4) 日本腎臓学会：エビデンスに基づくCKD診療ガイドライン 2023, 2023.

5) White WB, et al : N Engl J Med, 378 : 1200-10, 2018. (PMID : 29527974)

6) Mackenzie IS, et al : Lancet, 396 : 1745-57, 2020. (PMID : 33181081)

7) Yip ASY, et al : Ther Adv Chronic Dis, 13 : 20406223221083509, 2022. (PMID : 35342538)

8) Dong M, et al : Diabetes Metab Syndr Obes, 16 : 437-45, 2023. (PMID : 36820272)

9) McCormick N, et al : Ann Intern Med, 176 : 1067-80, 2023. (PMID : 37487215)

10) Banerjee M, et al : Diabetes Obes Metab, 25 : 2697-703, 2023. (PMID : 37334516)

11) Stamp L, et al : Ann Rheum Dis, ard-2023-224731, 2023. (PMID : 37652661)

12) Spragg JCJ, et al : Br J Clin Pharmacol, 89 : 1978-91, 2023. (PMID : 36607199)

13) Tong Q, et al : Drugs, 82 : 1717-26, 2022. (PMID : 36479686)

14) Dewi C, et al : Ther Clin Risk Manag, 19 : 731-43, 2023. (PMID : 37744559)

15) Hishe HZ, et al : Clin Transl Sci, 16 : 422-8, 2023. (PMID : 36398357)

16) Li X, et al : Rheumatology (Oxford), kead437, 2023. (PMID : 37610331)

論文吟味のポイント2023

Column4　スコア評価のピットフォール（後編）

　Acne-QoL症状サブスケールスコアの臨床的に意義のある最小変化量は2点とされています．そのため，SAFA試験で示された平均差1.27点[95%CI : 0.07 to 2.46]という結果は，統計学的に有意な差であったとしても，臨床的に有意な差とは限らないことを意味しています．

　加えてSAFA試験では，被験者の背景因子が研究結果に一定のバイアスをもたらした可能性も指摘できます．本研究では，医療機関を受診した患者だけでなく，SNSなどのソーシャルメディアを活用した広告など，さまざまな手段を通じて被験者が募集されました．被験者410人のうちこの広告による募集が48%と，約半数を占めています．また，被験者における尋常性ざ瘡の発症年齢は16〜17歳，罹病期間は5年以上が半数を占めました．

　このような被験者背景からイメージできることは，病状に対する強い関心とスピロノラクトンの有効性に対する高い期待であり，これらはプラセボ効果を強く引き出す要因になり得ます．総じて，プラセボ効果の影響が出やすい試験環境であった可能性が高く，スピロノラクトンの効果量が過大に評価されている可能性があるでしょう．しかし，実際に示された研究結果は必ずしも臨床的に有意な効果量ではありません．少なくとも，患者の実生活に与えるスピロノラクトンの効果は，統計学的有意性でイメージされる有効性よりもはるかに小さいと言えるように思います．

13 | 慢性腎臓病治療薬

Key Points

- ☐ 推算糸球体濾過量が15〜45mL/min/1.73m^{2}のCKD患者に対するマグネシウムの経口負荷は，プラセボと比較して52週後の冠動脈石灰化スコアに差は認められなかった．

- ☐ 心房細動を有する血液透析患者に対してアピキサバンとビタミンK拮抗薬であるPhenprocoumon（日本未承認薬）は，安全性の複合主要評価項目（虚血性脳卒中，全死亡，心筋梗塞，深部静脈血栓症および／または肺塞栓症）で差は認められず，個々のアウトカムに関しても差は認められなかった．

- ☐ 進行リスクの高いCKD患者（腎機能が中〜重度低下もしくは腎機能中等度低下に加えてタンパク尿が陽性）に対するダパグリフロジンは，プラセボと比較してCKDの進行または心血管系の原因による死亡を有意に低下させた．

はじめに

「心腎連関」という言葉を初めて聞いたのはもう10年ほど前になるかと思うが，当時，心臓と腎臓の予後は関係するものの治療はそれぞれで行うイメージが強かった．しかし近年，心不全治療薬とCKD治療薬のオーバーラップが進み，それらを裏付けるようなエビデンスがさまざま報告されている．今回はCKD患者を対象とし，循環器領域と腎臓領域にまたがり，昨年末から今年発表された重要な報告について取り上げてみたい．

経口によるマグネシウムの負荷は透析患者の予後を改善するのか（MAGiCAL-CKD study）

1 これまでの報告

わが国において酸化マグネシウムは緩下薬として広く用いられており，非常に安価で安全性も高いことから一般用医薬品として市中のドラッグストアなどでも購入可能である．一方で，高齢者に対する漫然とした長期投与が高マグネシウム血症の原因となることが繰り返し指摘されており，直近では2020年8月にも酸化マグネシウム製剤の製造販売会社の連名で『酸化マグネシウム製剤 適正使用に関するお願い−高マグネシウム血症−』が発出されている．

近年，血液透析患者とマグネシウム（Mg）の関係は注目されており，血液透析患者を対

象としたわが国のコホート研究では，透析前の血清Mg濃度と全死亡，心血管死，非心血管死のリスクはいずれもU字型であり，血清Mg濃度が2.7～3.0mg/dLの範囲で有意に低下していた[1]．これは一般的な血清Mg濃度の正常値よりも高い値となり，一般的なポピュレーションとCKD患者を比較した場合，それぞれの至適血清Mg濃度は異なるのではないかと指摘されている．このような指摘を受けてMg負荷はCKD患者の予後を改善するのではないかというクリニカルクエスチョンが提示され，今回の検討につながっている．

2 最新のエビデンス

MAGiCAL-CKD studyは，Mgの経口補給がCKDにおける血管石灰化の進行を遅らせるかどうかを調べるためにデンマークとノルウェーの9施設で実施された医師主導の二重盲検プラセボ対照多施設共同RCTである[2]．推算糸球体濾過量(eGFR)が15～45mL/min/1.73m^{2}の被験者148人を登録し，水酸化マグネシウム15mmolを1日2回経口投与する群とマッチングプラセボを12ヵ月間投与する群にランダムに割り付けた．主要評価項目は，ベースラインの冠動脈石灰化(CAC)スコア，年齢，糖尿病で調整した12ヵ月後のCACスコアの群間差とした．

被験者148人のうち75人がMg投与群に割り付けれ，73人がプラセボ投与群に割り付けられた．ベースライン時におけるeGFRの中央値は25mL/min/1.73m^2，ベースライン時のCACスコア中央値はMg群で413点，プラセボ群で274点であった．血清Mg濃度および24時間尿中Mg排泄量は，いずれもMg投与群で有意に増加し($p<0.001$)，プラセボ投与群では変化がなかった．試験期間中，CACスコアはプラセボ投与群で31.2%［95%CI：18.5 to 45.2］($p<0.001$)，Mg投与群で33.3%

［同：19.9 to 48.2］($p<0.001$)増加した．しかし，ベースラインのCACスコア，年齢，糖尿病で調整した52週目のCACスコアの群間差は，わずか0.9%［95%CI：−10.2 to 13.4］($p=0.438$)だった．Mg投与群では35人(47%)の被験者で便が緩くなる(32%)または下痢になった(15%)のに対して，プラセボ投与群では9人(12%)しか経験しなかった(便が緩くなる7%，下痢になる6%)．重篤な有害事象は，Mg投与群で23件，プラセボ投与群で13件であった．Mg投与群では，心臓突然死3人，脳卒中2人，心不全1人の計6人主要な心血管系有害事象が観察された．プラセボ群では主要な心血管系の有害事象は認められなかった．

3 これまでのエビデンスに付け加えられたこと

2019年にも同じく経口Mg負荷によるCACスコアの改善をアウトカムとした臨床研究がわが国から報告されている[3]．対象は血管石灰化のリスクが高い(糖尿病，心血管疾患既往，高LDLコレステロール血症，現在喫煙中)CKDステージ3～4の保存期CKD患者である．こちらの報告は中間解析の段階で早期中止となり，最終的な結果はCACスコアの変化の中央値が酸化マグネシウム群と対照群の間で酸化マグネシウム群が有意に小さかった(11.3% *vs* 39.5%)．すなわちMg負荷が冠動脈石灰化を抑制するというものであり，今回報告された報告とは真逆の結果となっている．両試験の違いは，MAGiCAL-CKD studyはプラセボを用いた2群間試験であるのに対して，Sakaguchiらの報告は酸化マグネシウムと経口吸着薬AST-120を用いた2×2のファクトリアルデザインを用いている．そのため，Sakaguchiらの報告は純粋に酸化マグネシウムのみの影響を評価したものとは言い難い．また，実臨床への影響という点を考え

てみても両試験共にCACスコアという代用のアウトカムの評価であり，その点で結果にバラツキが認められたことはやや残念ではある．実臨床への応用（例えば，低マグネシウム血症を有する血液透析患者への積極的なMg負荷など）は時期尚早かと思われる．今後は血清リン値との詳細な関係も評価することでより有用な結果が得られるのではないかと期待して待ちたい．

慢性血液透析患者の心房細動にはアピキサバンとビタミンK拮抗薬のどちらが有用性と安全性が高いのか（AXADIA-AFNET 8 study）

1 これまでの報告

心房細動（AF）を有する血液透析患者に対して抗凝固療法を行うべきかについては非常に長い間議論されているが，いまだに結論は得られていない．現状，わが国におけるひとまずの指針は，日本透析医学会が2011年に発行した『血液透析患者における心血管合併症の評価と治療に関するガイドライン』において「心房細動に対する安易なワルファリン治療は行わないことが望ましいが，ワルファリン治療が有益と判断した場合にはPT-INR＜2.0に維持する」というものである[4]．

2 最新のエビデンス

今回取り上げる報告は，抗凝固療法の有効性および安全性を検証するために慢性血液透析中のAF患者をアピキサバン2.5mg×2回/日またはビタミンK拮抗薬（VKA）であるPhenprocoumon（日本未承認薬）（目標INR：2.0〜3.0）のいずれかにランダムに割り付けたものである[5]．安全性の複合主要評価項目は，大出血，臨床的に関連性のある非大出血または全死因死亡の初発とした．有効

性の主要評価項目は，虚血性脳卒中，全死亡，心筋梗塞，深部静脈血栓症および/または肺塞栓症の複合評価項目とした．本試験における仮説は，アピキサバンはVKAに対して非劣性であるというものであった．

39施設で97人（女性30%，平均年齢75歳，平均CHA_2DS_2-VAScスコアは4.5）をランダムにアピキサバン群48人，VKA群49人に割り付けた．追跡期間の中央値は，それぞれ429日［範囲：37 to 1,370］と506日［同：101 to 1,379］であった．アピキサバンの服薬率は48人中44人で80%以上であり，VKAの治療域内滞在期間中央値は50.7%であった．安全性の複合主要評価項目は，アピキサバン群22人（45.8%），VKA群25人（51.0%）に発現した（ハザード比（HR）：0.93［95%CI：0.53 to 1.65]，p（noninferiority）＝0.157）．複合主要評価項目はアピキサバン群10人（20.8%），VKA群15人（30.6%）に発現した（p＝0.51）．個々のアウトカムに関して有意な差は認められなかった（全死亡：18.8% vs 24.5%，大出血：10.4% vs 12.2%，心筋梗塞：4.2% vs 6.1%）．しかし，本研究は当初の目標症例数を集めることができず，終了となっている．

3 これまでのエビデンスに付け加えられたこと

これまでもデータベースを用いた研究などで血液透析患者のAFに対する有効性は報告されており（むしろ減量せずに通常の投与量の方が好ましい利益とリスクのトレードオフを提供する可能性がある）[6]，前向きの介入研究でも同様の結果が得られることが期待されていた．昨年末に行われたAHA2022では，今回紹介したAXADIA-AFNET 8試験と同じくAFを有する血液透析患者を対象としたRENAL-AF試験も公表された[7]．詳細は割愛するが，結論としては検出力が不足してお

り，有効性，安全性の評価は行えなかったというものである．両試験ともにプロトコルが発表されてから結果の公表を楽しみにしていただけにやや肩透かしをくらった感がある．両試験は対照薬をVKA（AXADIA-AFNET 8 試験はPhenprocoumon，RENAL-AF試験ではワルファリン）としているため，そもそもAFを有する血液透析患者に対するVKAの有効性，安全性に疑問がある中で比較試験を行う意義にも疑問が残る（倫理面で問題がないのであればプラセボ対照試験を見てみたい）．また，目標INRがわが国のガイドライン目標値よりも高く設定されている点にも注意が必要である．

今回の結果ではこれまでも長く続いてきたこの（クリニカルクエスチョンに対する）モヤモヤはまだまだ続くこととなってしまった．

エンパグリフロジンは CKD患者における腎疾患進行や心血管死のリスクを抑制する（EMPA-KIDNEY study）

■1 これまでの報告

SGLT2阻害薬であるダパグリフロジンは，CKD患者と尿中アルブミン／クレアチニン比（mg/gCr）が少なくとも200以上の患者を対象とした試験の事前に特定したサブグループ解析の結果，腎不全に関するベネフィットは糖尿病のない患者にも及ぶことが示されたが，糖尿病を有さない患者やeGFRが30mL/min/1.73m^{2}未満の患者に関するデータは限られていた．

■2 最新のエビデンス

CKDが進行するリスクのある患者においてエンパグリフロジンの有効性を検証するために，CKDを有し，20≦eGFR＜45mL/min/1.73m^{2}であるか，45≦eGFR＜90mL/min/1.73m^{2}で尿中アルブミン／クレアチニン比（mg/gCr）200以上の患者を組み入れた[8]．主要転帰は，腎臓病の進行（末期腎不全，eGFRの10mL/min/1.73m^{2}未満への持続的な低下，eGFRのベースラインから40％以上の持続的低下，腎臓が原因の死亡のいずれか）または心血管系を原因とする死亡の複合とした．

6,609例がランダム化された．中央値で2.0年の追跡期間中，腎臓病の進行または心血管系の原因による死亡は，エンパグリフロジン群で3,304人中432人（13.1％），プラセボ群では3,305人中558人（16.9％）に発生した（HR：0.72［95％CI：0.64 to 0.82］）．結果は糖尿病の有無で一貫しており，eGFRを層別化したサブグループ間でも同様であった．あらゆる原因による入院の発生率は，エンパグリフロジン群の方がプラセボ群よりも低かったが（HR：0.86［95％CI：0.78 to 0.95］），心不全による入院または心血管系を原因とする死亡の複合転帰は，両群間に有意差は認められなかった．全死因死亡についても認められなかった．重篤な有害事象の発現率は両群間で同程度であった．

■3 これまでのエビデンスに付け加えられたこと

SGLT2阻害薬のCKDに対する有効性は，カナグリフロジンを用いて2型糖尿病患者を対象としたCREDENCE試験で示され[9]，ダパグリフロジンを用いたDAPA-CKD試験では糖尿病の有無を問わず有効性が示された[10]．DAPA-CKD試験の結果を受けてわが国でもダパグリフロジンは糖尿病の有無を問わずCKDの進行抑制を目的に投与可能となった．一方で，これらの試験では組み入れられた患者背景を限定しており，より一般的に遭遇する患者層と相違があるのも事実であった．そ

こで，より一般的な患者背景を想定し，組み入れたのが今回のEMPA-KIDNEY studyである．今回，組み入れられた患者は，eGFRが軽度〜重度の低下がみられる患者（20≦eGFR＜45mL/min/1.73m²），45≦eGFR＜90mL/min/1.73m²で尿中アルブミン/クレアチニン比（mg/gCr）200以上の患者，糖尿病の有無を問わない，その他のさまざまな基礎疾患を有する患者である．本試験は，先行研究で除外された上記の患者を組み入れ，先行研究と同様にCKDの進行抑制を示したことでより広範なCKD患者に対してSGLT2阻害薬が適用されること示したランドマークスタディと思われる．

引用文献

1) Sakaguchi Y, et al : Kidney Int, 85 : 174-81, 2013. (PMID : 23986148)
2) Bressendorff I, et al : J Am Soc Nephrol, 34 : 886-94, 2023. (PMID : 36749131)
3) Sakaguchi Y, et al : J Am Soc Nephrol, 30 : 1073-85, 2019. (PMID : 31036759)
4) 日本透析医学会：血液透析患者における心血管合併症の評価と治療に関するガイドライン，透析会誌，44 : 337-425, 2011.
5) Reinecke H, et al : Circulation, 147 : 296-309, 2023. (PMID : 36335915)
6) Wetmore JB, et al : Am J Kidney Dis, 80 : 569-79, 2022. (PMID : 35469965)
7) Pokorney SD, et al : Circulation, 146 : 1735-45, 2022. (PMID : 36335914)
8) EMPA-KIDNEY Collaborative Group : N Engl J Med, 388 : 117-27, 2023. (PMID : 36331190)
9) Perkovic V, et al : N Engl J Med, 380 : 2295-306, 2019. (PMID : 30990260)
10) Heerspink HJL, et al : N Engl J Med, 383 : 1436-46, 2020. (PMID : 32970396)

論文吟味のポイント2023

Column5　心血管リスクに関するRCTと標準治療の質（前編）

　心不全によるうっ血症状は，ループ利尿薬の投与によって緩和が期待できます．特にトラセミドは，フロセミドと比べて心不全予後の改善も示唆されていました．しかし，トラセミドの有効性を検証した質の高い研究報告は限られていました．

　そのような中，フロセミドとトラセミドを直接比較したRCTの結果が，2023年1月に報告されています（**PMID：36648467**）．TRANSFORM-HFと名付けられたこの研究では，心不全で入院した2,859人が対象となりました．被験者は，トラセミドを投与する群と，フロセミドを投与する群にランダム化され，中央値で17.4ヵ月にわたり非盲検下で追跡されています．なお，トラセミドとフロセミドの投与量は1：2〜4の用量換算を基本とし，実際の用法・用量は診療を担当した医師の判断に委ねられました．

　中央値で17.4ヵ月にわたる追跡の結果，一次アウトカムとして検討された総死亡に，統計学的有意差を認めませんでした（ハザード比：1.02 [95%CI：0.89 to 1.18]）．ただし，本研究では両群の治療効果を直接比較することが困難であった可能性を指摘できます．

〈後編[p.117]に続く〉

エキスパートが注目する
最新エビデンスをアップデート！

14 | 統合失調症治療薬

Key Points

- [ ] 抗精神病薬が治療の主軸であり，各種抗精神病薬の間に有効性の差はほとんどなく，明らかにクロザピンよりも有効な薬剤はないという従来の知見を覆すエビデンスは出ていない．

- [ ] 急性期に用いた抗精神病薬の長期的有効性を検討したシステマティックレビューが新たに報告されたことで，より臨床の感覚に近い抗精神病薬の特徴が明らかになった．

- [ ] 抗精神病薬減量時の精神病症状再燃に関わるリスク因子を調査したメタ分析が報告され，減量速度との関連が示唆された．

- [ ] アカシジアや体重増加と抗精神病薬用量との関係を検証した用量反応メタ分析が報告され，副作用対応に応用できそうである．

- [ ] 『統合失調症薬物治療ガイドライン2022』の推奨事項遵守は臨床アウトカムを改善させることが報告された．

これまでの報告

　統合失調症の薬物治療は，大まかには，急性期の寛解を目的とした治療と寛解後の再燃予防を目的とした治療に分類することができる．しかし，そのどちらの治療においてもドパミン仮説に基づいて開発された抗精神病薬，すなわち中枢ドパミン神経遮断薬が治療の根幹を担っている．その他の作用機序，例えばグルタミン酸仮説に基づいた薬剤の研究開発も行われてきたが[1-3]，いまだに抗精神病薬以外に統合失調症治療の中心となれる薬剤は存在しない．

　急性期統合失調症に対する抗精神病薬の特徴を示したランドマーク的なエビデンスは，2019年にHuhnらによって報告されたシステマティックレビューである[4]．これは，32の抗精神病薬を有効性と忍容性の2つの軸で直接的または間接的に比較したネットワークメタ分析である．これによると，他のすべての抗精神病薬と比べて最も優れていたのはクロザピンである．しかし，この薬剤は無顆粒球症という致死的な副作用があるために極めて厳しい処方制限が設けられており，適応が治療抵抗性統合失調症に限定されているのみならず，一定の条件を満たした施設でしか使用することができない薬剤となっている．その他の抗精神病薬の有効性の差はわずかなものであり，突出して優れた薬剤は見当たらない．忍容性については薬剤によって差が大きく，特徴的であることが示されている．しかし，第一世代（FGA）と第二世代（SGA）の抗精神病

薬の忍容性に関しては，FGAであっても比較的力価の低い薬剤を選択するか，比較的低用量で使用する限りはSGAと錐体外路症状の発生はあまり変わらないとの報告もあることから[5]，治療薬の選択のためには副作用プロファイルと患者個別の忍容性に配慮した用量設定が重要である．

一方，統合失調症患者が寛解した後の再燃予防のために用いられる抗精神病薬の有効性と忍容性を評価した報告で，特に重要な示唆を与えるエビデンスはCerasoらのコクランレビュー[6]とSchneider-Thomaらのシステマティックレビュー[7]であろう．Cerasoらの報告では7〜12ヵ月後の再燃率がプラセボ群では61%であったのに対し，抗精神病薬を用いた維持療法群では24%と低く，治療必要数（NNT）＝3という圧倒的な差が示されており，さらに再入院率を減らし，QOLと社会的機能も改善することが示されている．一方で，運動障害，過鎮静，体重増加はプラセボ群より約1.5〜1.7倍多くなることもまた示されている．Schneider-Thomaらの報告では，急性期統合失調症治療で紹介したHuhnらのシステマティックレビュー[4]同様，維持療法で用いた32の抗精神病薬を有効性と忍容性の2つの軸で直接的または間接的に比較している．これによると，ほとんどの抗精神病薬はプラセボより有意に再燃を抑えていたが，各種抗精神病薬の間に明確な差は見いだされなかった一方で，忍容性は各種抗精神病薬に特徴がみられ，維持療法における抗精神病薬の選択は主に忍容性によって導かれるべき，と結論づけられていた．急性期と同様に維持期治療でも副作用管理は重要な課題であり，副作用軽減のためのより有効なアプローチが求められている．

最新のエビデンス

2023年に報告されたエビデンスの中で最も注目しておきたいものは，急性期統合失調症に対する抗精神病薬の長期的有効性を検討したLeuchtらによるシステマティックレビューであろう[8]．これは急性期に投与開始した抗精神病薬を最低6ヵ月以上，平均で42週間まで長期間追跡したRCTを解析しており，ネットワークメタ分析の手法を用いて比較的長期間の有効性と安全性を検証した点において注目に値する．45件のRCTを組み入れて有効性を主要アウトカムとして解析した本論文の結果は，国内承認薬としてはオランザピンがアセナピン，パリペリドン，ハロペリドール，クエチアピン，アリピプラゾール，リスペリドンよりも優れていたというものである．しかし，オランザピンとアリピプラゾールおよびリスペリドンとの差はごくわずかである可能性があり，オランザピンとルラシドン，ペルフェナジン，クロザピン，ゾテピンとの差はわずかであるか不確実であった．一方で，オランザピンは他のすべての抗精神病薬よりも体重増加リスクが高いという結果であった．各種抗精神病薬の違いについて詳細を確認しておくべき報告であろう．

また，長期的な抗精神病薬の有効性を議論する上で持効性抗精神病薬注射剤（long acting injection：LAI）の存在は欠かせない．全国94施設が参加する「精神科医療の普及と教育に対するガイドラインの効果に関する研究（EGUIDEプロジェクト）」の統合失調症患者データを用いた向精神薬の使用状況調査が報告されている[9]．これによると，いずれかのLAIで治療するとLAIを使用しない場合より，抗精神病薬の併用率と抗精神病薬剤数，クロルプロマジン（CP）換算値が高かった一方で，睡眠薬，抗不安薬の併用率は低かった

ことが示されている.

　そのような抗精神病薬の多剤併用について
だが，近年は多剤併用と単剤治療を比較検討
したエビデンスが蓄積されてきており，臨床
での解釈について議論の的になりやすい.
2023年には抗精神病薬の2剤併用と単剤治療
の安全性を比較検討したコホート研究が報告
されており，単剤治療よりもむしろ2剤併用
の方が重度の身体的疾患による入院リスク低
下と関連していたという意外な結果が示され
ている[10]. この理由の一つとして，多剤併用
では抗精神病薬ごとの用量が減ることでそれ
ぞれの副作用が軽減したため，と考察されて
いるようである.

　多剤にせよ単剤にせよ，高用量の抗精神病
薬での維持療法は過鎮静や錐体外路症状など
服薬アドヒアランスを低下させやすい副作用
が発現しやすいため，寛解に至った後は再燃
リスクを考慮しながら減量・中止が検討され
る場合がある. 慢性期統合失調症患者の抗精
神病薬を減量した際の再燃に関わるリスク因
子を調査したメタ分析によると，減量・中止
による再燃の相対リスク（RR）は，1人・年あ
たり2.3倍であり，抗精神病薬の中止，ハロペ
リドール換算量3〜5 mg/日未満への減量，
10週間未満での比較的急速な減量でRRの上
昇がみられた[11]. また，RRは経口抗精神病薬
よりLAIの減量で低かったことのほか，若年
であることと追跡期間が短いことも再燃リス
クと関連のある因子であると報告された.

　また，近年は各種抗精神病薬用量と副作用
発生リスクとの用量反応関係を検証したメタ
分析が散見されるようになっており，注目し
ておきたい. まず，アカシジア発生リスクと
の関係を調査した用量反応メタ分析では，検
討した用量全域でアカシジアのリスクが有意
とはならない程度に小さい薬（クエチアピンな
ど），ある用量以上でリスクがプラトーに達す

る薬（アリピプラゾールなど），用量とリスク
が線形的に大きく相関する薬（ルラシドンな
ど）に分けられ，用量とアカシジア発生リスク
の関連は薬剤によっていくらか異なることが
報告されている[12]. 次に，体重増加との関係
を調査した用量反応メタ分析では，アリピプ
ラゾールLAIを除くすべての抗精神病薬で，
体重増加との有意な用量反応関係が認められ
た[13]. 体重増加と用量の関係が準放物線状の
曲線になる薬（ルラシドンなど）や，用量の増
加とともに体重も増加する薬（オランザピンな
ど）など，さまざまな用量反応曲線が得られて
いる.

　その他興味深い報告の一つに，『統合失調
症薬物治療ガイドライン2022』[14] について，
推奨事項遵守が統合失調症患者の精神症状に
与える影響を調査した研究が報告され，その
結果は，治療抵抗性統合失調症の有無によら
ず，推奨事項を遵守するほど精神症状が改善
したというものであった[15].

これまでのエビデンスに付け加えられたこと

　急性期統合失調症に対する抗精神病薬の有
効性と忍容性について比較したシステマ
ティックレビューとしてはHuhnらによる
2019年のもの[4] があるが，これは入院後約
3ヵ月までの結果を示している. しかし，統
合失調症の治療は年単位であり，しばしば生
涯に及ぶものであるため，長期的な薬物療法
の評価も欠かせない. 長期間追跡した場合に
みられる，急性期から回復期・維持期へ向け
ての抗精神病薬の特徴が明らかになったこと
は，統合失調症患者の抗精神病薬を選択する
際に利用しやすい点で大きな意義がある. も
ちろん，統合失調症治療を年単位で見通せる
エビデンスではないが，1年近くの期間を追

跡したデータは貴重である．全体的にオラ
ンザピンが有利という結果であったが，一部の
抗精神病薬との差はごくわずかであろう点，
追跡期間が長くなった分だけ体重増加の副作
用が目立っていたであろう点から，有効性と
副作用プロファイルを比較検討して最適な薬
剤を探索することが重要であろう．そのこと
はHuhnらの報告[4]が示した結果や臨床での
印象とそれほど大きく食い違わず，おおむね
急性期での研究データは1年程度の期間まで
は同様に適用できると考えて問題なさそうに
思われる．

　長期的な投与に向いている抗精神病薬を検
討する際には，服薬中断を避けやすいLAIが
選択されるケースも多い．過去に行われたシ
ステマティックレビューでは，RCT，コホー
ト研究，前後比較（ミラーイメージ）研究と
いった研究デザインによらず，LAIは経口抗
精神病薬よりも入院・再燃のリスクが低いこ
とが示されている[16]．今やLAIの使用は薬物
療法からの脱落を防ぐためには欠かせない治
療選択肢と言えるだろう．今回紹介した向精
神薬の使用状況調査では，LAI治療の方が抗
精神病薬の併用が多い傾向にあったが，そも
そも多剤併用と単剤治療のどちらが患者に
とって有益であるかは，処方を選択する際の
背景因子が多様なために一義的に決められな
い．まずは単剤治療が優先されることに変わ
りはないが，Taipaleらのコホート研究[10]か
らもわかるように，単剤治療の方が必ずしも
安全とも言い切れないことにも留意しておく
必要がある．重要なのは抗精神病薬の併用に
至る理由であり，あえてもう1剤追加するこ
とでどのようなメリットがあるかを医師・患
者と共に考えることもまた重要である．

　一方，寛解後の維持治療において抗精神病
薬の用量を減らすべきかどうかは，再燃リス
ク上昇と隣り合わせであるため，どこまで減

らすことができるか，あるいは減らすことに
よるメリットとデメリットについても近年の
報告を眺めると関心が高いテーマのようであ
る．そこで今回は減量による再燃のリスク因
子に関連する報告を紹介した．過去にも抗精
神病薬の減量成功と関連する因子を検証した
システマティックレビュー・メタ分析が報告
されており，試験期間1年未満，40歳以上，
罹病期間10年以上，減薬後のCP換算量が
200mg/日より多いことが減量の成功と関連
していたこと，サブグループ解析では，減量
後CPが200mg/日以下であることが再燃リ
スク上昇と関連していたことなどが示されて
いる[17]．減量後の用量はBogersらの報告[11]
と類似しており，加えて比較的急速な減量も
再燃リスク上昇と関係があると判明したこと
は注目に値する．

　そして，もし副作用によって抗精神病薬の
減量もしくは変更を検討するのであれば，そ
の用量と副作用との関連性が判明していれ
ば，あらかじめ安全な減量戦略を考えること
ができるはずである．そこでそれに資するエ
ビデンスとして今回は，アカシジアと体重増
加についての報告を取り上げた．この結果で
特に重要と思われる点は，用量と副作用の関
係は抗精神病薬ごとにある程度分類できるよ
うな特徴があったことである．そこで臨床へ
の応用としては，用量反応曲線のパターンご
とにアカシジア発現時の戦略を変えることを
提案したい．例えば，アカシジア発症リスク
が低用量からプラトーに達する薬剤の場合は
減量してもあまり改善が期待できないため，
減量するよりは他剤に変更もしくは不可能な
場合は対処薬を試すといった手段を検討で
き，用量とリスクが強く相関する薬剤の場合
は，少量でもよいのでまずは減量してみると
いう手段を検討できる．もちろんここで取り
上げた研究は抗精神病薬を減量してアカシジ

アが改善するかどうかを検証したものではないため，あくまで仮説として捉えなければならないが，それであっても統計学的な根拠を参照する方が，より妥当な臨床判断につながるものである．

　そのような臨床判断を支援するツールとして診療ガイドラインを利用することも重要であるが，そのうち『統合失調症薬物治療ガイドライン』については実臨床においても推奨を遵守することが非常に有用と考えられる報告があった．これらの情報をもとにしてどのような治療戦略を立てるのかは治療者と患者，支援者間で十分な意見を交わす必要があり，その積み重ねが治療成績の向上につながるのであろう．

▌引用文献

1) Ooi SL, et al : Biomed Res Int, 2018 : 2469486, 2018. (PMID : 30426004)

2) Di Iorio G, et al : J Amino Acids, 2017 : 7021071, 2017. (PMID : 28243470)

3) Tuominen HJ, et al : Cochrane Database Syst Rev, CD003730, 2006. (PMID : 16625590)

4) Huhn M, et al : Lancet, 394 : 939-51, 2019. (PMID : 31303314)

5) Hugenholtz GWK, et al : J Clin Psychiatry, 67 : 897-903, 2006. (PMID : 16848649)

6) Ceraso A, et al : Cochrane Database Syst Rev, CD008016, 2020. (PMID : 32840872)

7) Schneider-Thoma J, et al : Lancet, 399 : 824-36, 2022. (PMID : 35219395)

8) Leucht S, et al : World Psychiatry, 22 : 315-24, 2023. (PMID : 37159349)

9) Onitsuka T, et al : J Clin Psychopharmacol, 43 : 365-8, 2023. (PMID : 37216369)

10) Taipale H, et al : Am J Psychiatry, 180 : 377-85, 2023. (PMID : 36945825)

11) Bogers JPAM, et al : Schizophr Bull, 49 : 11-23, 2023. (PMID : 36200866)

12) Wu H, et al : Eur Neuropsychopharmacol, 72 : 40-9, 2023. (PMID : 37075639)

13) Sabé M, et al : J Clin Psychiatry, 84 : 22r14490, 2023. (PMID : 36752753)

14) 日本神経精神薬理学会・日本臨床精神神経薬理学会：統合失調症薬物治療ガイドライン2022, 医学書院, 2022.

15) Kodaka F, et al : Int J Neuropsychopharmacol, 26 : 557-65, 2023. (PMID : 37381793)

16) Kishimoto T, et al : Lancet Psychiatry, 8 : 387-404, 2021. (PMID : 33862018)

17) Tani H, et al : Neuropsychopharmacology, 45 : 887-901, 2020. (PMID : 31770770)

15 | 抗うつ薬・抗不安薬・睡眠薬

Key Points

☐ うつ病の維持期治療における各種抗うつ薬の有効性，許容性，忍容性を比較した
エビデンスが報告された．

☐ 傾眠または不眠と抗うつ薬用量との関係を調査した用量反応メタ分析が報告さ
れ，詳細な用量反応曲線が明らかとなった．

☐ うつ病寛解後の再燃率と再燃までの期間は，急性期治療時点である程度予測で
きることが示唆された．

☐ 不眠症治療薬のネットワークメタ分析が報告され，オレキシン受容体拮抗薬の
高い有効性と忍容性が示された．

☐ ベンゾジアゼピン受容体作動薬処方が根強く残っている原因として，患者と医師
の間で意思決定時の認識のずれが関係していることが示唆された．

☐ 睡眠関連問題の解決に薬剤師の介入が有用であることが指摘されている．

これまでの報告

有効性と忍容性を兼ね備えた抗うつ薬はどれか，という問いに対してこれまで最も妥当な知見を与えてくれる報告は，21種類の抗うつ薬を直接的または間接的に比較検討したCiprianiらのネットワークメタ分析[1]であろう．この報告では，有効性においてすべての抗うつ薬がプラセボを上回っており，アミトリプチリン，ミルタザピン，デュロキセチンの順に優れているとされた．忍容性については，国内で承認されている薬の中ではエスシタロプラムが最も優れているとされた．しかし，各抗うつ薬の差はわずかであり，その差に臨床上どの程度意義を見いだすことができるかについてはさまざまな見解がある．多く

の抗うつ薬を網羅的に比較できるという点では非常に価値があるが，この報告だけで使用する抗うつ薬が決まるわけではなく，患者個々の特性や副作用などの薬剤特性を踏まえて処方を考える必要があるだろう．また，当初はうつ病と診断された患者であっても，時間経過とともに躁症状が出現し，双極性障害に診断名が変更されるケースは少なくない．うつ病と双極性障害は同じ気分障害圏の疾患とはいえ，主な治療薬が異なるため，それらを正しく診断できていない場合は見かけ上の治療抵抗性うつ病をもたらしている可能性が指摘されている[2]．臨床で抗うつ薬の有効性を評価する際は双極性障害の可能性も考慮しておくとよいだろう．近年では抗うつ薬同士の併用療法についても検証されており，2022

年のメタ分析で併用療法は単剤療法よりも有効性が高いことが示されている[3]．基本は単剤療法であることに変わりはないが，単剤療法に無反応な場合や重症化した場合には併用療法が選択されることがあるため，併用時の有効性を多少予測できるようになった点で心強い．

　睡眠障害の薬物治療は長い間Z-drug（ゾルピデム，ゾピクロン，エスゾピクロン）も含めたベンゾジアゼピン受容体作動薬（BZD）が中心的な役割を担ってきた．しかし，近年の研究ではBZDの長期使用は非使用者と比べて睡眠改善効果に差がみられず[4]，依存や乱用のリスク増加，さらに30日以上のBZD使用で5年全死亡率がハザード比で1.15倍高いというコホート研究[5]など有害事象に関して数多く報告されている．こうした背景からベンゾジアゼピン受容体に作用しない新規作用機序を有するメラトニン受容体作動薬のラメルテオンやオレキシン受容体拮抗薬のスボレキサント，レンボレキサントに関心が寄せられるようになってきているようである．不眠症治療薬の短期的・長期的な有効性と忍容性を調査したネットワークメタ分析では，レンボレキサントは短期治療だけでなく長期治療においても高い有効性が示されている[6]．

■ 最新のエビデンス

1 抗うつ薬

　2023年に報告された抗うつ薬のエビデンスで特に注目すべきものは，うつ病の維持期治療における抗うつ薬の有効性（6ヵ月後の再燃率），継続性（あらゆる原因による治療中止），忍容性（有害事象による治療中止）を比較したシステマティックレビュー・ネットワークメタ分析であろう[7]．これは大うつ病性障害を有する成人の維持期治療に使用され

た20種類の抗うつ薬に関するプラセボ対照のRCT，34試験，9,384人の被験者データを解析したものである．国内承認薬のみの結果を示すと，有効性についてはアミトリプチリン，デュロキセチン，フルボキサミン，ミルタザピン，パロキセチン，セルトラリン，ベンラファキシン，ボルチオキセチンがプラセボよりも優れているとされた．また，継続性についてはパロキセチン，セルトラリン，ベンラファキシン，ボルチオキセチンがプラセボよりも優れているとされた．ただし，セルトラリンは忍容性が低かった．総じて妥当な有効性，継続性，忍容性が認められた抗うつ薬はパロキセチン，ベンラファキシン，ボルチオキセチンの3剤が該当したというものである．なお，有害事象はベンラファキシンでめまいの発生率が低く，セルトラリン，ボルチオキセチンでは嘔気・嘔吐の発生率が高いことも示されている．抗うつ薬を網羅的に解析している点から，大うつ病性障害維持期治療のランドマーク的エビデンスと捉えることができる．また，ボルチオキセチンについては，前治療で効果不十分であった不安症状を有するうつ病患者に対しても有効であり，かつ忍容性も良好であったことも報告されている[8]．

　続いて，有害事象についてはいくつか研究が報告されていたため，特筆すべきものを紹介していく．まず，口腔乾燥症とセロトニン・ノルアドレナリン再取り込み阻害薬（SNRI）との関係を調査した報告によると，SNRI服用患者は服用していない患者より口渇発症リスクが約6倍高いことが判明した（オッズ比（OR）：5.95）[9]．なお，薬剤ごとの結果は，ミルナシプラン（OR：9.61），デュロキセチン（OR：6.97），ベンラファキシン（OR：5.83）であった．また，21種類の抗うつ薬の短期間単剤治療中に発生した睡眠関連副作用を報告

したRCT，216試験，64,696人の被験者データを解析した用量反応メタ分析も報告されており，フルボキサミンが最も傾眠の副作用に関連していたことが示された(OR：6.32)[10]．なお，傾眠または不眠と抗うつ薬用量との用量反応曲線は抗うつ薬ごとに特徴があり，直線形状のほかに逆U字形状などさまざまであった．

　長期予後は急性期治療で用いた抗うつ薬への反応性の違いにも影響を受けることが指摘されている．大うつ病性障害に対する大規模臨床研究であるSTAR＊D研究(Sequenced Treatment Alternatives to Relieve Depression)を再解析した研究によると，急性期の抗うつ薬治療で，4週目で迅速に寛解を達成した患者の再燃率は25.7％であったのに対し，寛解を達成するまで12週かかった患者の再燃率は42.4％と高く，再燃までの期間も短かったことが明らかになった[11]．抗うつ薬に対して早期に治療反応を示すうつ病患者は長期予後に優れている可能性がある一方で，治療反応に時間がかかる患者は再燃に注意する必要があると結論づけられている．

2 抗不安薬・睡眠薬

　不眠症治療薬の有効性，忍容性を相対的に比較した研究として，2023年にはシステマティックレビュー・ネットワークメタ分析が報告されている[12]．不眠症治療を目的とした薬剤36種類，153件のRCTを解析した結果として，プラセボと比較して主観的および客観的な総睡眠時間の改善が認められた薬剤クラスは，ゾルピデムやエスゾピクロンなどのZ-drug，抗うつ薬，オレキシン受容体拮抗薬であることが示された．このうち，スボレキサントとレンボレキサントは比較的忍容性が高く，有害事象のリスクが低い薬剤とされた．また，主観的および客観的な睡眠潜時の改善

が認められた薬剤クラスは，Z-drug，メラトニン受容体作動薬であった．

　オレキシン受容体拮抗薬に注目してみると，レンボレキサントの有効性と忍容性の高さを支持する研究はほかにも報告されている．レンボレキサント第Ⅲ相臨床試験の事後分析を行った報告によると，6〜12ヵ月の長期間にわたり使用したレンボレキサントを突然中止しても，その有効性はおおむね維持され，反跳性不眠リスクも低かったことが示された[13]．また，BZDなどの睡眠薬からレンボレキサントへの切り替え後の影響を調査した報告では，切り替え後の睡眠は良好であり，総ジアゼパム換算投与量が減少したとのことである[14]．

　このような有効性と忍容性の高さから，オレキシン受容体拮抗薬の処方件数も増加している．レセプトデータを用いた，日本の不眠症治療に使用されている睡眠薬の処方調査が実施されており，これによると，オレキシン受容体拮抗薬使用率は，0％(2010年)から20.2％(2019年)に増加していたとのことである[15]．また，BZDについても調査されており，54.8％(2010年)から30.5％(2019年)に減少していたことが判明した．

　BZDについては，精神科外来患者と精神科医との間で，BZD使用と中止の意思決定に認識の違いがあるかを調査した横断研究も報告されている[16]．これによると，約半数の患者が睡眠薬・抗不安薬開始後1年以内に漸減する意向を示していた一方で，9割以上の患者は睡眠薬・抗不安薬を1年以上使用しており，患者と医師間で意思決定の認識がずれていたことが判明した．さらに，多くの医師は患者と対等に意思決定していると感じていた一方で，多くの患者は医師の意見を考慮したと感じていた．また，約8割の医師は患者が睡眠薬・抗不安薬の中止に消極的だったと報告した一方で，一部の患者は医師から睡眠薬・抗

不安薬中止についての手順やタイミング, 適切な状態についての十分な説明がなかったと報告したとのことである.

このようにBZD関連の問題は尽きないが, 一部の問題解決に薬剤師の介入が有用であることが指摘されている. 睡眠障害の管理における薬剤師の役割を探るためのシステマティックレビューによると, 薬剤師は睡眠薬の漸減, 多職種連携, 教育者としての関わり, の3つの明確な役割がある, という結果が示された[17].

これまでのエビデンスに付け加えられたこと

1 抗うつ薬

寛解後の抗うつ薬維持治療をいつまで継続すべきかを検証した研究は近年多数報告されており, 議論になりやすい. 例えば2021年のコホート研究[18]では, 寛解後1年程度は抗うつ薬使用を継続することと結論づけられている. 背景情報の違いから研究ごとに推奨の維持治療期間は多少異なるが, 寛解後およそ1年程度の維持治療が必要という結果はおおむね共通している. そのため, 薬物療法に用いられる抗うつ薬には長期間内服できるような有効性と忍容性を兼ね備えたものが望ましく, 維持期治療も見据えて最適な抗うつ薬を急性期の時点から選択していくことが重要となる. その際にKishiらのネットワークメタ分析[7]の結果はとても心強い. 急性期治療患者で検討したCiprianiらのネットワークメタ分析[1]では, 有効性は「奏効率」なのに対し, 慢性期治療患者で検討したKishiらの分析では, 有効性は「6ヵ月後の再燃率」となっており, 長期的には患者にとってより重要なアウトカムが評価されている点にも注目したい. Kishiらの分析には, 信頼性が低いと評価された抗

うつ薬のデータも含まれていることから, 今回の結果の捉え方は今後の研究で多少変化する可能性があるが, 維持期での大まかな薬剤の特徴を把握する際は活用したい. また, 忍容性（有害事象による治療中止）についても比較されていたが, 抗うつ薬にはさまざまな有害事象があるため, その詳細を把握するには別の報告を参考にする必要がある.

今回は口渇と睡眠関連の副作用について論文を紹介した. 特にZhouらの睡眠関連副作用と用量のメタ分析[10]では, 抗うつ薬ごとに用量反応曲線が示されていたため, 用量によってどの程度リスクが変わるかなど, 臨床での判断に活用できそうな点で有用な論文と言える. Zhouらの研究は維持期ではなく急性期でのデータであったが, 副作用が原因で急性期から薬に対する負のイメージを抱いてしまうと, 治療選択の幅が狭まったり, 維持期でのノンアドヒアランスを助長しかねない. そのため, 急性期のうちから有害事象の少ない薬剤を選択することは重要であるし, 有害事象が出現したとしても患者がどの程度まで許容できるかを確認していく必要がある. それらの積み重ねが結果として再燃防止につながると考えられる.

また, STAR*D研究の再解析結果から, 再燃リスクは急性期のうちから予見できる可能性が示された. 再燃リスクが高いからといって手厚いフォローを行うことが予後の改善につながるかどうかまでは現時点では不明ではあるが, 今後検証すべき仮説としては大変興味深いものと思われる.

2 抗不安薬・睡眠薬

近年ではさまざまな作用機序を有する不眠症治療薬が臨床現場で使用できるようになったこともあり, 不眠症治療薬の有効性・忍容性を網羅的に解析・検討した報告が増えてき

ているようである. 今回紹介したPanらのネットワークメタ分析[12]では, 総睡眠時間と睡眠潜時の両方で高い有効性を示した睡眠薬はZ-drugであったが, Z-drugは2022年に睡眠随伴症状に関する添付文書の記述が改訂され, 注意喚起がなされたこともあり, 忍容性にやや難があるように思われる. 現時点で得られるエビデンスからは, 高い有効性と忍容性をバランスよく兼ね備えた睡眠薬はオレキシン受容体拮抗薬であろう. 特にレンボレキサントは短期治療だけでなく長期治療においても高い有効性が期待できることが過去のメタ分析[6]で報告されており, オレキシン受容体拮抗薬, 特にレンボレキサントの有用性はもはや盤石のものとなりつつある印象がある.

　一方で, BZD使用率は減少傾向にあるもののBZD使用者は一定数根強く残っているようである. 患者と医師間での認識が食い違うとBZD中止のチャンスを逃してしまいかねないため, BZD中止のためには両者の間に認識のずれがないか都度確認することが有用だと思われる. 睡眠薬・抗不安薬開始後1年以内に漸減する意向を示した患者は, 医療者が考えるよりも多いかもしれないという事実が判明したからには, BZDは依存性があるため患者は減量したがらないだろう, という思い込みを初めから持たずに, 患者の声に耳を傾けることがBZD減量・中止への第一歩となるであろう.

　BZDの減量介入を行う際には, BZDの適切な減量もしくは切り替え方法についてのエビデンスを参照しておくとよいだろう. 今回, レンボレキサントへの切り替えが有用であることを紹介したが, BZDの安全な中止方法の根拠として活用しやすいため, このような報告が今後も続くことを期待しつつ注視したい.

また, 中止方法についてのエビデンスを患者と医師の間でも共有しておくと, 認識のずれ防止に役立つのではないかと思われる. 睡眠薬や抗不安薬の適正使用のためには, 常日頃から患者の声に耳を傾けるよう努めることと, 減量や変更に関するエビデンスを患者ともシェアできる形で利活用することではないかと考える.

引用文献

1) Cipriani A, et al : Lancet, 391 : 1357-66, 2018. （PMID : 29477251）
2) Correa R, et al : J Affect Disord, 127 : 10-8, 2010. （PMID : 20655113）
3) Henssler J, et al : JAMA Psychiatry, 79 : 300-12, 2022. （PMID : 35171215）
4) Solomon DH, et al : BMJ Open, 11 : e045074, 2021. （PMID : 33975865）
5) Oh TK, et al : Yonsei Med J, 62 : 528-34, 2021. （PMID : 34027640）
6) De Crescenzo F, et al : Lancet, 400 : 170-84, 2022. （PMID : 35843245）
7) Kishi T, et al : Mol Psychiatry, 28 : 402-9, 2023. （PMID : 36253442）
8) Adair M, et al : J Affect Disord, 328 : 345-54, 2023. （PMID : 36708956）
9) Katz J, et al : Quintessence Int, 54 : 150-4, 2023. （PMID : 36625886）
10) Zhou S, et al : Sleep, 46 : zsad177, 2023. （PMID : 37422714）
11) Kubo K, et al : J Affect Disord, 320 : 710-5, 2023. （PMID : 36208688）
12) Pan B, et al : Drugs, 83 : 587-619, 2023. （PMID : 36947394）
13) Takaesu Y, et al : Clin Transl Sci, 16 : 581-92, 2023. （PMID : 36564964）
14) Horikoshi S, et al : J Clin Sleep Med, 19 : 1753-8, 2023. （PMID : 37243798）
15) Okuda S, et al : BMC Psychiatry, 23 : 278, 2023. （PMID : 37081408）
16) Aoki Y, et al : Int J Environ Res Public Health, 20 : 5373, 2023. （PMID : 37047987）
17) Ashkanani FZ, et al : Int J Pharm Pract, 31 : 153-64, 2023. （PMID : 36840950）
18) Liu X, et al : J Affect Disord, 290 : 254-60, 2021. （PMID : 34010750）

16 | 認知症治療薬

Key Points

☐ 薬事承認された抗アミロイドβ抗体薬レカネマブは認知機能改善効果が小さく，アミロイド関連画像異常（ARIA）などの有害事象が多い．

☐ コリンエステラーゼ阻害薬は有害事象が多いが，総死亡は23%少ないと報告された．

☐ 複方貞益智カプセルでは認知機能改善効果がみられた．

☐ 薬物療法による認知機能改善効果には，臨床的な最小閾値を指標に検討すべきである．

これまでの報告

アルツハイマー病（AD）に対する従来薬のコリンエステラーゼ（ChE）阻害薬，NMDA受容体拮抗薬（メマンチン）の認知機能改善効果は小さい．新薬の抗アミロイドβ（Aβ）抗体薬についても，効果が小さく有害事象が多いとされる．その他の新薬についても，臨床試験において画期的な効果は確認されていない．

漢方薬・糖尿病治療薬・降圧薬の一部に認知機能改善効果を示唆する報告がある．

認知機能評価の指標閾値については，いまだコンセンサスが得られていない．

最新のエビデンス

1 薬事承認されたレカネマブの懸念材料

厚生労働省の専門部会は2023年8月21日，エーザイとバイオジェンが共同開発したAD治療薬レカネマブの薬事承認を了承した．この薬事承認の根拠の一つとなった第Ⅲ相試験（Clarity AD）[1]も同年発表されている．

陽電子放射断層撮影（PET）または脳脊髄液検査でアミロイドが認められた50〜90歳のAD（軽度認知障害または軽度認知症）患者を対象に，レカネマブを18ヵ月間静脈内投与（体重1kgあたり10mgを2週間ごとに投与）すると，プラセボに比べてCDR-SB（Clinical Dementia Rating-Sum of Boxes；0〜18点，スコアが高いほど重度）などの認知機能指標のベースラインからの変化が改善するかを検討したRCTである．

対象は1,795人であり，レカネマブ投与群898人，プラセボ投与群897人が割り付けられ，解析されたのはそれぞれ729人（81.2%），757人（84.4%）であった．18ヵ月後でのベースラインからの変化量の最小二乗平均はレカネマブ群で1.21，プラセボ群で1.66，両群の差は−0.45［95%CI：−0.67 to −0.23］と僅差

であった.

CDR-SBの臨床的に有意な最小変化量（minimal clinically important difference：MCID）には少なくとも1点以上が必要とされていること（詳細は後述する），脱落率を考慮するとさらに効果が小さかった懸念があることなど，本研究における一次アウトカムの結果をもってレカネマブに臨床的効果ありと判断するには議論の余地がある.

重篤な有害事象はレカネマブ群14.0%，プラセボ群11.3%に発現した.輸液関連反応（レカネマブ群／プラセボ群：26.4%/7.4%），脳浮腫を伴うアミロイド関連画像異常（ARIA-E，同：12.6%/1.7%），脳微小出血・脳出血・ヘモジデリン沈着を伴うアミロイド関連画像異常（ARIA-H，同：17.3%/9.0%）などについてはレカネマブ群で多く報告されており，安全性についても懸念される.

レカネマブの第Ⅱb相試験[2]では，事前にプロトコル[3]で設定された有効性評価の52週までの期間では一次アウトカムの有益性を証明できなかったものの，事前に設定されていなかった18ヵ月時点でのベイジアン解析によって有益性を証明しており[4]，臨床試験のプロセスの不透明さも象徴的である.このような臨床効果の小ささと安全性の側面から，薬事承認に至った経緯には疑問を感じざるを得ない.

2 抗アミロイドβ抗体薬の効果は小さい

LyuらはAD患者に対する抗Aβ抗体薬の効果を検討した第Ⅱ/Ⅲ相試験のシステマティックレビュー・メタ分析を発表した[5].41研究（参加者20,929人）の結果が統合され，抗Aβ抗体薬の認知機能低下予防効果はADAS-Cog標準化平均差（SMD）−0.07 [95%CI：−0.10 to −0.03]，CDR-SB SMD −0.05 [95%CI：−0.09 to −0.01]と，小さいことが確認された.

その他の新薬では，ドナネマブ[6]，Boswellic acid[7]，Masitinib[8]には小さいながらも有効性を示唆する報告が，ソラネズマブ[9]，クレネズマブ[10]には効果なしとの報告がある（いずれも日本未承認）.

3 ChE阻害薬は総死亡が少ないが有害事象が多い

従来薬については，軽度・中等度のAD患者に対してドネペジル貼付剤27.5mgを投与すると，ドネペジル塩酸塩錠5mgに比べて認知機能（ADAS-Jcog）が改善するのかを検討した日本のRCT（非劣性，第Ⅲ相）[11]が発表され，非劣性が確認された.

認知症患者にChE阻害薬を投与すると総死亡が少なくなるのかを検討したRCTおよび非RCTのシステマティックレビュー・メタ分析[12]が発表された.24研究（対象者79,153人）の結果が解析され，ChE阻害薬投与群では対照群に比べて総死亡が23%少なかった（調整ハザード比：0.77 [95%CI：0.70 to 0.84]）.

ADやパーキンソン病による認知症に対してChE阻害薬を投与するとプラセボ投与に比べて精神医学的有害事象が多くなるのかを検討したRCTのシステマティックレビュー・メタ分析[13]が発表された.48研究（対象者22,845人）の結果が解析され，オッズ比（OR）で示された.食欲不振（OR：2.93 [95%CI：2.29 to 3.75]），食欲減退（同：1.93 [1.33 to 2.82]），不眠症（同：1.55 [1.25 to 1.93]），うつ病（同：1.59 [1.23 to 2.06]）については有意な増加がみられた.興奮（同：1.01 [0.78 to 1.30]），不安（同：1.16 [0.86 to 1.58]），錯乱（同：0.84 [0.65 to 1.09]），幻覚（同：0.74 [0.45 to 1.22]）などは有意な増加はみられなった.

4 複方貞益智カプセルで
認知機能に効果あり

Wangらは，AD患者に血管性認知症治療薬として中医学では伝統的に使われてきたcompound Congrong Yizhi capsule(CCYC：複方貞益智カプセル)を投与すると認知機能は改善するかを検討したRCTのメタ分析を発表した(7研究，746人の結果を統合)[14]．CCYCと従来の西洋医学的治療薬との併用では，従来薬のみに比べてMMSEスコアの加重平均差が4.32 [95%CI：3.23 to 5.42]，6研究)と効果がみられた．ADAS-Cogスコア，ADLスコア，行動心理症状についても効果がみられ，重篤な有害事象はみられなかった．

5 神経精神症状緩和のために

認知症の神経精神症状に対する治療薬の選択についても議論がある．Huangらは15種類の薬剤についてRCTのネットワークメタ分析(59研究，15,781人)を実施し，短期的治療(中央値12週間)においてはリスペリドン(SMD：-0.20 [95%CI：-0.40 to -0.10])の優位性を示した[15]．

Chenらは興奮行動症状に対する抗うつ薬の効果についてネットワークメタ分析(12研究，1,146人)を実施し，Citalopram（国内未承認）(SMD：-0.44 [95%CI：-0.72 to -0.16])が有効であり，トラゾドンは4.5倍[95%CI：1.12 to 18.69]有害事象が多いことを報告した[16]．

6 糖尿病治療薬・降圧薬などの効果

Tianらは，2型糖尿病患者に対してどの糖尿病治療薬を使用すると認知機能低下を予防できるのかを検討したネットワークメタ分析を発表した[17]．RCT，コホート研究，症例対照研究を含む27研究が採択され，SGLT2阻害薬≒GLP-1受容体作動薬＞チアゾリジン薬＞DPP-4阻害薬，の順で認知機能障害・認知症・ADの進行を遅らせる効果があることを示唆する一方，スルホニル尿素薬は認知症リスク上昇と関連していた．

Petersらは，高血圧治療を行うと認知症発症が少なくなるのかを検討した個人データを使用したメタ分析を発表した[18]．5つの大規模RCTから28,008人（平均69.1歳）のデータを分析し，追跡期間中央値4.3年，平均10/4mmHgの降圧によって，認知症発症のORは0.87 [95%CI：0.75 to 0.99])と低下がみられた．なお，降圧薬の種類による検討はなされていない．

Xuらは，降圧薬・スタチン・選択的セロトニン再取り込み阻害薬・プロトンポンプ阻害薬という4種類の薬剤は認知症進行と関連があるのかを検討した後ろ向きコホート研究を発表した[19]．ロスバスタチン，シタロプラム，エスシタロプラム，オメプラゾールについては軽度認知障害から認知症への発症を遅らせる可能性が示唆された．

7 MMSEでは2～7点差が必要

認知症の臨床試験で一般的に用いられている認知機能評価について，個々の患者にとって臨床的に意義のあるスコア変化閾値がどれほどかについてのコンセンサスはいまだ得られていない．

Lansdallらは，軽度認知障害患者において，各種評価スケールの患者内変化閾値を臨床試験の後方視的分析から推定した[20]．12ヵ月時点での最小～中等度悪化の閾値は，CDR-SB（0～18点）では1～2.5点，ADAS-Cog 11（0～70点）およびADAS-Cog 13（0～85点）では2～5点が個人の適切な閾値であると考えられる．MMSE（0～30点）については36ヵ月時点での最小～中等度悪化の閾値は2～7点であった．このような長い観察期間

ではさらに慎重な判断が必要となる.

8 発症にウイルスが関与？

認知症発症にウイルス感染が関与しているのではないかという仮説がある. AD 発症にウイルス性脳炎の関与を示唆する研究[21]や単純ヘルペスウイルス 1 型（HSV-1）感染の関与を示唆するシステマティックレビュー[22]が発表された. さらに，帯状疱疹ワクチンによって認知症発症が少なくなったとの報告（未査読論文）[23]もある. これらの疫学研究は今後の認知症の予防・治療法の開発に寄与する可能性がある.

これまでのエビデンスに付け加えられたこと

薬事承認された抗 Aβ 抗体薬レカネマブは認知機能改善効果が小さく，ARIA などの有害事象が多いため，注意が必要である. ChE 阻害薬は有害事象が多いものの，総死亡が少なくなることがあらためて確認された. 複方貞益智カプセルでは認知機能改善効果がみられた.

薬物療法による認知機能改善効果には，臨床的な最小閾値を指標に検討すべきである.

引用文献

1) van Dyck CH, et al : N Engl J Med, 388 : 9-21, 2023. （PMID : 36449413）

2) Swanson CJ, et al : Alzheimers Res Ther, 13 : 80, 2021. （PMID : 33865446）

3) Satlin A, et al : Alzheimers Dement（N Y）, 2 : 1-12, 2016. （PMID : 29067290）

4) Berry DA, et al : JAMA Netw Open, 6 : e237230, 2023. （PMID : 37040116）

5) Lyu D, et al : Ageing Res Rev, 88 : 101959, 2023. （PMID : 37217078）

6) Sims JR, et al : JAMA, 330 : 512-27, 2023. （PMID : 37459141）

7) Karima S, et al : J Alzheimers Dis, 94 : 359-70, 2023. （PMID : 37248896）

8) Dubois B, et al : Alzheimers Res Ther, 15 : 39, 2023. （PMID : 36849969）

9) Sperling RA, et al : N Engl J Med, 389 : 1096-107, 2023. （PMID : 37458272）

10) Ostrowitzki S, et al : JAMA Neurol, 79 : 1113-21, 2022. （PMID : 36121669）

11) Nakamura Y, et al : Geriatr Gerontol Int, 23 : 275-81, 2023. （PMID : 36894171）

12) Truong C, et al : Neurology, 99 : e2313-25, 2022. （PMID : 36096687）

13) Bittner N, et al : Drugs Aging, 40 : 953-64, 2023. （PMID : 37682445）

14) Wang Y, et al : J Ethnopharmacol, 309 : 116208, 2023. （PMID : 36731808）

15) Huang YY, et al : Age Ageing, 52 : afad091, 2023. （PMID : 37381843）

16) Chen K, et al : Front Aging Neurosci, 15 : 1103039, 2023. （PMID : 36936502）

17) Tian S, et al : Diabetes Metab Res Rev, 39 : e3673, 2023. （PMID : 37302139）

18) Peters R, et al : Eur Heart J, 43 : 4980-90, 2022. （PMID : 36282295）

19) Xu J, et al : Sci Rep, 13 : 8102, 2023. （PMID : 37208478）

20) Lansdall CJ, et al : J Prev Alzheimers Dis, 10 : 9-18, 2023. （PMID : 36641605）

21) Levine KS, et al : Neuron, 111 : 1086-93, 2023. （PMID : 36669485）

22) Cohen M, et al : J Drugs Dermatol, 22 : 1046-52, 2023. （PMID : 37801540）

23) Eyting M, et al : medRxiv, 2023.05.23.23290253, 2023. （PMID : 37292746）

17 | 抗てんかん薬

Key Points

- ☐ 妊娠可能女性が若年性ミオクロニーてんかんを発症した場合,レベチラセタム
はバルプロ酸の代替薬として推奨される.

- ☐ ブリーバラセタムは,2024年内の承認を目指して臨床試験が行われている.本
剤は,忍容性が高く薬物相互作用のリスクが少ない新規抗てんかん薬である.

- ☐ ブリーバラセタムの有用性は,ラコサミドおよびペランパネルと同等である.
過去にレベチラセタムが無効であった患者に対してブリーバラセタムの効果は
乏しい.

- ☐ ブリーバラセタムは精神症状などの有害事象でレベチラセタムが継続困難な患
者に対しては有用な選択肢となる.

これまでの報告

一昨年に紹介したSANAD-Ⅱ試験[1]の結果によると,新たに全般てんかんと診断された患者にはバルプロ酸が第一選択薬として推奨される.しかし,本剤は催奇形性を生じるリスクが高く,出生児の知能指数や発達に影響を与えるため,妊娠可能女性への使用は控えるべきであるが,代替薬に関する知見は少ない.

現在,日本では焦点てんかんを対象としたブリーバラセタムとCenobamateの臨床試験が行われている.日本およびアジア諸国で行われた二重盲検試験(EP0083)は,薬剤抵抗性の焦点てんかん患者をプラセボ群,ブリーバラセタム 50mg/日群および200mg/日群の3群にランダムに割り付けて発作減少率を検証したものである.いずれの投与群もプラセボと比較して発作頻度を有意に減少させ有効

性,安全性共に良好な成果が得られたため,2024年度内の市販を目指して承認申請中である.本稿では,欧米で行われた臨床試験の結果を紹介し,本剤の適応について考えていきたい.

▶ てんかん治療薬の名称

従来,てんかんの治療薬を総称して抗てんかん薬(antiepileptic drug:AED)と呼んでいた.近年,国際抗てんかん連盟(ILAE)が「てんかん発作」を治療する薬(Antiseizure medication/Antiseizure drug:ASM/ASD)と定義したため,日本でも「抗てんかん発作薬」または「抗発作薬」という用語が用いられるようになった.本稿では,「抗てんかん薬」を用いるが,将来的には新しい用語に置きかわってゆくと考えられる.

最新のエビデンス

1 特発性全般てんかんの治療薬

特発性全般てんかんは主に10代で発症し,強直間代発作(けいれんする発作),ミオクロニー発作(体がビクッとする発作),欠神発作(短時間ボーっとする発作)を引き起こす.一般的に特発性全般てんかんの薬剤応答性は良好で,ほとんどの患者はバルプロ酸の服用によって発作は抑制される.しかし,バルプロ酸の代替治療薬に関する検証は不十分である.今回,欧州で行われた特発性全般てんかん患者を対象としたレベチラセタムとラモトリギンの比較試験に関して解説する.

本試験は,1994年から2022年までに新たに特発性全般てんかんと診断され,初回単剤治療としてレベチラセタムまたはラモトリギンが投与された妊娠可能な女性(15〜21歳)543人を対象とした後ろ向きコホート研究である[2].このうち312人がレベチラセタム,231人にラモトリギンが処方され,治療追跡期間の中央値は60ヵ月であった.傾向スコアの逆数を重み付けして治療開始時のバイアスを調整し,Cox比例ハザードモデルでハザード比(HR)を求めた.レベチラセタムによる治療失敗の調整HRは0.77 [95%CI:0.59 to 0.99]であり,ラモトリギンより治療失敗のリスクが有意に低率であった.さらに若年性ミオクロニーてんかん患者を対象とした場合,レベチラセタム群の治療失敗の調整HRは0.47 [95%CI:0.32 to 0.68]と有意に低かった.一方,レベチラセタム治療群は,ラモトリギン群と比較して有害事象の発現率が有意に高かった(28.2% vs 18.1%).

2 新規抗発作薬ブリーバラセタムの治療成績

本剤の主作用は,神経終末のシナプス小胞体2A(SV2A)への結合でレベチラセタムと同様である.しかし,ブリーバラセタムはSV2Aへの親和性が極めて高く,レベチラセタムと比べ1日あたりの投与量が50〜200mgと少ない.このため,1日の服用錠数が少なくなるため,大きな錠剤が飲みにくい高齢者の服薬アドヒアランス向上に有用と考える.

また,ブリーバラセタムは,レベチラセタムと同様にCYPでほとんど代謝されない.したがって,カルバマゼピンなどCYP誘導薬の影響を受けない.また,併用薬に与える影響も少なく,カルバマゼピンの活性代謝物(エポキシ体)の血中濃度を上昇させる以外,相互作用を与えない[3].

表1に欧米で行われたブリーバラセタムを対象としたRCTのメタ分析の結果を示す[4].本剤投与前と比較して焦点発作が50%以上減少した有効例のリスク比(RR)は,1日投与量20mg以上で1.6〜2倍となり,有意な発作改善効果を認めた(150mg群は症例数が少なく評価が難しい).しかし,本剤の用量依存効果は認められなかった.発作が完全に抑制されたRRもプラセボと比較し,5.9 [95%CI:2.3 to 15.1]と明らかな効果が認められたが,その作用に用量依存は認められなかった.主な有害事象は眠気やめまいで,プラセボと対比した際の有害事象発現のRRは1.1 [95%CI:1.0 to 1.2]と低頻度であった.

しかし,これらのRCTではレベチラセタムの併用は制限されており,レベチラセタム未使用の患者が半数を占める.ペランパネルとブリーバラセタムを対比したシステマティックレビュー[5]によると,レベチラセタム未使用患者を対象にした場合,両者の有効率に差は認められない一方,過去にレベチラセタムを使用した患者に関しては,ペランパネルの有効率はRR 2.62 [95%CI:1.15 to 5.99]と高い.さらに本剤の市販後調査(BRIVAFIRST

表1 ブリーバラセタムの投与量別の発作改善率

ブリーバラセタム 投与量	症例数	RR*[95%CI]	
All dose	2,411	1.81 [1.53 to 2.14]	
5mg/日	302	1.53 [0.97 to 2.40]	
20mg/日	504	1.64 [1.18 to 2.27]	
50mg/日	611	2.00 [1.50 to 2.66]	
100mg/日	717	1.81 [1.42 to 2.30]	
150mg/日	104	1.78 [0.86 to 3.65]	
200mg/日	514	1.76 [1.33 to 2.33]	

※プラセボに対する50％発作改善率のリスク比

（文献4より作成）

表2 第三世代抗てんかん薬の発作改善率，有害事象発現率の比較

	発作改善率 オッズ比[95%CI]	有害事象発現率 オッズ比[95%CI]
ブリーバラセタム *vs* プラセボ	2.18 [1.66 to 2.86]	1.34 [1.05 to 1.71]
ラコサミド *vs* プラセボ	2.37 [1.87 to 3.01]	1.30 [0.95 to 1.79]
ペランパネル *vs* プラセボ	2.12 [1.69 to 2.67]	1.90 [1.53 to 2.37]
ラコサミド *vs* ブリーバラセタム	1.09 [0.76 to 1.56]	0.97 [0.65 to 1.45]
ペランパネル *vs* ブリーバラセタム	0.97 [0.68 to 1.39]	1.42 [1.02 to 1.96]
ペランパネル *vs* ラコサミド	0.89 [0.64 to 1.25]	1.46 [1.00 to 2.15]

対照薬（右側の抗てんかん薬またはプラセボ）に対するオッズ比

（文献8より作成）

試験；1,029人を対象）[6]において，レベチラセタム未使用の患者の発作抑制率22.3％に対し，過去にレベチラセタムが無効であった患者の抑制率はわずか7.1％であった．しかし，有害事象でレベチラセタムを中止した患者にブリーバラセタムを投与した際の発作抑制率は31.2％であった．

また，他の抗てんかん薬からブリーバラセタムへの切り替えた患者1,644人を12ヵ月追跡した試験結果も公表されている[7]．本試験には，レベチラセタムからの切り替え症例が709人含まれ，うち223人（38.3％）はレベチラセタムによる精神症状のためブリーバラセタムに置換された．切り替え後に易刺激性および攻撃性の有害事象を生じた患者の割合はそれぞれ1.3％と0.8％であった．

3 既存の第三世代抗てんかん薬と ブリーバラセタムの比較

表2は，ブリーバラセタム（3試験，803人），ラコサミド（4試験，1,104人），ペランパネル（4試験，1,389人）のシステマティックレビューの結果をまとめたものである[8]．ブリーバラセタム，ラコサミド，ペランパネルをプラセボと対比，さらに3剤を直接対比したが，発作改善率に差は認められなかった．一方，

ペランパネルの有害事象発現率は，ブリーバラセタム，ラコサミドと比較して有意に高かった．

これまでのエビデンスに付け加えられたこと

　妊娠可能な女性が特発性全般てんかんを発症した場合，若年性ミオクロニーてんかんであればレベチラセタムの使用が推奨される．しかし，若年性ミオクロニーてんかん以外に対しては，レベチラセタムの優越性は示されていない．また，有害事象の発現率はレベチラセタムの方が高いので注意が必要である．

　ブリーバラセタムは，レベチラセタム同様に忍容性が高く，薬物相互作用のリスクが少ない抗てんかん薬であるが，既存の抗てんかん薬と比べ優越性を示す結果は得られていない．また，レベチラセタム無効例に対する有効性は乏しいが，精神症状などの有害事象によってレベチラセタムの継続が困難な症例に対しては有用な選択肢になりうると考える．なお，欧米では小児に対する適応を取得しているが，日本での承認は未定である．

引用文献

1) Marson A, et al : Lancet, 397 : 1375-86, 2021. (PMID : 33838758)
2) Cerulli Irelli E, et al : JAMA Neurol, e233400, 2023. (PMID : 37782485)
3) Moseley BD, et al : Epilepsy Res, 163 : 106327, 2020. (PMID : 32361205)
4) Bresnahan R, et al : Cochrane Database Syst Rev, CD011501, 2022. (PMID : 35285519)
5) Trinka E, et al : Epilepsy Res, 166 : 106403, 2020. (PMID : 32673969)
6) Lattanzi S, et al : CNS Drugs, 35 : 1289-301, 2021. (PMID : 34476770)
7) Villanueva V, et al : CNS Drugs, 37 : 819-35, 2023. (PMID : 37684497)
8) Lattanzi S, et al : Drugs, 82 : 199-218, 2022. (PMID : 35061214)

18 抗リウマチ薬

Key Points

☐ 疾患修飾性抗リウマチ薬と生物学的製剤および糖質コルチコイドにおける欧州リウマチ学会のRecommendationに関連するシステマティックレビューが報告された.

☐ 関節リウマチに対するバイオシミラーの治療上の生物学的同等性が確認された.

☐ ヤヌスキナーゼ(JAK)阻害薬による悪性腫瘍発現のリスクが示唆された.

☐ JAK阻害薬の長期投与の安全性について，投与期間の延長による有害事象の発現率の上昇はみられなかった.

■ これまでの報告

　抗リウマチ薬は関節リウマチ(RA)の疾患活動性に影響を与える薬剤の総称である. 抗リウマチ薬は免疫担当細胞や炎症性サイトカイン，細胞内シグナル伝達に関与する酵素などに薬剤が作用することで骨破壊や関節炎の抑制効果を示す. 現在までに抗リウマチ薬はメトトレキサート(MTX)に代表される疾患修飾性抗リウマチ薬(DMARDs)，生物学的製剤，ヤヌスキナーゼ(JAK)阻害薬などが使用されている. DMARDsはさらに従来型合成(cs)DMARDsと標的型合成(ts)DMARDsに分類される. 近年は新規の生物学的製剤やJAK阻害薬が次々に開発されており，臨床試験によりそれらの長期投与の有効性と安全性が検証され，治療選択肢が大幅に増加した. 過去の治療歴や治療効果を考慮した薬剤選択や個々の薬剤の適正使用のために，さまざまな診療ガイドラインの策定も進められている.

　欧州リウマチ学会(EULAR)は毎年Recommendationを発表しており，中には抗リウマチ薬に関する重要な情報も含まれている. 情報は多岐にわたるが，最適な薬物療法を実践するためにはこれらの情報を把握することは必須である.

　本稿では抗リウマチ薬について2023年に公開された文献のうち，システマティックレビューやRCTを中心として重要と考えられる報告についてまとめたので，参考にしていただきたい.

■ 最新のエビデンス

1 EULAR Recommendation
▶ DMARDsと生物学的製剤の有効性

　DMARDsとバイオシミラー(BS)を含む生物学的製剤の有効性における2022年のEULAR Recommendationに関するシステマティックレビューを紹介する[1]. 47件の研究

が解析され，csDMARDs，tsDMARDs，生物学的製剤の切り替えや漸減時を含むさまざまな治療戦略の有効性が検証された．早期RAではcsDMARDsと短期間の糖質コルチコイド（GC）の併用療法の有効性が確認され，これは生物学的製剤とMTXの併用療法と同等であった．インターロイキン-6阻害薬は，OlokizumabとLevilimab（いずれも日本未承認）の臨床試験で有効性が確認された．JAK阻害薬が効果不十分であった患者でも，腫瘍壊死因子（TNF）阻害薬で有効性が期待できる可能性が示唆された．一部の患者ではDMARDsの漸減が可能であり，低疾患活動性または寛解を維持しながら漸減可能であった．

▶ DMARDsと生物学的製剤の安全性

DMARDsと生物学的製剤の安全性における2022年のEULAR Recommendationに関するシステマティックレビューを紹介する[2]．59件の研究が解析され，csDMARDsと比較して生物学的製剤で重篤な感染症のリスクが高いと報告された．帯状疱疹はcsDMARDs（調整ハザード比（aHR）：3.66）および生物学的製剤（aHR：1.9〜2.3）よりもJAK阻害薬で多くみられた．悪性腫瘍のリスクは生物学的製剤間で同等であり，生物学的製剤と比較してJAK阻害薬のトファシチニブ（TFB）も同等であった．主要有害心血管イベント（MACE）のリスクは，生物学的製剤とTFBで同等であった．1件のRCTでは心血管リスク因子を持つ患者はTNF阻害薬よりもTFB（5，10mg/日）で悪性腫瘍（HR：1.48［95%CI：1.04 to 2.09]）およびMACE（同：1.33［0.91 to 1.94]）のリスクが高かった．また，静脈血栓塞栓症（VTE）のリスクはTFB 10mg/日がTNF阻害薬よりも高かった．ただし，TFBとTNF阻害薬における悪性腫瘍，MACE，およびVTEの発現率の差が，他のJAK阻害薬の場合に当てはまる

かどうかはさらなる検証が必要である．

▶ 糖質コルチコイドの有効性と安全性

GCの有効性，投与期間，安全性における2022年のEULAR Recommendationに関するシステマティックレビューを紹介する[3]．他剤の効果が現れるまでの期間に即効性のあるGCで橋渡しをするブリッジング療法を検証した2件の研究では，早期治療としてプレドニゾロン30mg/日または60mg/日を2年間使用した際の有効性は同等であった．大半が12ヵ月（22%がGC継続）から24ヵ月（10%がGC継続）以内にGCが中止可能であった．安全性は12件のRCTと21件の観察研究が解析され，骨粗鬆症性骨折，重篤な感染症，糖尿病，死亡のリスク増加などが確認されたが，心血管イベントのデータは一貫していなかった．全体として安全性はGCの用量と投与期間が増加するにつれて低下していたが，至適投与量の見解は一貫していなかった．

このレビューの批判的吟味として，含まれた研究間には不均一性がある点に留意する必要がある．

2 生物学的製剤
▶ アバタセプト継続の有用性

アバタセプト（ABT）が有効であり持続寛解を達成した早期RA患者の，その後の投与継続の有用性を検証したRCTであるAVERT-2試験のサブ解析を紹介する[4]．MTX未治療の早期RA患者が56週間の治療導入期間中，ABT 125mgとMTXを毎週皮下投与（SC）する群，およびMTX単独を毎週SCする群に割り付けられた．導入期間の40週目と52週目に簡易疾病活動性指数（SDAI）の寛解（≦3.3）を達成した患者は，その後48週間の治療漸減期間に移行した．併用群はそれぞれ，併用継続群，ABTを漸減してから24週間後に中止

する群，ABT単独群に再度割り付けられた．全患者752人のうち，導入期間の24週目には併用群451人のうち22%がSDAI寛解，42%が疾患活動性スコア（DAS）28-CRP＜2.6を達成した．このうち，SDAI寛解患者の56%，DAS28-CRP＜2.6達成患者の74%が40週目，52週目まで治療効果を維持していた．漸減期間の終了時にSDAI寛解を維持した割合は，併用継続群は82%，ABT漸減中止群は63%，ABT単独療法群は81%であり，ABT継続の有用性が示された．

▶ インフリキシマブの皮下投与と静脈内投与の有効性

インフリキシマブ（IFX）SCと静脈内投与（IV）の有効性を比較したRCTを紹介する[5]．MTXが効果不十分であった活動性RA患者は，ベースラインと投与開始2週目に3mg/kgのIFXをIVし，6週目から維持療法としてIVを継続する群とSCに切り替える群に1：1に割り付けられた．SC群は2週間ごとに120mg，IV群は8週間ごとに3mg/kg投与された．IV群は30週目にSCに切り替えられ，両群は54週目まで観察された．SC群は165人，IV群は174人であった．30週目にSC群はIV群と比較して，DAS28-CRP/DAS28-ESR，臨床疾患活動性指数（CDAI），SDAIスコアなどで有意な改善がみられた．30週目にIVからSCに切り替えた群は，6週目からSCを継続した群と比較して，54週目の時点で有効性に差はなかった．

最終評価時点における両群の有効性の差の消失は，IFXのSCの利点を裏付ける結果となっている．

▶ バイオシミラーの生物学的同等性

RAにおけるBSの治療上の生物学的同等性を検証したシステマティックレビュー・メタ分析を紹介する[6]．RA患者に対するアダリムマブ（ADA），エタネルセプト（ETN），およびIFXの有効性，安全性，および免疫原性について，BSとそれらの先行製剤を直接比較したRCTが検証された．合計25件の直接比較試験に含まれた中等度から重度のRA患者10,642人が解析された．BSは米国リウマチ学会（ACR）の20%改善率（ACR20）（10,259人を対象とした24件のRCT，リスク比（RR）：1.01［95%CrI：0.98 to 1.04]）および健康評価アンケート障害指数（HAQ-DI）スコアの変化（5,579人を対象とした14件のRCT，標準化平均差：－0.04［95%CrI：－0.11 to 0.02]）は先行製剤と同等であった．臨床試験の逐次分析では，2017年以降はACR20，2016年以降はHAQ-DIスコアで同等性がみられた．全体として，BSは対象となる生物学的製剤と比較して同等の安全性および免疫原性プロファイルがみられた．

3 JAK阻害薬
▶ JAK阻害薬と悪性腫瘍発現リスク

RA患者におけるTFBとTNF阻害薬の悪性腫瘍発現のリスクを比較したRCT（ORAL Surveillance試験）を紹介する[7]．この試験では悪性腫瘍のリスク因子の探索と心血管イベントリスクの評価が行われている．心血管リスク因子が1つ以上ある50歳以上のRA患者4,362人が，TFB 5mgを1日2回投与する群（1,455人），10mgを1日2回投与する群（1,456人），TNF阻害薬を投与する群（1,451人）に割り付けられ，非黒色腫皮膚がん（NMSC）を除く悪性腫瘍について検証された．発現率はTNF阻害薬群と比較してTFB群が高かった．肺癌のリスクはTNF阻害薬群と比較してTFB 10mg 1日2回投与群で高かった．NMSCを除く悪性腫瘍の発現リスクは投与開始から18ヵ月目まではTFB群とTNF阻害薬

群で同等であったものの，以降のリスクは TFB群が高かった（HR：1.93 [95%CI：1.22 to 3.06]）．事後解析ではNMSC，肺癌患者を除く患者全体のリスク因子が特定されたが，統計的に有意な関連性はみられなかった．アテローム性動脈硬化性心血管疾患の既往のある患者または心血管イベントリスクが増加している患者で悪性腫瘍の発現率が最も高かった．この結果は，心血管イベントリスクと悪性腫瘍の共通のリスク因子によるものである可能性があることを示唆している．

　もう一つ，疾患はRAに限らないものの，TFB以外のJAK阻害薬も含めた悪性腫瘍リスクを検証したメタ分析を紹介する[8]．TFB，バリシチニブ，ウパダシチニブ（UCB），フィルゴチニブ（FGB），ペフィシチニブの5つのJAK阻害薬に関するRCTと長期延長（LTE）試験が解析された．疾患はRA以外に乾癬性関節炎，乾癬，炎症性腸疾患などが含まれており，JAK阻害薬とプラセボ，TNF阻害薬，MTXが比較された．62件のRCTと16件のLTE試験において，JAK阻害薬は82,366患者・年，プラセボは2,924患者・年，TNF阻害薬は7,909患者・年，MTXは1,074患者・年，投与されていた．全体的な発現率比（IRR）は，RCTでは100患者・年あたり1.15，RCTとLTE試験結果を合わせたデータでは1.26であった．メタ分析では，NMSCを含むすべての発現率はJAK阻害薬とプラセボ間（IRR：0.71 [95%CI：0.44 to 1.15]），またはJAK阻害薬とMTX間（同：0.77 [0.35 to 1.68]）で有意差はなかった．しかし，TNF阻害薬と比較してJAK阻害薬は発現率が増加していた（同：1.50 [1.16 to 1.94]）．ただし，本報告のどの薬剤群においても悪性腫瘍の発現率自体は高率ではなかった．

▶ 日本人におけるフィルゴチニブ長期投与の有効性と安全性

　MTXが効果不十分であった日本人患者に対するFGBの長期投与の有効性と安全性を検証したRCTであるFINCH1試験を紹介する[9]．患者はFGB 200mgとMTX併用群，FGB 100mgとMTX併用群，ADAとMTX併用群，プラセボとMTX併用群に割り付けられた．プラセボとMTX併用群は24週目にFGB 200mgとMTX併用群，FGB 100mgとMTX併用群に再度に割り付けられ，これらの5群として52週目まで投与された．その後にFGB 200mgとMTX併用群，FGB 100mgとMTX併用群はそのまま継続された．ADAとMTX併用群はFGB 200mgとMTX併用群，FGB 100mgとMTX併用群に再度割り付けられ，6群として暫定の延長試験でその後48週間投与された．147人中114人が最初の52週目までの投与を完了し，103人が延長試験で評価された．52週目まで安全性は全群で同等であり，有効性は24週目から52週目まで維持または改善されており，ADAとFGBで同等であった．延長試験における安全性は全群で同等であった．MTXが効果不十分であった日本人患者に対してFGBは1年以上有効性を維持し，52週目までの安全性はその後の48週間も同等であった．

　同じくFGBの長期投与試験として，MTXの治療歴がないか，またはごく短期の治療歴しかない日本人患者に対するFGBの長期の有効性と安全性を評価したRCTであるFINCH3試験のサブ解析を紹介する[10]．患者はFGB 200mgとMTX併用群，FGB 100mgとMTX併用群，FGB 200mg単独群，MTX単独群に割り付けられ，52週間投与された．その後，暫定の延長試験として56人が48週間，FGBを投与している3群はFGBをそのまま継続し，そのうちMTXを併用していた2群は

MTXが中止された．MTX単独群はMTXを中止しFGB 200mgまたは100mgを単独投与する群に再度割り付けられた．試験開始から52週目および延長試験開始から48週目までの有害事象の発現率は治療群全体で同等であった．試験開始から52週目のACR20は，FGB 200mgとMTX併用群は83%，FGB 100mgとMTX併用群は82%，FGB 200mg単独群は75%，MTX単独群76%であった．延長試験開始から48週目までACR20達成率は維持された．MTXの治療歴がないか，またはごく短期の治療歴しかない日本人患者においても，FGBは投与開始から52週目以降も有効性が維持され，有害事象の発現率は増加しなかった．

▶ ウパダシチニブとアダリムマブの投与順序の検証

UCBとADAのどちらを先に使用した方が有効であるかを検証したRCTであるSELECT-COMPARE試験の事後分析を紹介する[11]．MTXが効果不十分であった患者は，UCB 15mg 1日1回投与群，プラセボ群，ADA 40mg投与群に割り付けられた．投与開始から14，18，22週目に圧痛/腫脹関節数の改善率が20%未満であった患者，または26週目にCDAIの低疾患活動性を達成できなかった患者は，UCBからADAへ，またはその逆に互いに変更された．最初にUCBを投与開始した患者は651人，うちADAに切り替えた患者は252人，最初にADAを投与開始した患者は327人，うちUCBに切り替えた患者は159人であった．いずれの群も48週目にほぼ同等の有効性を示した．しかし，DAS28-CRP＜2.6/≦3.2を達成するまでの期間の中央値は，最初にUCBを投与した患者ではADAを投与した患者と比較して6～8週間早かったため，UCBの先行投与の有益性が示唆された．

4 DMARDs

▶ MTX皮下投与の有効性と安全性

日本人の活動性RA患者に対するMTXのSCの有効性と安全性を評価したRCTを紹介する[12]．MTX未治療の患者に対して，試験のフェーズ1では1週間のうちにMTX 7.5mg SCまたは8mg経口投与（PO）のいずれかの方法で投与し，12週間継続する群に1：1に割り付けられた．フェーズ2では，登録されたすべての患者は52週目まで毎週，自己投与のオプションも含めたSCを受けた．用量は7.5～15mgで開始し，2.5mgずつ増量された．投与開始から12週間後の有効性はSC群とPO群で同等であり，有害事象はSC群で特に胃腸障害が少なかった．フェーズ2の長期にわたるSCでは，すべての用量で良好な忍容性が示され，かつ用量の漸増に伴い有効性も上昇した．

MTXのSCは有効であり最大15mg/週の用量でも長期的に良好な忍容性がみられたため，日本人のRA患者にとって有益な治療選択肢であった．

これまでのエビデンスに付け加えられたこと

本稿ではDMARDsと生物学的製剤およびGCの有効性と安全性における2022年のEULAR Recommendationに関連するシステマティックレビュー，生物学的製剤の継続の有用性，SCの評価，BSの生物学的同等性，JAK阻害薬の悪性腫瘍発現のリスク，長期投与の安全性，推奨される投与順序，MTXの皮下投与の評価に関する文献を解説した．

近年新たに登場した生物学的製剤やJAK阻害薬は実臨床での使用経験が少なく，長期の安全性情報が不足している．その状況下で特にJAK阻害薬は帯状疱疹や重篤な感染症，

MACEや悪性腫瘍などの発現が危惧されている．本稿ではFGBを中心に長期の安全性情報を紹介したが，今後もこれらのような長期試験の結果が公表され次第，速やかに確認していただきたい[8-10]．また，JAK阻害薬は人種や地域により安全性が異なる可能性がある．本稿では紹介は割愛したが，中南米ではその他の地域と比較してUCBによる重篤な有害事象の発現率および中止に関連する有害事象の発現率が低かったことが報告されている[13]．また，UCBを投与されたアジア地域の患者はその他の地域の患者と比べて帯状疱疹のリスクが高いとする報告もある[14]．アジア地域がUCB投与に伴う帯状疱疹のリスク因子である可能性があることからも，日本人における安全性情報の重要性が増していると思われる．そのため，**文献9，10**のFGBの日本人における安全性の検証のような文献は今後も注視すべきである．

　本稿では2023年に発表されたRAの薬物療法に関する文献を紹介した．今後も学会のガイドラインやRecommendation，長期投与試験の結果などが報告されていくため，継続的に情報収集を行い，患者に対して最適な薬剤を選択・提供できるように努めることが重要である．

引用文献

1) Kerschbaumer A, et al : Ann Rheum Dis, 82 : 95-106, 2023. (PMID : 36368906)
2) Sepriano A, et al : Ann Rheum Dis, 82 : 107-18, 2023. (PMID : 36376026)
3) Bergstra SA, et al : Ann Rheum Dis, 82 : 81-94, 2023. (PMID : 36410794)
4) Emery P, et al : Arthritis Res Ther, 25 : 67, 2023. (PMID : 37087459)
5) Constantin A, et al : Rheumatology (Oxford), 62 : 2838-44, 2023. (PMID : 36534825)
6) Ascef BO, et al : JAMA Netw Open, 6 : e2315872, 2023. (PMID : 37234004)
7) Curtis JR, et al : Ann Rheum Dis, 82 : 331-43, 2023. (PMID : 36600185)
8) Russell MD, et al : Ann Rheum Dis, 82 : 1059-67, 2023. (PMID : 37247942)
9) Tanaka Y, et al : Mod Rheumatol, 33 : 668-79, 2023. (PMID : 35920102)
10) Atsumi T, et al : Mod Rheumatol, 33 : 657-67, 2023. (PMID : 35921235)
11) Mysler E, et al : Rheumatology (Oxford), 62 : 1804-13, 2023. (PMID : 36018230)
12) Tanaka Y, et al : Mod Rheumatol, 33 : 680-9, 2023. (PMID : 36053757)
13) Kakehasi AM, et al : Clin Rheumatol, 42 : 1249-58, 2023. (PMID : 36715850)
14) Winthrop KL, et al : Ann Rheum Dis, 81 : 206-13, 2022. (PMID : 34615638)

19 | 骨粗鬆症治療薬

Key Points

☐ テリパラチド酢酸塩後のアレンドロン酸(ALN)の逐次治療は，ALN単独よりも形態計測的脊椎骨折の発生率を有意に低下させた．

☐ ベースラインP1NP値は，骨粗鬆症未治療患者におけるロモソズマブによるTH-BMD, FN-BMDの増加と関連していた．

☐ 米国の骨折リスクの高い骨粗鬆症に対してゾレドロン酸が最も安価であり，デノスマブが費用対効果に優れた選択肢である．

テリパラチド酢酸塩に関する日本から発信されたエビデンス

1 これまでの報告

テリパラチド(TPTD)は，ヒト副甲状腺ホルモンのN端側34個のアミノ酸からなるポリペプチドであり，骨芽細胞前駆細胞や前骨芽細胞の分化を促進し，骨芽細胞のアポトーシスを抑制することにより，骨芽細胞の数を増加させ，骨形成を促進すると考えられている．その有効性に関しては，2012年に中村らが報告している[1]．これは，椎体骨折を有する65～95歳までの日本人患者578人を対象とした多施設共同二重盲検プラセボ対照RCTである．結果として，投与後72週時点での新たな形態計測的椎体骨折のリスクは，プラセボ群と比較してTPTD酢酸塩群で有意に減少した(相対リスク：0.20 [95%CI：0.09 to 0.45])．また，腰椎骨密度，大腿骨近位部骨密度もプラセボに対して72週時点で有意に上昇していることも確認されている．骨形成

マーカーに関しては，投与後4週はオステオカルシン(OC)，I型プロコラーゲン-N-プロペプチド(P1NP)が共に増加し，その後減少した．骨吸収マーカーである尿中I型コラーゲン架橋N-テロペプチド(NTX)は，投与後48週時点で12.2%低下するという結果であった．このエビデンスをもって日本では上市されている．一方で，日本以外の国でTPTD酢酸塩が上市されているのは韓国のみであるため，逐次治療に関するエビデンスなど臨床的に必要なエビデンスは積極的に国内から発信していく必要がある薬剤である．

2 最新のエビデンス

2023年にJOINT-05試験の最終結果が報告された[2]．75歳以上の骨折リスクの高い原発性骨粗鬆症患者を対象とした前向き非盲検RCTである．患者はTPTD酢酸塩 $56.5\mu g$ を72週間，その後アレンドロン酸(ALN)を48週間の治療を受ける逐次療法群と，ALNを120週間の治療を受ける単独療法群に1：1の比

率でランダムに割り付けられた.

結果として, 0～120週までの形態計測的椎体骨折の発生率は, 単独療法群（発生率：0.1492/人年）よりも逐次療法群（同：0.1020/人年）の方が有意に低かった（発生率比：0.69[95%CI：0.54 to 0.88]）. 72週から120週までの形態計測的椎体骨折の発生率も, 単独療法群（発生率：0.1008/人年）よりも逐次療法群（同：0.0376/人年）の方が有意に低く, 発生率比は0.41[95%CI：0.24 to 0.71]であった. 72週後の椎体骨密度の上昇に関しては有意ではないものの, 逐次療法群で大きい傾向がみられた. 骨吸収マーカーの酒石酸抵抗性酸フォスファターゼ（TRACP-5b）はTPTD酢酸塩投与後にベースラインより低下したが, ALNへ変更後にさらに顕著に低下した. 120週時点では, 単独療法群と逐次療法群のTRACP-5b濃度はほぼ同様であった.

3 これまでのエビデンスに付け加えられたこと

日本で創薬された薬剤であるTPTD酢酸塩の最新のエビデンスを紹介した. 2017年にJohanssonらは, 骨粗鬆症性骨折後2年以内が特に続発する骨粗鬆症性骨折リスクが高いと報告した[3]. 椎体骨折や大腿骨近位部骨折などの骨粗鬆症性骨折受傷後に, 骨粗鬆症治療を開始した際に速やかに効果発現が期待できる薬剤が求められている. 椎体骨折を有する骨折リスクの高い骨粗鬆症に対して, どのような治療選択が必要なのか今回のJOINT-05試験は示したと考える.

ロモソズマブの効果予測因子

1 これまでの報告

ロモソズマブ（ROMO）は2019年3月にわが国で使用可能となったヒト化抗スクレロス

チンモノクローナル抗体製剤である. 作用機序として, スクレロスチンを阻害することにより骨芽細胞による骨基質産生を促進し, 骨前駆細胞を動員することで骨形成を促進する. また, ROMOは複数のシグナル伝達経路を介して, 骨吸収を抑制していると考えられている. ROMOは骨形成促進と骨吸収抑制の2つの作用を有しているため, 腰椎および大腿骨共に骨密度が極端に低い骨粗鬆症患者の有効な選択肢であると言える.

日本人を少数含む6,000人以上の患者を対象としたFRAME試験[4]では, 腰椎・大腿骨近位部・大腿骨頸部のすべての部位においてプラセボと比較して有意に骨密度が上昇することを報告している. また, Ebinaらは, 骨粗鬆症治療薬の前治療歴がない患者では, 前治療歴がある患者と比較して, ROMOの骨密度上昇効果が最も高かったと報告している[5]. 一方でTominagaらは, ROMO投与12ヵ月後の腰椎骨密度変化率は, 最小有意変化（LSC）を上回ったものの, 大腿骨近位部骨密度変化率はLSCを下回ったと報告した. それは骨粗鬆症治療歴がある患者を含む母集団全体でも前治療として骨粗鬆症未治療患者のみであっても同様であったとしている[6].

実臨床においては, 骨粗鬆症未治療患者であってもROMOによる大腿骨近位部骨密度に対する効果が十分に発揮されない患者が一定数存在していることがすでに明らかとなっている. しかし, 大腿骨近位部骨密度に対するROMOの効果予測因子については現状では明らかとなっていない.

2 最新のエビデンス

Kashiiらは, 大腿骨骨密度上昇の効果予測因子を明らかにすることを目的とした多施設共同非盲検前向き研究の結果を報告した[7]. 対象は, 骨折リスクの高い骨粗鬆症未治療の

閉経後骨粗鬆症患者63人であった．すべての患者にROMOを1年間投与した．この研究では過去の報告を参考に，大腿骨近位部骨密度（TH-BMD）および大腿骨頸部骨密度（FN-BMD）のベースラインから増加に関して，レスポンダーとノンレスポンダーを区別するカットオフ値を3％と設定している．

　結果として，ROMO投与12ヵ月後のベースラインからの骨密度増加は，腰椎で17.5％，大腿骨近位部で4.9％，大腿骨頸部で4.3％であった．一方で，大腿骨近位部または頸部のいずれかにおいてレスポンダーと分類される3％以上の骨密度増加を57.1％が達成できなかった．

　また，大腿骨骨密度に対する治療効果に応じて，レスポンダーとノンレスポンダーを比較するため，①TH-BMD 3％以上 vs TH-BMD 3％以下，②FN-BMD 3％以上 vs FN-BMD 3％以下，③TH-BMD・FN-BMD共に3％以上 vs TH-BMD・FN-BMDいずれかで3％以下の3つのグループを作成した．すべてのグループ内の比較においてベースラインでの骨形成マーカーであるP1NPは，レスポンダー群の方が有意に高かった．一方で，骨吸収マーカーであるTRACP-5bは，レスポンダー群とノンレスポンダー群で有意差はみられなかった．単変量解析では一部のグループでベースラインでのFN-BMDや非椎体骨折の有無などで有意であったものの，多変量解析では，ベースラインでのP1NPのみが有意であった．

　TH-BMD，FN-BMD共に3％以上の増加を予測するためのP1NPのカットオフ値は，53.7 μg/Lであり，感度54.3％，特異度92.3％であった．

3 これまでのエビデンスに付け加えられたこと

　ROMOは高額な薬剤であるがゆえに使用する際には金額に見合った効果を得ていく必要がある．今までは骨粗鬆症前治療歴の有無がROMOの効果予測をするための唯一のエビデンスであったと思われる．今回の報告より，骨粗鬆症未治療患者においてはベースラインのP1NPがより高値である患者の方がROMOをより効果的に使用可能であることが明らかとなった．

骨粗鬆症治療薬の費用対効果分析

1 これまでの報告

　まず，ARCH試験[8]を紹介する．骨粗鬆症と脆弱性骨折歴のある55〜90歳の閉経後女性4,093人が対象となり，ROMO群とALN群に1：1の比率でランダムに割り付けられた．12ヵ月の二重盲検期間終了後には，オープンラベルにてALN内服を試験終了の24ヵ月まで継続した．結果として，24ヵ月時点でROMO群はALN群と比較して新規椎体骨折，臨床骨折，大腿骨近位部骨折リスクを有意に低下させた．一方で，比較する薬剤は異なるが，Moriらの報告[9]では，ALN単独療法と遺伝子組換えTPTDバイオシミラー製剤からALNへ移行する逐次療法の比較において，ALN単独療法が費用対効果に優れていたとしている．

　近年上市されている薬剤はより良い効果が証明されている一方で，高額であるため安価なALNなどのビスホスホネート製剤が使用され続けている現状がある．費用対効果分析の最新の報告は，どのような状態の患者にはどの薬剤を使用することが費用対効果に優れている選択なのかを知る意味で重要である．

2 最新のエビデンス

　2023年に米国より報告されたLuoらの報

告[10]を紹介したい．米国臨床内分泌学会／米国内分泌学会（AACE/ACE）の閉経後骨粗鬆症の診断と治療のための臨床実践ガイドラインの2020年最新版[11]では，非常に骨折リスクの高い患者または骨折既往のある患者に対しての初期治療としてデノスマブ（Dmab），ROMO，アバロパラチド（ABL），TPTD，ゾレドロン酸（ZOL）投与を推奨している．そこで今回の報告では，①Dmab 10年投与後のALN 10年投与（Dmab/ALN），②ROMO 1年投与後のALN 10年投与（ROMO/ALN），③ABL 2年投与後のALN 10年投与（ABL/ALN），④TPTD連日2年投与後のALN 10年投与（TPTD/ALN），⑤ZOL 6年投与（ZOL）の5群の費用対効果を検討した．対象は，骨粗鬆症性骨折の既往歴のある65，70，75，80歳の閉経後骨粗鬆症女性患者であった．

結果として基本ケース分析において65歳の患者の場合，ZOLが最も低コストかつ有用であった．ZOLと比較して，Dmab/ALN，ROMO/ALN，ABL/ALN，TPTD/ALNの増分費用効果比（ICER）は，質調整生存年（QALY）増加当りそれぞれ13,020ドル，98,953ドル，176,287ドル，477,331ドルであった．TPTD/ALNは，ABL/ALNと比較して有効性が低く，高コストであった．また，ROMO/ALNは，Dmab/ALNと比較したときにABL/ALNよりも低いICERを有しており，拡張優位であった．また，支払意思額（WTP）を150,000ドル/QALYとした際には，Dmab/ALNとROMO/ALNがZOLと比較して費用対効果に優れていた．WTPの閾値が100,000ドル/QALY，50,000ドル/QALYと引き下げられた場合においては，ZOLと比較して費用対効果に優れていたのは，Dmab/ALNのみであったとしている．また，結果はすべての年齢で同様であった．

3 これまでのエビデンスに付け加えられたこと

AACE/ACEの2020年版のガイドラインには，各薬剤の逐次療法はALNとされていたわけではなく，骨吸収抑制薬による治療を継続すべきと記載されている．そのため，逐次治療として前治療でDmabを使用していなければ，Dmabへの切り替えも可能となる．そうすると，ROMO，ABL，TPTDの骨形成促進薬の費用対効果分析の結果も変わってくる可能性はあるとは思われる．また，米国でのデータであり，WTP閾値や疫学データなどは国ごとに異なるため，そのままわが国でこの知見をそのまま活用してもよいかは慎重に検討されるべきであると思われる．

結果の解釈には十分注意が必要であるが，骨折リスクの高い骨粗鬆症のさまざまな治療選択に対して網羅的に調査したすばらしい報告ではある．費用対効果分析は，このところ骨粗鬆症領域においても数多く論文化されているため，最新のエビデンスを注視していくべきであると思われる．

引用文献

1) Nakamura T, et al : J Clin Endocrinol Metab, 97 : 3097-106, 2012. (PMID : 22723322)
2) Mori S, et al : Osteoporos Int, 34 : 189-99, 2023. (PMID : 36239756)
3) Johansson H, et al : Osteoporos Int, 28 : 775-80, 2017. (PMID : 28028554)
4) Cosman F, et al : N Engl J Med, 375 : 1532-43, 2016. (PMID : 27641143)
5) Ebina K, et al : Joint Bone Spine, 88 : 105219, 2021. (PMID : 34020048)
6) Tominaga A, et al : Osteoporos Int, 32 : 1999-2009, 2021. (PMID : 33770201)
7) Kashii M, et al : Osteoporos Int, 34 : 563-72, 2023. (PMID : 36585509)
8) Saag KG, et al : N Engl J Med, 377 : 1417-27, 2017. (PMID : 28892457)
9) Mori T, et al : Arch Osteoporos, 16 : 72, 2021. (PMID : 33866457)
10) Luo C, et al : J Endocrinol Invest, 46 : 367-79, 2023. (PMID : 36044169)
11) Camacho PM, et al : Endocr Pract, 26 (Suppl 1) : 1-46, 2020. (PMID : 32427503)

20 | 抗菌薬

Key Points

☐ 抗菌薬適正使用における新たな指標"DASC"は抗菌スペクトラムを反映させることでより適切な評価につながるかもしれない.

☐ 注射用βラクタム系薬の持続／時間延長投与は，グラム陰性菌菌血症において予後を改善させるかもしれない.

☐ 胆道感染における抗菌薬の嫌気性菌スペクトラムカバーは，患者予後に影響しないかもしれない.

抗菌薬適正使用の新たな評価指標：Days of Antibiotic Spectrum Coverage（DASC）

1 これまでの報告

抗菌薬使用量調査は，感染対策向上加算の算定要件となっており，多くの施設においてその指標に抗菌薬使用密度（Antimicrobial Use Density：AUD）や使用日数（Day of Therapy：DOT）が用いられている．AUDおよびDOTは，いくつかの耐性菌の薬剤耐性との関連性が示唆されており，『抗菌薬適正使用支援（AS）プログラム実践のためのガイダンス』においてもプロセス指標として紹介されている[1]．しかし，AUDおよびDOTは，検出微生物に基づき抗菌薬が最適化されているかどうかを評価することができない.

これまでにASの評価指標として，AUD，DOTのほかに，Madaras-Kelly spectrum score（MKSS），antibiotic spectrum index（ASI），Modified ASI，antibiotic spectrum coverage（ASC）scoreなどのスコアが提唱されている.

2 最新のエビデンス

抗菌薬適正使用の新たな評価指標として，Days of Antibiotic Spectrum Coverage（DASC）が報告されている[2]．DASCとDOTとの比較を表1に示す．シナリオ1ではメロペネム（MEPM）を変更せず7日間投与した場合，シナリオ2ではMEPMを3日間，4日目よりセフトリアキソン（CTRX）とメトロニダゾール（MNZ）との併用により抗緑膿菌スペクトラムを減じた場合を示している．前者は単剤のみであるため，DOT，患者・抗菌薬日数（PAD）がいずれも7であるのに対して，後者は途中で2剤併用となったため，PADは7だが，DOTは11と前者よりも多くカウントされる．これをDASCで測定した場合，前者が84，後者が68となり，DOT自体が多くとも抗菌スペクトラムカバーは後者の方が小さいことがわかる.

表1 DASCとDOTの比較

病院・日数	シナリオ1：通常ケアの場合				シナリオ2：デエスカレーション（病院日数4日目において）					
	MEPM	ASC score	DOT	PAD	MEPM	CTRX	MNZ	ASC score	DOT	PAD
1	●	12	1	1	●	…	…	12	1	1
2	●	12	1	1	●	…	…	12	1	1
3	●	12	1	1	●	…	…	12	1	1
4	●	12	1	1	…	●	●	8	2	1
5	●	12	1	1	…	●	●	8	2	1
6	●	12	1	1	…	●	●	8	2	1
7	●	12	1	1	…	●	●	8	2	1

測定結果	シナリオ1	シナリオ2
総DOT	7	11
総PAD	7	7
DASC	84	68
DASC/DOT	12	6.2
DASC/PAD	12	9.7

ASC：antibiotic spectrum coverage，DOT：day of threrapy，PAD：patient antibiotic days，DASC：days of antibiotic spectrum coverage
ASCスコア：メロペネム 12，セフトリアキソン 6，メトロニダゾール 2
MEPM：メロペネム，CTRX：セフトリアキソン，MNZ：メトロニダゾール

（文献2より引用，一部改変）

Suzukiらは，米国アイオワ市の在郷軍人ヘルスケアシステムに属する急性期病院において，2017年から2021年における毎月の抗菌薬処方データから，DOT，DASCおよびDASC/DOTについて回帰分析を行った[3]．DOTは研究期間中，抗緑膿菌活性薬［ピペラシリン／タゾバクタム（PIPC/TAZ），セフェピム（CFPM），MEPM］が12%，フルオロキノロン薬が54%，抗MRSA薬が19%それぞれ減少していたが，1,000患者・日数あたりのDOTの傾きに有意な変化はなかった（$\beta =$ 0.20［95%CI：−0.84 to 1.23］，$p=0.7$）．これに対して，DASC（$\beta =-7.39$［95%CI：−13.66 to −1.11］，$p=0.03$），ならびにDASC/DOT（$\beta =-0.018$［95%CI：−0.022 to −0.013］，$p<0.001$）の傾きにいずれも有意な減少が観察された．

3 これまでのエビデンスに付け加えられたこと

DASCは抗菌スペクトラムを加味した評価指標であり，広域抗菌薬の使用や狭域化への寄与について，総DOTよりも正確に評価できるかもしれない．しかし，DASCに関する報告はまだ少数であること，DASCと耐性菌検出率との関連性に関する報告は本稿執筆時点では示されていないことなどから，今後のさらなるエビデンスの蓄積が求められる．米国感染症学会（IDSA）と米国医療疫学会（SHEA）のAntimicrobial stewardship programのガイドラインが2009年に策定，2016年に改訂されてから7年が経過しており，今後DASCが新たな抗菌薬適正使用の指標の一つとして加えられる可能性が考えられる．

グラム陰性菌菌血症に対する βラクタム系薬注射剤の時間延長 投与は患者予後を改善しうるか

1 これまでの報告

βラクタム系薬は時間依存的な効果を示す，すなわちPK/PDパラメータがTime above MIC（TAM：MIC以上の時間）であるが，βラクタム系薬の多くは半減期が短いため，頻回の間欠投与がされている．そして，βラクタム系薬のTAMをさらに増やすためにはボーラス投与よりも持続/時間延長点滴を行うことが必要であるが，どのような患者において有益であるかが課題となっている．これまでに，重症敗血症患者[4]，発熱性好中球減少症患者[5]などにおいて，βラクタム系薬の時間延長点滴の有益性が示されている．

2 最新のエビデンス

Tranらは，グラム陰性菌菌血症に対してCFPM，PIPC/TAZ，MEPMを投与された成人患者を時間延長点滴群（3時間）と間欠点滴群（30分）との2群に分け，敗血症の重症度，集中治療室（ICU）の状態，菌血症の感染源，菌種に基づいて1：1でマッチさせた後方視的コホート研究を行った[6]．本研究には268人が組み入れられ，重症敗血症/敗血症性ショック

が39.6%，感染発症時ICU入院が42%，感染源は尿路が50.7%，菌種は大腸菌が41%と最も多かった．抗菌薬の種類はCFPM，PIPC/TAZ，MEPMがそれぞれ59%，25.4%，15.7%であった．2群間の差を調整後において時間延長点滴は，主要アウトカムである臨床的安定までの時間（調整オッズ比（aOR）：0.32[95%CI：0.22 to 0.47]），解熱までの時間（同：0.28[0.16 to 0.47]），白血球数正常化までの時間（同：0.58[0.44 to 0.68]）の短縮に関する独立した因子であった（表2）．また，時間延長点滴は，治療失敗の低下，菌血症再発の減少，および在院日数の短縮とも関連していたが，死亡率に差はなかった．

3 これまでのエビデンスに付け加えられたこと

βラクタム系薬の時間延長投与は，グラム陰性菌菌血症に対して臨床経過を間欠点滴よりも早く改善させる可能性が示された．今回の報告のほかにも，時間延長点滴の前に負荷投与を行ったグラム陰性菌菌血症の患者を対象とした後ろ向き観察研究において，死亡率の低下との関連が認められたとBaravoらは報告しており[7]，負荷投与の必要性も議論の余地がある．一方，敗血症の重篤患者を対象としたMEPMの持続投与と間欠投与とを比較

表2 βラクタム系薬の間欠点滴と時間延長点滴における主要アウトカムの比較

主要アウトカム	間欠点滴 n=134	時間延長点滴 n=134	p値	OR [95%CI]	aOR [95%CI]
臨床的安定までの時間（中央値[IQR]）	n=92 52.8[35.6 to 116.0]	n=81 30.0[10.1 to 43.0]	<0.001	0.33 [0.23 to 0.47]	0.32 [0.22 to 0.47]
解熱までの時間（中央値[IQR]）	n=45 30.0[15.4 to 46.4]	n=39 6.5[2.3 to 15.9]	<0.001	0.25 [0.15 to 0.41]	0.28 [0.16 to 0.47]
白血球数正常化までの時間（中央値[IQR]）	n=62 73.6[41.5 to 176.0]	n=52 39.3[27.7 to 82.6]	0.002	0.58 [0.40 to 0.68]	0.58 [0.44 to 0.68]

（文献6より引用，一部改変）

した二重盲検RCTのMERCY試験において
は，全死亡率および多剤耐性菌の脅威を低減
できなかったことが報告されたことから[8]，
どのβラクタム系薬において時間延長投与が
有益なのかも結論が待たれる．最後に，β
ラクタム系薬の時間延長点滴に関する国際コン
センサス勧告が関連学会から合同で発出され
ており[9]，ぜひご一読されたい．

胆道感染症における抗菌薬の嫌気性菌カバーの必要性に関する議論

1 これまでの報告

胆道感染症においては，*Bacteroides*属を
含む嫌気性菌のカバーを目的として，PIPC/
TAZなどのβラクタマーゼ阻害薬配合βラク
タム系薬，セフメタゾールなどの抗嫌気性菌
スペクトラムを有するセファロスポリン系薬，
MEPMなどのカルバペネム系薬，あるいは，
βラクタム系薬に抗嫌気性菌薬としてMNZ
との併用投与が推奨されている[10]．しかし，
急性胆管炎における*Bacteroides*属などの嫌
気性菌の検出率は1%程度であり，胆道感染
症における抗嫌気性菌薬の必要性がないと主
張する報告もあるが[11, 12]，症例数や患者背景
の調整が十分でなかった．

2 最新のエビデンス

Simeonovaらは，抗嫌気性菌薬の追加投与
が胆道感染症患者の臨床転帰の改善に関連す
るかを評価することを目的として，18歳以上
の患者を対象に後方視的な傾向スコアマッチ
コホート研究を行った[13]．この研究では，嫌気
性菌をカバーする抗菌薬が投与された患者群
（カバーあり群）189人と，嫌気性菌をカバー
しない治療を受けた患者群（カバーなし群）
209人とを比較した．主要アウトカムである
感染のソースコントロールまたは抗菌薬投与
終了後30日以内の死亡および90日以内の再
発の複合アウトカムは，傾向スコアマッチン
グ後において，aOR 1.23［95%CI：0.69 to
2.22］と有意差はみられなかった（表3）．また，
副次アウトカムである入院期間は，カバーあ
り群の方がカバーなし群よりも長く（aOR：
4.85［95%CI：1.68 to 13.98］），抗菌薬治療期
間は長かった（同：4.14［2.61 to 6.57］）一方，
薬物有害反応は2群間で差はみられなかった
（同：1.01［0.97 to 1.05］）．

3 これまでのエビデンスに付け加えられたこと

本研究は，過去の研究と比較して症例数が
多く，傾向スコアマッチングによる調整を
行った上でも，胆道感染症において抗嫌気性
菌薬の投与を省くことは患者予後に影響しな

表3 嫌気性菌カバーなし群 *vs* あり群における傾向スコアマッチング前後の主要および副次アウトカム

	OR [95%CI]	aOR [95%CI]
主要アウトカム 　30日以内死亡率 あるいは 90日以内の再燃	4.19 [1.85 to 9.47]	1.23 [0.69 to 2.22]
副次アウトカム 　在院日数 　抗菌薬投与日数 　薬物有害反応	6.79 [2.70 to 17.10] 5.15 [3.23 to 8.23] 3.43 [0.92 to 12.88]	4.85 [1.68 to 13.98] 4.14 [2.61 to 6.57] 1.01 [0.97 to 1.05]

（文献13より引用，一部改変）

い可能性を示した．しかし，著者らはそれでも患者背景の調整が十分でなかったことを研究の限界として述べており，RCTの必要性があると結論づけている．PIPC/TAZやMEPMなどの広域抗菌薬を温存させるためにも，今後のさらなるエビデンスが期待される．

引用文献

1) 日本化学療法学会ほか：抗菌薬適正使用支援プログラム実践のためのガイダンス，2017. Available at：〈https://www.chemotherapy.or.jp/modules/guideline/index.php?content_id=103〉

2) Kakiuchi S, et al：Clin Infect Dis, 75：567-76, 2022.（PMID：34910130）

3) Suzuki H, et al：Infect Control Hosp Epidemiol, 44：934-37, 2023.（PMID：36625069）

4) Abdul-Aziz MH, et al：Intensive Care Med, 42：1535-45, 2016.（PMID：26754759）

5) Ram R, et al：Clin Infect Dis, 67：1153-60, 2018.（PMID：29608680）

6) Tran NN, et al：Open Forum Infect Dis, 10：ofad170, 2023.（PMID：37125229）

7) Bavaro DF, et al：J Antimicrob Chemother, 78：2175-84, 2023.（PMID：37428015）

8) Monti G, et al：JAMA, 330：141-51, 2023.（PMID：37326473）

9) Hong LT, et al：Pharmacotherapy, 43：740-77, 2023.（PMID：37615245）

10) 急性胆管炎・胆嚢炎診療ガイドライン改訂出版委員会：急性胆管炎・胆嚢炎診療ガイドライン2018, 医学図書出版，2018.

11) Lee JK, et al：J Infect Chemother, 19：1029-34, 2013.（PMID：23708782）

12) Wu PS, et al：BMC Infect Dis, 18：277, 2018.（PMID：29902981）

13) Simeonova M, et al：JAC Antimicrob Resist, 5：dlac141, 2023.（PMID：36694848）

論文吟味のポイント2023

Column 5　心血管リスクに関するRCTと標準治療の質（後編）

　TRANSFORM-HF試験では，被験者の7割以上にβ遮断薬が，4割以上にACE阻害薬もしくはARBが，3割以上に抗アルドステロン薬が投与されていました．これらの薬剤は心不全予後の改善を報告したエビデンスが豊富であり，心不全における標準治療薬としての地位を確立しています．両群の潜在的な死亡リスクは，ほぼ同等程度に調整されているとも考えられ，トラセミドもしくはフロセミドを追加的に投与しても，両者の効果差を検出することは困難だったのかもしれません．つまり，標準治療がある種のノイズとなり，トラセミドとフロセミドの効果差がノイズに埋もれてしまっている状況を想像すれば理解しやすいと思います．

　とはいえ，もし仮にトラセミドとフロセミドの効果差が顕著であれば，このような研究デザインであっても統計学的に有意な差が示されたはずです．結局のところ，両者に臨床的に意味のある水準で効果差があるとは考えにくいように思われます．

21 | 抗ウイルス薬

Key Points

☐ カボテグラビル＋リルピビリンの4週毎および8週毎の持効性筋注製剤の投与
は開始後152週においても，同等の有効性および安全性を示す．

☐ HIV感染症未治療症例に対するHIVカプシド阻害薬であるレナカパビルを含む
多剤併用療法の有効性，安全性が示された．

☐ ビクテグラビル，エムトリシタビン，テノホビルアラフェナミドの3剤併用療法
は，HIV-1とHBVの重複感染症例に有効性が高いことが示された．

☐ 慢性B型肝炎患者に対するテノホビルジソプロキシルの投与は，エンテカビル
と比較して肝細胞癌発症リスクが低い可能性が示された．

これまでの報告

HIV感染症治療の国内ガイドラインにおいて，「大部分のHIV感染者に推奨される組み合わせ」のレジメンは，いずれも核酸系逆転写酵素阻害薬（NRTI）を1もしくは2剤にインテグラーゼ阻害薬（INSTI）を1剤組み合わせるものであり[1]，INSTIは他の作用機序を示す薬剤と比較して，長期にわたり継続して投与されていることが示唆されている[2]．しかし，長期療養時代に突入しているHIV感染者の服薬，療養環境に加え，病態は多彩であり，患者個々にとって有効性および忍容性のバランスが取れた薬剤の選択が重要となる．

世界初の持効性筋注製剤の抗HIV薬であるカボテグラビル（CAB）とリルピビリン（RPV）は，4週毎もしくは8週毎の投与であり，投与開始後96週までの投与法間の非劣性が示されている[3]．しかし，投与開始後48週時点

でウイルス学的失敗率およびINSTIに対する耐性変異獲得率は，8週毎投与において高い傾向が示されている[4]．

世界初のHIVカプシド阻害薬であるレナカパビル（LEN）は，既存のいずれの作用機序の薬剤にも耐性を示すHIVに対して有効とされ，いわゆる多剤耐性HIV感染症症例に対する有効性が示されている[5]．

HIVとB型肝炎ウイルス（HBV）の成人重複感染症例に対する初回治療推奨レジメンは，そのほとんどのケースではテノホビル（TFV）製剤を含むものであるが，TFV製剤にはTFVジソプロキシル（TDF）とTFVアラフェナミド（TAF）の2つのプロドラッグが存在し，いずれもHIVとHBVの重複感染に有効であることが示されている．

また，慢性B型肝炎に対する核酸アナログ製剤投与による治療において，TFV製剤やエンテカビル（ETV）が頻用されており，さまざ

まな状況下においていずれも推奨されている薬剤である[6].

■ 最新のエビデンス

1 CAB＋RPVの4週毎および8週毎の持効性筋注製剤の投与は，開始後152週においても同等の有効性および安全性を示す

ATLAS-2M試験[7]は，CAB＋RPV持効性筋注製剤（LA）を8週毎（Q8W）に投与した場合と4週毎（Q4W）に投与した場合の有効性と安全性を評価する第Ⅲb相多施設共同RCTである．ウイルス学的に抑制された（HIV-1 RNA量50copies/mL未満）患者を対象に，CAB＋RPV LAをQ8WまたはQ4W投与する群にランダムに割り付けた．エンドポイントは，CAB＋RPV LAの投与開始後152週における血漿中HIV-1 RNA量が50copies/mL以上および50copies/mL未満の割合，確認されたウイルス学的失敗（CVF：HIV-1 RNA量≧200copies/mLが2回連続）の発生率，安全性，忍容性などであった．

計1,045人（Q8W：522人，Q4W：523人）が参加した．治療開始152週後にHIV-1 RNA量が50copies/mL以上であったのは，Q8W群で14人（2.7%），Q4W群では5人（1.0%）であり，非劣性閾値である4%を下回った（調整治療差：1.7%[0.1 to 3.3]）．また，HIV-1 RNA量が50copies/mL未満を維持したのは，Q8Wでは456人（87%），Q4Wでは449人（86%）であり，調整治療差は1.5%[95%CI：-2.6 to 5.6]と非劣性の基準（閾値：-10%）を満たした．

CVFはQ8W群では12人（2.3%），Q4W群では2人（0.4%）に認められ，そのうち8人にRPV，10人にINSTIに関連する薬剤耐性変異を認めた．なお，安全性のプロファイルは同

等であり，48週以降に新たな問題となる有害事象は認められなかった．

以上より，CAB＋RPV LAの8週毎と4週毎の投与は，3年という長期投与においても，同等の有効性および安全性が示された．

2 HIV感染症未治療症例に対するHIVカプシド阻害薬レナカパビル＋異なる作用機序の抗HIV薬の多剤併用療法は良好な抗ウイルス効果と忍容性を認める

HIV感染症未治療患者に対して，新しい作用機序を有するHIVカプシド阻害薬であるLENと他の抗HIV薬を併用した際の有効性を示した報告を紹介する[8].

米国とドミニカ共和国の41の治験施設で進行中の第Ⅱ相非盲検RCTであり，抗HIV薬の投与歴のない成人HIV患者を下記の4群に2：2：2：1の割合でランダムに割り付けた．ランダム割り付けは，スクリーニング時の血漿中HIV-1 RNA量（≦100,000または＞100,000copies/mL）で層別化した．

- グループ1と2：26週毎のLEN 927mg皮下投与[28週間毎日エムトリシタビン（FTC）200mgとTAF 25mg経口投与に加え，LEN負荷投与（1，2日目に600mg経口，8日目に300mg経口）後，14日目から26週毎にLEN 927mg皮下投与．28週目から毎日の経口剤をグループ1ではTAF 25mgに，グループ2ではINSTIのビクテグラビル（BIC）75mgに切り替え].
- グループ3：毎日のLEN経口投与（1，2日目に600mg経口，その後50mg経口）＋FTC 200mgおよびTAF 25mg毎日経口投与
- グループ4：FTC 200mg，TAF 25mgおよびBIC 50mgを毎日経口投与

主要評価項目は，開始後54週目にウイルス学的抑制（HIV-1 RNA量が50copies/mL未

満)を示した割合であった。249人のHIV感染者がスクリーニングされ、183人の参加者がランダムに割り付けられ、182人が抗HIV薬の投与を受けた。開始後54週におけるウイルス学的抑制率は、グループ1で90%（グループ4との差：−2.6%［95%CI：−18.4 to 13.2］），グループ2で85%（同：−7.1%［−23.4 to 9.3］），グループ3で85%（同：−7.2%［−23.5 to 9.1］），グループ4で92%であった。

LEN（皮下または経口）投与で注射部位反応以外の有害事象で最も多かったのは、頭痛および悪心であった（共に13%）。またLEN皮下注による注射部位反応として多かったのは、紅斑（27%），腫脹（23%）および疼痛（19%）であり、いずれも軽度または中等度であった。重篤な有害事象は認めなかったものの、グレード1の注射部位反応（硬結2例、紅斑または腫脹1例）のため、3例でLENの皮下投与を中止した。

LENは新しい機序の薬剤であるため、他のさまざまな抗HIV薬との併用による有効性および安全性のデータの集積が待たれる。

3 BIC, FTC, TAFの3剤併用療法は、HIVとHBVの重複感染を有するケースで有効性の高い治療法である

HIV-1とHBVの重複感染を有するほとんどの成人症例に対し推奨される初回治療レジメンはTFVを含むものであるが、TFVにはTDFとTAFという2つのプロドラッグが存在する。本報告は、HIVとHBVの重複感染者に対し、BIC, FTC, TAFがドルテグラビル（DTG），FTC，TDFに対して非劣性であるかどうかを検討することを目的としたものである[9]。

中国、ドミニカ共和国、香港、日本、マレーシア、韓国、スペイン、台湾、タイ、トルコ、米国の46の外来センターで行われた第Ⅲ相二重盲検非劣性RCTである。血漿中HIV-1 RNA量が500copies/mL以上、血漿中HBV-DNA量が2,000IU/mL以上の治療歴のない成人を参加対象とした。参加者は、BIC 50mg，FTC 200mg，TAF 25mgを毎日経口投与する群（TAF群）と、DTG 50mg，FTC 200mg，TDF 300mgを毎日経口投与する群（TDF群）にランダムに1：1で割り付けられた。ランダム化は、スクリーニング時のB型肝炎e抗原（HBe-Ag）の状態、HBV-DNA量（< 8 vs $\geq 8\log_{10}$ IU/mL），CD4数（< 50 vs ≥ 50cells/μL）で層別化した。

主要評価項目は、開始後48週の血漿中HIV-1 RNA量が50copies/mL未満（FDAのスナップショットアルゴリズムによる定義）および血漿中HBV-DNA量が29IU/mL未満となった参加者の割合とし（データ欠落は失敗として取り扱う），事前に規定した非劣性マージンは−12%とした。

スクリーニング対象は381人，そのうち243人が投与を開始した（TAF群：121人，TDF群：122人）であった。開始後48週におけるHIV-1 RNA量が50copies/mL未満であったのは、TAF群95%，TDF群91%であり（差：4.1%［95%CI：−2.5 to 10.8］）であり、非劣性の基準を満たした。また、TAF群では63%，TDFでは43%がHBV-DNA量の抑制を認めた（差：16.6%［95%CI：5.9 to 27.3］）。

開始後96週までの薬剤関連有害事象は、TAF群では29%，TDF群では28%に発現した。また、TAF群では121人中1人（1%）で治療に関連すると考えられる重篤な有害事象（免疫再構築症候群に起因するクリプトコッカス髄膜炎）を認めた。

BIC，FTC，TAFの3剤併用療法は、抗ウイルス療法を開始するHIV-1とHBVの重複感染を有する成人にとって有効な治療法であることが示された。

4 慢性B型肝炎患者に対する TDFの投与はETVと比較して 肝細胞癌発症リスクが低い

本報告は，アジア人を対象とした慢性B型肝炎（CHB）において頻用されているTDFとETVを投与した際の肝細胞癌（HCC）発症リスクを比較したメタ分析の報告である[10]．

2021年1月までに発表されたメタ分析，電子データベース，学会報告を検索し，適格な研究を特定した．TDFまたはETVを1年以上投与された治療歴のないCHB患者を匿名化し，多変量Cox比例ハザードモデルを用いて2剤間のHCCリスクを比較した．治療効果の一貫性は，傾向スコアマッチング（PSM），重み付け（PSW），および年齢，性別，HBe-Ag陽性，肝硬変，糖尿病の状態に関するサブグループ解析で検討した．

韓国，台湾，香港の11の研究からTDFが単剤投与された6,979人またはETVが単剤投与された35,960人の計42,939人が対象となった．TDF投与症例はETV投与症例と比較して，HCCリスクが有意に低かった（調整ハザード比（aHR）：0.77［95%CI：0.61 to 0.98］）．PSM（aHR：0.73［95%CI：0.59 to 0.88]）およびPSW（同：0.83［0.67 to 1.03]）の解析，ならびにすべてのサブグループにおいて，TDFによるHCCリスクの低下が観察され，50歳以上（同：0.76［0.58 to 1.00]），男性（同：0.74［0.58 to 0.96]），HBe-Ag陽性（同：0.69［0.49 to 0.97]），非糖尿病（同：0.79［0.63 to 1.00]）のサブグループで統計学的に有意であった．

さまざまなサブグループにおける治療法間の罹患率の差をより明確にするためには，より長期間の追跡調査が必要であるが，CHB患者，特にHBe-Ag陽性の症例において，TDFはETVよりも有意に低いHCCリスクと関連していた．

これまでのエビデンスに 付け加えられたこと

慢性のウイルス疾患へと変貌を遂げ，長期療養時代のHIV感染症治療において，さまざまな環境下において有効性を維持しつつ，高い忍容性を示す薬剤選択が重要となる．その一つの選択肢として登場したCAB＋RPVの持効性筋注製剤であるが，投与開始後約3年経過後も第48週以降に新たな問題となる有害事象は認められなかったことから，より長期の安全性が示された．

HIVカプシド阻害薬であるLENについては今回，未治療症例に対し皮下注もしくは経口剤を他の抗HIV薬と併用することで良好な抗ウイルス効果を認めた．これまでに使用されてきた種々の作用機序を有する薬剤には特徴的な有害事象があり，患者個々において許容できないケースが散見される．新たな作用機序を示す薬剤が将来的に初回治療に選択可能性を示したことは，薬剤選択の個別適正化につながるものであると考える．

TAFを含む抗HIV薬が登場するまで長年にわたり，TFV製剤としてTDFが頻用されてきたが，腎機能障害，骨密度の低下などが問題となってきた．今回の検討でHIVに対する抗ウイルス効果に相違を認めなかったものの，HBV-DNA量の抑制についてはTAFが優れた結果を残したことから，HBVを重複感染しているHIV感染者において，TAFを含むレジメンの有用性があらためて示された．

慢性B型肝炎治療において肝細胞癌の発症抑止は最重要事項の一つである．今回の報告は，現在頻用されているETV，TDF両薬剤のいずれの選択も可能な際に，TDF（TFV製剤）の選択を優先する根拠となるものである．

引用文献

1) 厚生労働行政推進調査事業費補助金エイズ対策政策研究事業「HIV感染症および血友病におけるチーム医療の構築と医療水準の向上を目指した研究」班：抗HIV治療ガイドライン, 2023.

2) Naito T, et al : Sci Rep, 12 : 1732, 2022.（PMID : 35110641）

3) Jaeger H, et al : Lancet HIV, 8 : e679-89, 2021.（PMID : 34648734）

4) Overton ET, et al : Lancet, 396 : 1994-2005, 2021.（PMID : 33308425）

5) Segal-Maurer S, et al : N Engl J Med, 386 : 1793-803, 2022.（PMID : 35544387）

6) 日本肝臓学会：B型肝炎治療ガイドライン（第4版）, 2022.

7) Overton ET, et al : Clin Infect Dis, 76 : 1646-54, 2023.（PMID : 36660819）

8) Gupta SK, et al : Lancet HIV, 10 : e15-23, 2023.（PMID : 36566079）

9) Avihingsanon A, et al : Lancet HIV, 10 : e640-52, 2023.（PMID : 37494942）

10) Choi WM, et al : J Hepatol, 78 : 534-42, 2023.（PMID : 36572349）

論文吟味のポイント2023

Column6 観察研究における外的妥当性の評価ポイント（前編）

　JMDC（医療統計データサービスを展開する日本企業）の健康保険データベースを用いた研究によれば, 2型糖尿病治療におけるSGLT2阻害薬の処方量は増加傾向にあります（**PMID : 37005303**）. 一方, 複数のSGLT2阻害薬の間で, 有効性に差異があるかどうかについては, 評価に足る情報が不足していました.

　そのような中, 同じくJMDCの健康保険データベースを用いて, 2型糖尿病患者に対するSGLT2阻害薬の有効性を比較したコホート研究の結果が報告されました（**PMID : 35585590**）. この研究では, 新規にSGLT2阻害薬（エンパグリフロジン5,302人, ダパグリフロジン4,681人, カナグリフロジン4,411人, その他のSGLT2阻害薬10,921人）の投与が開始された2型糖尿病患者25,315人（年齢中央値52歳, 男性82.5%）が解析対象となりました. しかし, 心不全, 心筋梗塞, 狭心症, 脳卒中, 心房細動の発症について, 薬剤間で統計学的に有意な差を認めませんでした.

　例えば, 心不全の発症について, エンパグリフロジンを基準としたハザード比[95%CI]は, ダパグリフロジンで1.02[0.81 to 1.27], カナグリフロジンで1.08[0.87 to 1.35], その他のSGLT2阻害薬で0.88[0.73 to 1.07]という結果でした. 〈後編[p.143]に続く〉

5 エキスパートが注目する 最新エビデンスをアップデート！

22 抗真菌薬

Key Points

☐ 既存の抗真菌薬への耐性傾向が強い*Candida auris*の世界的な広がりが懸念される．

☐ 新規抗真菌薬のFosmanogepixは*C. auris*感染症に有効である可能性が示唆された．

☐ 侵襲性アスペルギルス症におけるボリコナゾールのTDMガイド下と非ガイド下の投与は治療成績に有意差はなかったが，現状としてTDM実施は必要である．

新興菌種*Candida auris*に有効な新薬の開発

1 これまでの報告

*Candida auris*は，2009年に日本において患者の外耳道から分離・報告された新菌種のカンジダである[1]．*C. auris*は既存の抗真菌薬への耐性傾向や高い環境生存性，標準的な検査方法では同定が困難などのことから，医療施設でのアウトブレイクが懸念されており，2016年には米国疾病予防管理センター（CDC）が*C. auris*に関する注意喚起を発出するまでに至った．現在もその状況は変わらないどころか，世界40ヵ国以上で*C. auris*の検出報告がされ，アウトブレイクも多く報告されている[2]．現在，*C. auris*分離株は，その発生地域から5つのclade（クレード/分岐群）に分類されており，cladeⅠ（南アジア型），cladeⅡ（東アジア型），cladeⅢ（南アフリカ型），cladeⅣ（南米型），cladeⅤ（イラン型）がある．各cladeは最初に検出された地域に基づいて分

類されているが，現在では1つの地域で複数のcladeが確認されることもあり，世界的な広がりを示している[3]．

*C. auris*の薬剤感受性の特徴として，ほとんどの分離株はフルコナゾール（FLCZ）に耐性であり，イトラコナゾール（ITCZ）やボリコナゾール（VRCZ）などの他のアゾール系薬にもある程度の交差耐性がみられることである．また，30〜40%の分離株でアムホテリシンB（AMPH）への耐性がみられ，10%以下の分離株でフルシトシン（5-FC）およびキャンディン系薬に耐性であると報告されている[4]．2系統以上の抗真菌薬に耐性を示す多剤耐性株は全体の約半数を占め，その最も多い組み合わせはFLCZとAMPHである．さらに，少数とはされているが，アゾール系・ポリエン系・キャンディン系の3系統すべてに耐性である株の報告もある[4]．さらに，*C. auris*による死亡率は高く，特に血流感染症の場合は30〜70%とされ，既存の真菌による侵襲性カンジダ症の死亡率と同等もしくはそれ以上と

されている[5].

　現在，*C. auris*感染症の治療には感受性が
よいとされるキャンディン系薬が第一選択と
して推奨されており，その効果が不良の場合，
または投与後も血流感染が5日間以上持続す
る場合は，リポソーム型アムホテリシンB
（L-AMB）への切り替えが推奨されている[6].
これまでキャンディン系薬耐性の*C. auris*は，
キャンディン系薬での治療後にその耐性を獲
得することが示唆されていたが，2021年に米
国の複数の地域でキャンディン系薬の曝露歴
がない患者において，キャンディン系薬耐性株
による*C. auris*感染症の発生が報告された[7].
多剤耐性*C. auris*の蔓延や使用可能な抗真菌
薬の選択が限られてきた状況から，新たな抗
真菌薬の開発が求められていた．

2 最新のエビデンス

　Vazquezらにより，*C. auris*による侵襲性
感染症に対するFosmanogepix（FMGX；日
本未承認）の有効性と安全性を評価する第II相
試験の結果が報告された[8]. 新規抗真菌薬で
あるFMGXは，静注投与および経口投与が可
能であり，既存の抗真菌薬に耐性を示す真菌
にも有効であるため，広域なスペクトルを有
する．FMGXの作用機序は，生体内でホスファ
ターゼによって活性部分であるManogepix
（MGX）に変換された後，グリコシルホスファ
チジルイノシトール（GPI）アンカー型細胞壁
移行タンパク1（Gwt1）を阻害するという新し
いものである．Gwt1は真菌細胞壁の主要な構
成成分の一つであり，細胞壁の生合成や恒常
性維持に重要な役割を担っている[9]. Gwt1の
阻害により細胞表面への接着能の変化，バイ
オフィルム形成や菌糸形成が阻害され，結果
的に真菌の成長阻害と酵母の死をもたらすと
される．

　この試験には，南アフリカの2施設から

*C. auris*血流感染症である9人が登録され，
FMGXによる治療を受けた．FMGXの投与
は，1日目は負荷投与として1回1,000mgを
1日2回静注，2日目以降は1日1回600mg
を静注として，4日目からは1日1回800mg
の経口投与への切り替えが許可されたが，切
り替えられた症例はなかった．主要エンドポ
イントは，FMGX以外の抗真菌薬の追加投与
がなく最終的に血液培養陰性で，かつ治療終
了時点で生存したと定義された治療成功率で
あり，88.9%（8/9人）だった．副次エンドポ
イントとして，治療開始後の30日死亡率が
11.1%（1/9人），治療終了後の30日生存率が
88.9%（7/8人），初回の血液培養陰性化まで
の期間が平均8.7日［SD：5.5］であった．登録
された9人中1人は治療中に死亡し，治療終
了後30日以内に8人中1人が死亡した．治療
中に死亡した1人は参加登録前に広範囲熱傷
と急性腎不全を呈しており，試験開始10日目
には敗血症と多臓器不全を発症して11日目に
死亡，治療終了後に死亡した1人は人工呼吸
器関連肺炎と多臓器不全により死亡しており，
FMGXの治療失敗とは無関係である可能性が
あると言及されている．FMGXによる治療期
間は平均19.0日［SD：5.8］であった．治療に
関連した有害事象や試験薬の中止はなかった．
また，FMGXは試験中に検出したすべての
*C. auris*分離株に対して*in vitro*で強力な活性
を示し，最小発育阻止濃度（MIC）はAMPH,
Anidulafungin（ANID；日本未承認），ミカ
ファンギン（MCFG），FLCZ，VRCZといった
既存の抗真菌薬と比較して最も低かった（**表**）．

3 これまでのエビデンスに
　　付け加えられたこと

　紹介した試験は症例数の少ない第II相試験
であり，さらにCOVID-19のパンデミックの
影響も受け，本来15人の症例登録予定が9人

表 *C. auris* 分離株に対する Manogepix および比較薬剤の活性（MIC）（CLSI法）

No	MIC（μg/mL）					
	MGX	AMPH	ANID	MCFG	FLCZ	VRCZ
1	0.015	1	0.5	0.25	>128	2
2	0.015	1	0.5	0.12	>128	2
3	0.015	1	1	0.25	128	2
4	0.015	1	1	0.25	>128	2
5	0.008	1	1	0.25	>128	1
6	0.015	1	1	0.25	>128	2
7	0.015	1	0.5	0.25	>128	2
8	0.008	1	0.5	0.25	>128	2
9	0.015	1	1	0.25	>128	2

MIC：最小発育阻止濃度，CLSI：Clinical & Laboratory Standards Institute（臨床検査標準協会），MGX：Manogepix，AMPH：アムホテリシンB，ANID：Anidulafungin，MCFG：ミカファンギン，FLCZ：フルコナゾール，VRCZ：ボリコナゾール

（文献8より引用）

での評価となっている．今後の第Ⅲ相試験の結果が待たれるところであるが，*C. auris* の世界的な広がりから新規抗真菌薬の有効性評価の報告は現段階でも重要と考える．本試験の参加登録は南アフリカの施設のため，*C. auris* 分離株は clade Ⅲ と推定されており，すべての clade の *C. auris* にこの結果が適用されないかもしれない．しかし，clade Ⅲ はすでにカナダや米国など他の国でも検出されているため，将来的には，この結果が一般化される可能性もある．

FMGX の特徴として，バイオアベイラビリティが高いことから今後は静注投与から経口投与への切り替え後の有効性についても言及されると考える．また，組織分布も良好とされ，眼や腸管，脳といったカンジダ播種の主な部位への移行性もよいとされている[10]．FMGX の有効性，安全性，忍容性に関して，さらなる評価が求められる状況である．FMGX だけでなく，これからも *C. auris* に対する新たな治療薬や治療方法の発見に向けた継続的な取り組みが肝要である．新薬の開発，*C. auris* の広がりなど今後の動向に注視していく必要がある．

侵襲性アスペルギルス症に対する VRCZ の治療評価：TDM群 *vs* 非TDM群

1 これまでの報告

アスペルギルス症は，*Aspergillus fumigatus* や *A. niger* などの糸状菌であるアスペルギルス属によって引き起こされる感染症であり，好中球減少が著しい compromised host（易感染宿主）に起こりやすいとされている[11]．アスペルギルス症の病型の一つである侵襲性アスペルギルス症（invasive aspergillosis：IA）に対して，米国感染症学会（IDSA）ガイドライン[12]および，わが国の『深在性真菌症の診断・治療ガイドライン2014』[13]において共に第一選択となる治療薬は VRCZ である．VRCZ は広域な抗真菌スペクトルをもつトリアゾール系抗真菌薬で，副作用には肝機能障害，視野障害などがあり，その発現は血中濃度と相関するとされている[14]．また，VRCZ は CYP2C19 により代謝される．日本人の約2割が poor metabolizer（PM）であり，これに該当する患者では代謝が遅延し，血中濃度

が高くなる可能性がある．加えて，非線形性の薬物動態を示すため血中濃度が変動しやすいとされている[15]．以上のことから，VRCZは『抗菌薬TDM臨床実践ガイドライン2022』[16]において，①治療前より慢性肝機能障害を有する場合，②重症の侵襲性カンジダ症やIAなど重症真菌感染症治療を行う場合，③肝機能障害発生時や臨床反応が認められない場合，④副作用の視覚症状が持続する場合，⑤初回TDMに基づき投与量を変更した場合，⑥VRCZと薬物相互作用を有する薬剤の併用，または中止した場合などでTDMの実施が推奨されている．IDSAガイドライン[12]においてもVRCZのIA治療にはTDMが推奨されている．わが国の『抗菌薬TDM臨床実践ガイドライン2022』においてトラフ濃度の目標値は，アスペルギルスによる感染症では≧2μg/mL，副作用を予防するため<4μg/mL（非アジア人では<5.5μg/mL）とされており，IDSAガイドラインでは，≧1.0〜1.5μg/mL，<5〜6μg/mLを目標としている．数値の設定が各ガイドラインによって異なるのは，前述の人種におけるCYP2C19のPMの割合により，VRCZのTDMの主たる目的がアジア人に関しては副作用予防，非アジア人に関しては治療効果の担保と異なるためである[16]．

IA治療におけるVRCZ投与にはTDM実施が推奨されているが，VRCZに対するTDMの付加価値を示すRCTは不足している現状がある．IA治療においてVRCZのTDMガイド下の投与が，非TDMガイド下と比較して治療成績が改善し，副作用発現が減少するのかを明らかにする目的で実施されたクロスオーバーRCTを紹介する．

2 最新のエビデンス

Veringaらは，IA患者に対するVRCZのTDMガイド下の投与と非ガイド下の投与を比較した多施設共同クラスタークロスオーバーRCTを実施した[17]．参加者は血液悪性腫瘍または同種造血幹細胞移植を受けた18歳以上のIA患者であり，TDM群83人と非TDM群87人が組み入れられた．VRCZの投与方法は，静注の場合は初日1回6mg/kgを1日2回，以後，1回4mg/kgを1日2回，経口投与の場合は初日1回400mgを1日2回，以後，1回200mgを1日2回とした．両群共にトラフ濃度の採血は，VRCZ開始3日目と治療終了まで週2回とし，TDM群においてはトラフ濃度が2.0μg/mL未満または5.0μg/mL以上の場合にVRCZの投与量が変更された．

主要エンドポイント①は治療開始4週間後の治療反応であり，EORTC/MSG基準[18]により分類され，治療成功は完全奏効と部分奏効とし，治療失敗は病状不変と病状進行，死亡とされた．結果は，TDM群／非TDM群の治療成功は50.9%/55.0%，治療失敗は49.1%/45.0%であり，有意差を認めなかった．主要エンドポイント②は治療開始4週間以内のVRCZの副作用による中止であり，TDM群で0.2%，非TDM群では0.2%と有意差を認めなかった．観察期間12週間の副作用による投与中止患者の割合も有意差は認められなかった（オッズ比：0.825［95%CI：0.353 to 1.929]）．

副次エンドポイント①は治療開始4週間後と12週間後の死亡率であり，TDM群／非TDM群でそれぞれ12.0%/10.3%，20.5%/26.4%と有意差を認めなかった（ハザード比：0.782［95%CI：0.397 to 1.541]）．副次エンドポイント②はVRCZのトラフ濃度が1.0〜6.0μg/mLの治療域にある患者の割合であり，TDM群で74.0%，非TDM群では64.0%であり，有意差を認めた（$p < 0.05$）．

TDMの詳細として，初回トラフ濃度の中央値はTDM群3.8μg/mL，非TDM群3.9μg/mL

であり，有意差を認めなかった．また，すべての対象患者における初回トラフ濃度の割合は1.0〜6.0μg/mLが80.6%，1.0μg/mL未満は3.9%であった．TDM群の72.3%が投与量調整が実施された．トラフ濃度が1.0μg/mL未満の割合は，TDM群15.0%，非TDM群21.5%であり，6.0μg/mL以上であった割合はTDM群11.6%，非TDM群14.0%であった．

一見すると本研究からは何も得られなかったようにみえる．しかし，著者らが「本研究は，VRCZのTDMの適用可能性に新たな光を当てた」と述べているのは多少の過大表現であるにしても，今後，VRCZに対するTDMによる介入評価を進める礎の一つとなる報告と言える．

3 これまでのエビデンスに付け加えられたこと

紹介した研究では，最終的にトラフ濃度が1.0〜6.0μg/mLの治療域にある患者の割合はTDM群が非TDM群より10%有意に多い結果となったが，TDMによる治療成績と副作用発現による中止の改善には結びつかなかった．本研究にはいくつかの限界もあり，完全盲検にはできず，非TDM群に割り付けられても，治療途中，必要に応じて血中濃度も評価されている．後に介入群としてサブ解析してもいずれも有意差は認められなかった．

また，非TDM群は全例の感染部位が肺であったのに対して，TDM群は4人が副鼻腔であった．VRCZの奏効率は感染部位や真菌種によっても異なることが示されていることから，今後はより個別に評価をする必要性がある[19]．また，真菌種のMICに関しても本研究では言及されていない．VRCZのMICが1μg/mL以上の真菌による感染症ではVRCZの使用は推奨されないことや，3〜4mg/kg/回の維持投与量ではVRCZのMICが0.5μg/

mLより高い菌株に対しては治療に十分な血中濃度が得られない可能性が高いことが示唆されている[20]．感染部位や重症度，菌株のMICなどを総合して，VRCZの最適な指標域の探索のための追跡試験が待たれるところである．

本報告からはTDMの有用性についての新たなエビデンスを付け加えることはできなかったが，今後のVRCZの最適な治療法の確立に注視していきたい．

引用文献

1) Satoh K, et al : Microbiol Immunol, 53 : 41-4, 2009. （PMID : 19161556）
2) Du H, et al : PLoS Pathog, 16 : e1008921, 2020. （PMID : 33091071）
3) Chow NA, et al : mBio, 11 : e03364-19, 2020. (PMID : 32345637)
4) Lockhart SR, et al : Clin Infect Dis, 64 : 134-40, 2017. （PMID : 27988485）
5) 山口英世 : モダンメディア, 63 : 213-29, 2017.
6) Centers for Disease Control and Prevention : Treatment and management of C. auris infections and colonization. Website URL : 〈https://www.cdc.gov/fungal/candida-auris/c-auris-treatment.html〉
7) Lyman M, et al : MMWR Morb Mortal Wkly Rep, 70 : 1022-3, 2021. (PMID : 34292928)
8) Vazquez JA, et al : Antimicrob Agents Chemother, 67 : e0141922, 2023. (PMID : 37022196)
9) 地神芳文 : 真菌誌, 49 : 253-62, 2008.
10) Shaw KJ, et al : J Fungi (Basel), 6 : 239, 2020. (PMID : 33105672)
11) 安藤常浩 : 日本化学療法学会雑誌, 62 : 657-62, 2014.
12) Patterson TF, et al : Clin Infect Dis, 63 : 433-42, 2016. (PMID : 27481947)
13) 深在性真菌症のガイドライン作成委員会 編 : 深在性真菌症の診断・治療ガイドライン2014, 2014.
14) Elewa H, et al : Clin Pharmacokinet, 54 : 1223-35, 2015. (PMID : 26070947)
15) Purkins L, et al : Antimicrob Agents Chemother, 46 : 2546-53, 2002. (PMID : 12121931)
16) 日本化学療法学会／日本TDM学会 : 抗菌薬TDM臨床実践ガイドライン2022, 2022.
17) Veringa A, et al : Int J Antimicrob Agents, 61 : 106711, 2023. (PMID : 36642232)
18) Segal BH, et al : Clin Infect Dis, 47 : 674-83, 2008. （PMID : 18637757）
19) Perfect JR, et al : Clin Infect Dis, 36 : 1122-31, 2003. （PMID : 12715306）
20) 萩原真生ほか : 日本化学療法学会雑誌, 67 : 457-65, 2019.

23 ワクチン

Key Points

☐ 5歳未満の小児でも，COVID-19 mRNAワクチンによる中和抗体価上昇が証明され，感染予防効果が報告された．

☐ オミクロン株対応2価ワクチンは，オミクロン株に対して1価起源株ワクチンを上回る中和抗体価上昇が証明され，1価起源株ワクチンを上回る感染予防効果，重症化予防効果が報告された．

☐ COVID-19ワクチンにより，COVID-19罹患後症状が減少することを示唆する報告が続いている．

☐ 60歳以上の高齢者にRSウイルス(RSV)ワクチンを接種すると，RSV関連下気道感染が減少することが明らかとなった．

☐ 妊婦にRSVワクチンを接種すると，乳児のRSV関連下気道感染が減少することが示された．

これまでの報告

COVID-19については，1価起源株mRNAワクチンBNT162b2(Pfizer-BioNTech)，mRNA-1273 (Moderna)の成人に対する感染予防効果，重症化予防効果がRCTで明らかとなっており，5〜11歳，12歳以上の小児に対しても観察研究で効果が確認されている．ワクチンの予防効果は時間とともに低下し，オミクロン株に対してはオミクロン株流行前と比べて予防効果が低下することが報告されている．

RSウイルス(RSV)感染症に対する有効なワクチンはなく，RSV感染症の重症化リスクを有する児(早産児，気管支肺異形成症，先天性心疾患，免疫不全，ダウン症候群)に対して，RSV流行期に抗RSVヒト化モノクローナル抗体であるパリビズマブ(シナジス®)の月1回投与が行われてきた．

最新のエビデンス

1 COVID-19ワクチン

▶ 小児に対するmRNAワクチンの効果

5歳未満の小児に対するmRNAワクチンの効力(efficacy)について，MuñozらのRCTが発表された[1]．オミクロン株流行期の6ヵ月から4歳の小児(6ヵ月〜2歳未満：1,776人，2〜4歳：2,750人)において，BNT162b2 (Pfizer-BioNTech) 3 μg を21日間隔で2回接種後，8週以上空けて1回接種すると，3回目接種1ヵ月後の血清中和抗体価は，16〜25歳の2回目接種1ヵ月後と比較して6ヵ月〜2歳未満で幾何平均比1.19 [95%CI：1.00

to 1.42］，2～4歳で同1.30［1.13 to 1.50］と非劣性だった．症候性COVID-19に対するワクチンの効力は，プラセボとの比較で73.2%［95%CI：43.8 to 87.6］（発症者計34人による解析）であった．また，mRNA-1273（Moderna）についても，オミクロン株流行期の6ヵ月から5歳の小児（6ヵ月～2歳未満：2,355人，2～5歳：4,048人）において，25μgを4週間隔で2回接種すると，18～25歳と比較して8週後の中和抗体価の幾何平均比は非劣性と報告されている（Andersonら，RCT）[2]．二次アウトカムの症候性COVID-19に対するワクチンの効力は，プラセボとの比較で6ヵ月～2歳未満の児で50.6%［95%CI：21.4 to 68.6］，2～5歳で36.8%［同：12.5 to 54.0］だった．

5歳未満の小児に対するmRNAワクチンの有効性（effectiveness）について，Tartofらのテストネガティブ症例対照研究が報告された[3]．6ヵ月から4歳の小児（24,261人）において，BNT162b2 3μgを2～3回接種すると，ワクチン接種なしと比べCOVID-19による救急・予定外受診または外来受診は33%少なかった（オッズ比（OR）：0.67［95%CI：0.53 to 0.85］）．

5歳以上の小児に対するmRNAワクチンの有効性についても，複数の観察研究が報告されている[4,5]．Jangらのコホート研究では，オミクロン株流行期の5～11歳の小児（3,062,281人）において，BNT162b2を2回接種すると，15～30日，31～60日，61～90日後のSARS-CoV-2感染に対するワクチンの有効性はそれぞれ，57.6%［95%CI：51.6 to 62.8］，46.9%［同：43.7 to 49.9］，41.2%［同：34.3 to 47.4］であった[4]．WatanabeらのRCTおよび観察研究のメタ分析（ワクチン接種群：10,935,541人，非接種群：2,635,251人）では，5～11歳の小児に対するmRNAワクチン2回の接種により，症候性および無症候性COVID-19は53%少なかった（OR：0.47［95%CI：0.35 to 0.64］）[5]．

▶ オミクロン株対応2価ワクチン

オミクロン株に対してはワクチンの予防効果が低下することが報告されており，オミクロン株対応2価mRNAワクチンが開発された．WinokurらのRCTでは，BNT162b2ワクチン3回接種済みの55歳以上の成人（1,846人）に対して，オミクロン株対応2価ワクチン（BNT162b2：Pfizer-BioNTech，BA.1系統）を接種すると，1価起源株ワクチン（BNT162b2）と比較して1ヵ月後のBA.1系統に対する中和抗体価は高かった[6]．また，mRNA-1273を3回接種済みの成人（819人）において，オミクロン株対応2価ワクチン（mRNA-1273.214：Moderna，BA.1系統）を接種すると，1価起源株ワクチン（mRNA-1273）と比べオミクロン株に対する中和抗体価は高かったと報告されている（Chalkiasら，RCT）[7]．

オミクロン株対応2価ワクチンによるブースター接種の有効性については，複数の観察研究で効果が確認されている[8-12]．Linらのコホート研究では，オミクロン株（BA.4-5）流行期の12歳以上の人に対して，オミクロン株対応ワクチン（Pfizer-BioNTechまたはModerna，BA.4-5系統）によるブースター接種を行うと，ブースター接種なしと比べCOVID-19による入院または死亡に対する有効性は61.8%［95%CI：48.2 to 71.8］（1価起源株ワクチンによるブースター接種では24.9%［同：1.4 to 42.8］）だった[8]．同研究のフォローアップ（6,306,311人）では，オミクロン株対応2価ワクチンのCOVID-19による入院または死亡に対する有効性は，2週後で67.4%［95%CI：46.2 to 80.2］，4週後で47.5%［同：32.6 to 59.2］，10週後で44.3%［同：35.7 to 51.7］，20週後で38.4%［同：13.4 to 56.1］だった[9]．

Arbelらのコホート研究では，1価起源株mRNAワクチン2回接種済みの65歳以上の高齢者(569,519人)において，オミクロン株(BA.4-5)対応2価ワクチン(Pfeizer-BioNTech)によるブースター接種を行うと，オミクロン株対応2価ワクチンによるブースター接種なしと比べ，COVID-19による入院が72%少なかった(調整ハザード比(HR)：0.28[95%CI：0.19 to 0.40])[10]。

Anderssonらのコホート研究では，COVID-19ワクチン3回以上接種済みの50歳以上の成人に対して，オミクロン株対応2価ワクチン(BA.1，BA.4-5系統)によるブースター接種を行うと，ブースター接種なしと比べ，オミクロン株対応2価ワクチン(BA.1系統)の有効性は，COVID-19による入院に対して65.8%[95%CI：59.1 to 72.4]，COVID-19による死亡に対して70.0%[同：50.3 to 89.7]，オミクロン株対応2価ワクチン(BA.4-5系統)の有効性は，COVID-19による入院に対して67.8%[同：63.1 to 72.5]，COVID-19による死亡に対して69.8%[同：52.8 to 86.8]であり，BA.1系統とBA.4-5系統の比較では有意差はなかった[11]。

Tanらのコホート研究では，1価起源株mRNAワクチン3回接種済みの18歳以上の成人(2,749,819人)において，オミクロン株対応2価ワクチン(BA.1，BA.4-5系統)による4回目のワクチン接種を行うと，ワクチン接種なしと比べ，症候性COVID-19による受診が少なかったが(感染歴なしHR：0.18[95%CI：0.17 to 0.19]，感染歴ありHR：0.14[同：0.13 to 0.15])，1価起源株mRNAワクチンの効果は乏しかった(感染歴なしHR：1.09[同：1.07 to 1.11]，感染歴ありHR：0.87[同：0.84 to 0.91])。COVID-19関連入院は，オミクロン株対応2価ワクチン(BA.1，BA.4-5系統)で少なく(感染歴なしHR：0.12[同：0.08 to 0.18]，感染歴ありHR：0.04[同：0.01 to 0.15])，1価起源株mRNAワクチンの効果は低かった(感染歴なしHR：0.84[同：0.77 to 0.91]，感染歴ありHR：0.85[同：0.69 to 1.04])[12]。

▶ 罹患後症状に対する効果

COVID-19罹患後症状に対してワクチンの効果を検討したRCTの報告は乏しいが，観察研究では，感染前後のワクチン接種により罹患後症状が減少することを示唆する報告が続いている[13, 14]。Tsampasianらの観察研究のシステマティックレビュー・メタ分析では，18歳以上のCOVID-19の患者(249,788人)において，COVID-19ワクチン2回接種済みの患者は，ワクチン未接種の患者と比べCOVID-19罹患後症状(発症後3ヵ月以降に2ヵ月以上症状が持続するもの)が43%少なかった(OR：0.57[95%CI：0.43 to 0.76])[13]。ByambasurenらのCOVID-19ワクチンとCOVID-19罹患後症状との関連を検討したシステマティックレビューでは，RCTは行われていないものの，観察研究では，感染前のCOVID-19ワクチン接種でCOVID-19罹患後症状(long COVID)の有意な減少を認めた研究が多く(12研究中10研究，OR：0.48〜1.01)，感染後のCOVID-19ワクチン接種でCOVID-19罹患後症状が減少する可能性があるが(5研究，OR：0.38〜0.91)，異質性が高く，メタ分析は実施されていない[14]。

▶ 帯状疱疹ワクチンとの同時接種

NaficyらのRCTでは，50歳以上の成人にCOVID-19ワクチン(mRNA-1273；Moderna)と組換え帯状疱疹ワクチン(シングリックス®；GlaxoSmithKline)1回目の同時接種を行うと，COVID-19ワクチン(mRNA-1273)接種2週間後の組換え帯状疱疹ワクチン1回目接

種と比べ，1ヵ月後のCOVID-19抗S抗体価（幾何平均比：1.09 [95%CI：0.90 to 1.32]），組換え帯状疱疹ワクチン2回目接種1ヵ月後の抗糖蛋白E抗体価（幾何平均比：1.01 [95%CI：0.89 to 1.13]）は非劣性であり，局所および全身性の有害事象の増加や安全性の懸念も認められなかった[15]．COVID-19ワクチンとインフルエンザワクチンの同時接種については，それぞれの単独接種と比較して抗体価上昇は非劣性と報告されており（Lazarusら，RCT）[16]，局所および全身性の有害事象の増加も認めないことから同時接種が認められているが，今後国内の規制が撤廃されればCOVID-19ワクチンと組換え帯状疱疹ワクチンの同時接種も可能となるかもしれない．

▶ BCGワクチンによる発症予防

PittetらのRCTでは，医療従事者（3,988人）において，BCGワクチンを接種しても，プラセボと比べ6ヵ月以内の症候性COVID-19（リスク差：2.4% [95%CI：-0.7 to 5.5]），重症のCOVID-19（死亡，入院，3日以上にわたる離床困難および出勤困難）（リスク差：1.1% [95%CI：-1.2 to 3.5]）はほぼ同等であった[17]．また，KoekenbierらのRCTでは，基礎疾患を有する60歳以上の高齢者（6,112人）において，BCGワクチンを接種しても，プラセボと比べCOVID-19の発症はほぼ同等であった（HR：1.12 [95%CI：0.87 to 1.44]）[18]．BCGワクチンによるCOVID-19の予防効果に注目が集まっていたが，有効なCOVID-19ワクチンが接種できる現在では，COVID-19の予防目的にBCGワクチンを接種する意義は乏しいと言えるだろう．

▶ XBB対応ワクチン

2023年9月20日から開始された秋冬接種においては，オミクロン株のXBB.1.5系統に対応したXBB対応1価mRNAワクチン（Pfizer-BioNTech, Moderna）が使用される．2023年9月現在，XBB対応ワクチンの臨床データの報告は乏しく，今後の報告が待たれる．

② RSウイルスワクチン

▶ 高齢者に対する効果

高齢者に対するRSVワクチンの効果を検証したRCTが相次いで発表された[19-21]．PapiらのRCTでは，60歳以上の高齢者（24,966人）において，RSV融合前Fワクチン（GlaxoSmithKline）を1回接種すると，プラセボと比べRSV関連下気道感染が少なかった（ワクチンの効力：82.6% [96.95%CI：57.9 to 94.1]）[19]．

WalshらのRCTでは，60歳以上の高齢者（34,284人）において，2価RSV融合前Fワクチン（Pfizer）を1回接種すると，プラセボと比べ2つ（ワクチンの効力：66.7% [96.66%CI：28.8 to 85.8]）または3つ（同：85.7% [32.0 to 98.7]）以上の症状または徴候を認めるRSV関連下気道感染が少なかった[20]．

FalseyらのRCTでは，65歳以上の高齢者（5,782人）において，RSV融合前Fワクチン（Janssen）を1回接種すると，プラセボと比べ3つ以上の症状を認めるRSV関連下気道感染（ワクチンの効力：80.0% [94.2%CI：52.2 to 92.9]），2つ以上の症状を認めるRSV関連下気道感染（同：75.0% [50.1 to 88.5]），2つ以上の症状あるいは1つ以上の気道症状および1つ以上の全身症状を認めるRSV関連下気道感染（同：69.8% [43.7 to 84.7]）が少なかった[21]．

2023年9月，国内でも60歳以上の高齢者に対するRSVワクチン（アレックスビー®；GlaxoSmithKline）が承認された。長期的なワクチンの効果の持続やまれな副反応については今後の報告を待つ必要があり，接種にあ

たっては個々の重症化リスクや希望を考慮する必要があるだろう.

▶ 乳児に対する効果

Kampmannらは,妊婦に対するRSVワクチン接種の,乳児のRSV感染症に対する効果を検証したRCTを発表した[22].妊娠24〜36週の妊婦(7,392人)において,2価RSV融合前Fワクチン(Pfizer)を1回接種すると,プラセボと比べ生後90日以内の医療介入が必要な重篤なRSV関連下気道感染(ワクチンの効力:81.8%[99.5%CI:40.6 to 96.3]),および生後90日以内の医療介入が必要なRSV関連下気道感染(同:57.1%[14.7 to 79.8],信頼区間の下限が20%以上で有効の基準未達成)が少なかった.

2023年9月,米国CDCは,妊娠32〜36週の妊婦にRSVワクチン(Pfizer)を接種,もしくは8ヵ月未満のすべての乳児(および8〜19ヵ月で重症RSV感染症が高い乳幼児)にRSV融合蛋白に対するモノクローナル抗体ニルセビマブを投与,のいずれかを推奨した.既報では,在胎29週から35週未満で出生した,初めてのRSV流行期に入る1歳以下の乳児(1,453人)において,ニルセビマブを1回投与すると,プラセボと比べ150日以内の医療介入が必要なRSV関連下気道感染が少なかった(効力:70.1%[95%CI:52.3 to 81.2])(Griffinら,RCT)[23].また,Hammittらの RCTでは,在胎35週以降に出生した,初めてのRSV流行期に入る1歳以下の乳児(1,490人)において,ニルセビマブを1回投与すると,プラセボと比べ150日以内の医療介入が必要なRSV関連下気道感染が少なかった(効力:74.5%[95%CI:49.6 to 87.1])[24].

今後国内で承認されれば,妊婦に対するRSVワクチンや乳幼児に対するニルセビマブは,乳幼児のRSV感染症の予防において有力な選択肢となるかもしれない.

③ その他
▶ MMRワクチンの非特異的効果

ZimakoffらのRCTでは,デンマークで出生した生後5〜7ヵ月の乳児(6,540人)において,麻疹・ムンプス・風疹(MMR)ワクチンを接種しても,プラセボと比べ生後12ヵ月までの感染症による入院の減少は認めなかった(HR:1.03[95%CI:0.91 to 1.18])[25].麻疹ウイルス含有ワクチンは,麻疹に対する特異的予防効果以外に他の感染症を含めた総死亡の減少といった非特異的効果が期待され,主に発展途上国のセッティングでRCTが実施されているものの,明確な効果は認められていない.本研究により,先進国のセッティングでも麻疹ウイルス含有ワクチンの非特異的効果は否定的と言えるだろう.

これまでのエビデンスに付け加えられたこと

COVID-19については,5歳未満の小児でもmRNAワクチンによる中和抗体価上昇が証明され,感染予防効果が報告された.オミクロン株対応2価ワクチンは,オミクロン株に対して1価起源株ワクチンを上回る中和抗体価上昇が証明され,観察研究で1価起源株を上回る感染予防効果,重症化予防効果が報告された.また,ワクチン接種によりCOVID-19罹患後症状が減少することを示唆する観察研究の報告が続いている.COVID-19ワクチンを巡っては,RCTによりワクチンの効果が証明されている年齢層と異なる年齢層での抗体価上昇の非劣性や,既存のワクチンと比較した新たな変異株に対する抗体価上昇の優越性を根拠にワクチンが承認され,その後の観察研究により臨床的なワクチンの有効性が確

認されるという経過となっている．今後も新たな変異株出現に対応してワクチンの改良が進むだろう．

　60歳以上の高齢者にRSVワクチンを接種すると，RSV関連下気道感染が減少することが明らかとなった．また，妊婦にRSVワクチンを接種すると，乳児のRSV関連下気道感染が減少することが示された．今後，RSV感染症の予防においてワクチンは有力な選択肢となるかもしれない．

▍引用文献

1) Muñoz FM, et al : N Engl J Med, 388 : 621-34, 2023. （PMID : 36791162）
2) Anderson, et al : N Engl J Med, 387 : 1673-87, 2022. （PMID : 36260859）
3) Tartof SY, et al : JAMA, 330 : 1282-4, 2023. (PMID : 37712905)
4) Jang EJ, et al : JAMA Pediatr, 177 : 319-20, 2023. （PMID : 36622683）
5) Watanabe A, et al : JAMA Pediatr, 177 : 384-94, 2023. (PMID : 36689319)
6) Winokur P, et al : N Engl J Med, 388 : 214-27, 2023. （PMID : 36652353）
7) Chalkias S, et al : N Engl J Med, 387 : 1279-91, 2022. (PMID : 36112399)
8) Lin DY, et al : N Engl J Med, 388 : 764-6, 2023. （PMID : 36734847）
9) Lin DY, et al : N Engl J Med, 388 : 1818-20, 2023. （PMID : 37043647）
10) Arbel R, et al : Lancet Infect Dis, 23 : 914-21, 2023. （PMID : 37062302）
11) Andersson NW, et al : BMJ, e075286, 2023. (PMID : 37491022)
12) Tan CY, et al : Lancet Infect Dis, S1473-3099 (23) 00373-0, 2023. (PMID : 37543042)
13) Tsampasian V, et al : JAMA Intern Med, 183 : 566-80, 2023. (PMID : 36951832)
14) Byambasuren O, et al : BMJ Med, 2 : e000385, 2023. (PMID : 36936268)
15) Naficy A, et al : Clin Infect Dis, ciad361, 2023. （PMID : 37335963）
16) Lazarus R, et al : Lancet, 398 : 2277-87, 2021. （PMID : 34774197）
17) Pittet LF, et al : N Engl J Med, 388 : 1582-96, 2023. （PMID : 37099341）
18) Koekenbier EL, et al : Clin Microbiol Infect, 29 : 781-8, 2023. （PMID : 36736662）
19) Papi A, et al : N Engl J Med, 388 : 595-608, 2023. （PMID : 36791160）
20) Walsh EE, et al : N Engl J Med, 388 : 1465-77, 2023. （PMID : 37018468）
21) Falsey AR, et al : N Engl J Med, 388 : 609-20, 2023. （PMID : 36791161）
22) Kampmann B, et al : N Engl J Med, 388 : 1451-64, 2023. (PMID : 37018474)
23) Griffin MP, et al : N Engl J Med, 383 : 415-25, 2020. （PMID : 32726528）
24) Hammitt LL, et al : N Engl J Med, 386 : 837-46, 2022. (PMID : 35235726)
25) Zimakoff AC, et al : BMJ, 381 : e072724, 2023. （PMID : 37286215）

24 | 鎮痛薬

Key Points

☐ NSAIDsであるインドメタシンは，大腸の粘膜細胞のミトコンドリアにオフターゲット効果を与えて，*Clostridioides difficile*由来の毒性によるダメージを大きくする可能性のあることが示された．

☐ NSAIDsが大腸の微生物感染を増悪させる役割を担っていることが明らかになった．

☐ 手術中のオピオイド投与を減らすことは，術後の疼痛およびオピオイドの消費を増加させるという予期せぬ結果をもたらすとともに，逆に手術中のオピオイド投与を最適化することにより，長期転帰の改善が達成されることが示唆された．

☐ RCTの結果，がん患者におけるオピオイド誘発性便秘症（OIC）に対する8週間の電気鍼治療が良好な安全性プロファイルで週単位の自然排便を増加させ，OICを有する患者のQOLを改善できることが明らかになった．

これまでの報告

1 NSAIDs

*C. difficile*感染症（CDI）における医薬品の役割についてはほとんど知られていないが，最近の研究で非ステロイド性抗炎症薬（NSAIDs）がCDIを悪化させることが示された[1,2]．*C. difficile*は2種類の強力な外毒素の作用により大腸粘膜を損傷する．CDIの病因を形成する因子は完全には理解されていないが，消化管生態系における生態学的因子，粘膜免疫反応，環境因子によるものと考えられる．*C. difficile*は世界の抗菌薬関連下痢症の主要な原因菌である．CDIは，軽度の下痢から複雑な感染症まで多様な症状を引き起こし，死亡の原因になることもある．先行研究では，インドメタシンやアスピリン，ナプロキセンといったNSAIDsが，CDI患者だけでなく，クローン病や潰瘍性大腸炎といった炎症性腸疾患（IBD）の患者の消化管に有害な影響を与えることが示されていた．この現象の根底にある機序は依然として不明である．

長期間のNSAIDsの使用は，胃潰瘍や小腸壁の出血および穿孔といったさまざまな問題を引き起こすことがある．その理由には，NSAIDsによるシクロオキシゲナーゼ（COX）阻害が関与しており，そのプロセスによって炎症や痛みが抑制される一方で，上部消化管の粘膜機能が障害される可能性が示唆されている．さらに，NSAIDsが，本来の標的とは異なる細胞内小器官のミトコンドリアと相互作用して脱共役を起こし，ATP産生を低下させるなど，ミトコンドリアの機能を阻害するオフターゲット効果を持つと考えられている[3]．

現在までのところ，COX阻害とは無関係に，NSAIDsが介在するミトコンドリア作用が腸症の発症に及ぼす影響は定義されていない．さらに，大腸におけるNSAIDsのオフターゲット作用の役割についてはほとんど知られておらず，大腸の感染に対するこれらの作用の役割についても深く検討されていない．

2 オピオイドの適正使用

安定した長期の高用量オピオイドを処方された患者において，用量の漸減を行うことは，オピオイドの過剰摂取とメンタルヘルス危機のリスクの増加と有意に関連する．ベースライン用量が高いほど，過剰摂取，離脱およびメンタルヘルス危機の長期的リスクも高いことが示唆されている[4]．そして，オピオイド乱用の問題が深刻化している米国では，多くの医師が，たとえ手術中であってもオピオイドの投与を控えている．

術後疼痛治療のために投与されるオピオイドはオピオイド危機の主な原因であり，かなりの割合の患者に慢性的な使用をもたらしている[5]．周術期疼痛管理におけるオピオイドフリーまたはオピオイド温存の方法を推進する取り組みにより，手術室でのオピオイド投与は減少しているが，術中のオピオイド使用量とその後のオピオイド必要量との関係がよく理解されていないため，この減少は術後疼痛の転帰において予期せぬ有害な影響を及ぼす可能性がある．

3 オピオイド誘発性便秘症(OIC)治療

OICは，がん疼痛に対してオピオイド治療を受ける患者の間で広くみられる．OICは，中等度から重度のがん性疼痛を有する患者の日常生活動作および全体的なQOLに重大な悪影響を及ぼす可能性がある．すなわち，OICは，オピオイドの中止や自発的なオピオイドの減量につながり，がん性疼痛のコントロールが不十分となる可能性がある．メタ分析の結果，OICの治療は，末梢性μオピオイド受容体拮抗薬(PAMORA)が，重篤な有害事象のリスクが低く最も有効であることが検証されている[6]．しかし，コスト，副作用，地域の薬局での入手可能性などの理由から，臨床での使用は依然として限定的である．がん患者におけるOICに対する安全かつ効果的な治療法は，依然としてアンメットニーズである．最近のメタ分析では，鍼治療がOIC患者の便秘を緩和し，QOLを改善する可能性が示唆されているが，そのエビデンスは，非常に質が低いものであった．

最新のエビデンス

1 NSAIDs

Soto Ocañaらの研究グループは，*in vitro*およびCDIマウスを用いた研究で，NSAIDsの一種であるインドメタシンの存在下で大腸上皮細胞(CEC)の透過性を評価し，NSAIDsがどのようにCDIを悪化させるのかを明らかにしようと試みた[7]．その結果，インドメタシンと*C. difficile*由来の毒素の両方がCECのバリア透過性と炎症性細胞死を増加させることが明らかになった．この効果は相乗的であり，毒素とインドメタシンの両方が細胞透過性を高める作用は，それぞれ単独で作用した場合よりも大きかった．また，インドメタシンは，大腸の粘膜細胞のミトコンドリアにオフターゲット効果を与えて，*C. difficile*由来の毒性によるダメージを大きくする可能性のあることも示された．これらの結果から，NSAIDsが大腸の微生物感染を増悪させる役割を担っていることが明らかになった．本研究から得られたデータはまた，NSAIDsを介したミトコンドリア脱共役が，小腸損傷や炎

症性腸疾患，大腸癌といった他の疾患に与える影響についての有用な情報となる可能性がある．

2 オピオイドの適正使用

Santa Cruz Mercadoらは，術中のオピオイド使用量と術後疼痛およびオピオイド必要量との関連を明らかにすることを目的としてレトロスペクティブコホート研究を行った[8]．2016年4月から2020年3月までに全身麻酔による非心臓手術を受けた成人患者について，四次ケア学術医療センター（マサチューセッツ総合病院）の電子カルテデータを評価した．帝王切開手術を受けた患者，局所麻酔を受けた患者，フェンタニルまたはヒドロモルフォン以外のオピオイドを投与された患者，集中治療室に入院した患者，術中に死亡した患者は除外した．主要転帰および副次的転帰に対する術中のオピオイド曝露の影響を明らかにするため，傾向で重み付けしたデータセットに統計モデルを当てはめた．2021年12月から2022年10月までのデータを解析した．術中フェンタニルおよび術中ヒドロモルフォン平均効果部位濃度は薬物動態/薬力学モデルを用いて推定した．主要アウトカムは，麻酔後治療室（PACU）滞在中の最大疼痛スコアと，PACU滞在中に投与されたモルヒネ・ミリグラム当量（MME）で定量化された累積オピオイド投与量とした．また，疼痛とオピオイド依存に関連する中長期的転帰も評価した．

研究コホートには，手術を受けた計61,249人（平均年齢：55.44歳[SD：17.08]，女性53.5%）が含まれた．術中のフェンタニルおよび術中のヒドロモルフォンの増加は，いずれもPACUにおける最大疼痛スコアの低下と関連していた．両方の曝露はまた，PACUにおけるオピオイド投与の確率および総投与量の減少とも関連していた．特に，フェンタニル投与量の増加は，制御不能な疼痛の頻度の減少，3ヵ月後に報告された新たな慢性疼痛の診断の減少，30，90，180日後のオピオイド処方の減少，新たな持続的オピオイド使用の減少と関連しており，副作用の有意な増加は認められなかった．一般的な傾向とは逆に，手術中のオピオイド投与を減らすことは，術後の疼痛およびオピオイドの消費を増加させるという予期せぬ結果をもたらす可能性が考えられた．逆に，手術中のオピオイド投与を最適化することにより，長期転帰の改善が達成されることが示唆された．

しかし著者らは，「研究結果は，術中のオピオイド投与が平均して過少であることを示唆しているが，同様に過度の一般化は避けたい．臨床医が個々の患者を個別に評価するという米国疼痛学会の勧告に従い，術中のオピオイド投与を個別に最適化するための客観的指標を開発するためのさらなる研究が必要であることを提案する」と述べている．

3 OIC

Wangらは，がん患者におけるOICに対する電気鍼（EA）の有効性を明らかにすることを目的としてRCTを実施した[9]．OICのスクリーニングを受け，2019年5月から2021年12月の間に登録された成人がん患者100人を対象に，中国の6つの三次病院で実施された．方法は，患者を8週間にわたり24回のEAまたは偽の電気鍼（SA）を受ける群にランダムに割り付け，治療後8週間追跡した．主要アウトカムは，全奏効者の割合とし，治療期間中の8週間のうち少なくとも6週間，1週間に少なくとも3回の自然排便（SBM）があり，同じ週にベースラインから少なくとも1回SBMが増加した患者と定義した．統計解析はすべてintention-to-treatの原則に基づいて行われた．

合計100人の患者（平均年齢：64.4歳［SD：10.5］，男性56.0%）のうち，50人が各群にランダムに割り付けられた．このうち，EA群では50人中44人（88.0%），SA群では50人中42人（84.0%）が少なくとも20回（83.3%以上）の治療を受けた．8週目における全奏効者の割合は，EA群で40.1%［95%CI：26.1 to 54.1］，SA群で9.0%［95%CI：0.5 to 17.4］であった（群間差：31.1%ポイント［95%CI：14.8 to 47.6］）．SAと比較して，EAはOIC患者のほとんどのOIC症状を緩和し，QOLを改善した．EAは，がん疼痛およびそのオピオイド治療量には影響を及ぼさなかった．EAに関連した有害事象はまれであり，あったとしてもすべて軽度で一過性のものであった．

このRCTにより，8週間のEA治療が良好な安全性プロファイルで週単位のSBMを増加させ，OIC治療のQOLを改善できることが明らかになった．EAの効果はオピオイド鎮痛を阻害しなかった．このように，EA治療は成人がん患者のOICに対する代替選択肢を提供した．

これまでのエビデンスに付け加えられたこと

1 NSAIDs

NSAIDsが*C. difficile*毒素と相乗的に作用して宿主細胞のミトコンドリアにダメージを与えることにより，CDIを悪化させることが示された．この結果より，NSAIDsが大腸の微生物感染を増悪させる役割を担っていることが明らかになった．

2 オピオイドの適正使用

手術中のオピオイド投与量が多いほど，術後は短期的にも長期的にも疼痛が軽く，オピオイドの累積投与量も少なくて済むことが明らかとなった．

3 OIC

EA治療は成人がん患者のOICに対する代替選択肢となる．

引用文献

1) Soto Ocaña J, et al : Curr Opin Microbiol, 65 : 167-74, 2022. (PMID : 34894543)
2) Maseda D, et al : mBio, 10 : e02282-18, 2019. (PMID : 30622186)
3) Mahmud T, et al : Arthritis Rheum, 39 : 1998-2003, 1996. (PMID : 8961904)
4) Fenton JJ, et al : JAMA Netw Open, 5 : e2216726, 2022. (PMID : 35696163)
5) Hah JM,et al : Anesth Analg, 125 : 1733-40, 2017. (PMID : 29049117)
6) Vijayvargiya P, et al : Aliment Pharmacol Ther, 52 : 37-53, 2020. (PMID : 32462777)
7) Soto Ocaña J, et al : Sci Adv, 9 : eadh5552, 2023. (PMID : 37467340)
8) Santa Cruz Mercado LA, et al : JAMA Surg, 158 : 854-64, 2023. (PMID : 37314800)
9) Wang W, et al : JAMA Netw Open, 6 : e230310, 2023. (PMID : 36811861)

25 | アトピー性皮膚炎治療薬

Key Points

❏ アトピー性皮膚炎（AD）の新規薬剤の使い分けについて，情報が蓄積しつつあるが，不明な点はいまだ多い．

❏ 現状では，各ガイドラインやガイダンスなどに準じて，患者背景・リスク因子や薬剤の特徴などに応じて使い分けることが肝要である．特に副作用の違いを確認しておく必要がある．

❏ 乳児期の積極的なAD治療は食物アレルギー予防に効果がある可能性があるが，効果の程度や安全性に課題が残されている．

これまでの報告

アトピー性皮膚炎（AD）の治療は，近年大きく変遷している．タクロリムス軟膏以降，長らく新規治療薬がなく，ステロイド軟膏，タクロリムス軟膏，保湿薬による寛解導入とプロアクティブ療法による維持療法という標準治療が行われてきたが，IL-4，IL-5，IL-13，IL-31，胸腺間質性リンパ球新生因子（TSLP）などのTh2サイトカインが関与する病態生理学的メカニズムの解明が進み，それに基づいた分子標的薬が登場している．現在，3つの注射薬，3つの内服薬，2つの外用薬が上市されている（表）．

ADは，皮膚バリア異常，アレルギー炎症（2型炎症），瘙痒の3要素が相互に関連しながら病態が形成され遷延化する[1]．フィラグリン遺伝子変異などにより皮膚バリア機能が低下すると，アレルゲン曝露や搔破によりTh2細胞やグループ2自然リンパ球（ILC2）の分化・増殖・活性化が促進し，2型炎症が惹起される．2型炎症はIgE産生，肥満細胞・好酸球などの活性化を誘発する．また，2型炎症でTh2サイトカインが産生されるが，IL-4，IL-13，IL-31などはフィラグリンや抗菌ペプチド産生低下を介してバリア機能を低下させ，末梢神経にも作用して痒みを引き起こす[1,2]．2018年にIL-4とIL-13の受容体サブユニットであるIL-4Rαを標的とした抗体製剤デュピルマブがADを適応に承認された．IL-4/IL-13受容体からのシグナルを伝達するJAK-STAT経路を阻害するヤヌスキナーゼ（JAK）阻害薬については，2020年にJAK1/2阻害薬バリシチニブが適応拡大，2021年にはJAK1阻害薬ウパダシチニブが適応拡大，アブロシチニブが承認された．2022年には，抗IL-31R抗体製剤ネモリズマブがADに伴う瘙痒に，抗IL-13抗体であるトラロキヌマブがADを適応に承認された．また，Th2サイトカインやJAKをターゲットとせず，ホスホジエステ

表 AD関連分子を対象にした新規薬剤の一覧

薬剤名	販売名	剤形	標的	効能・効果	国内における他の適応疾患
デュピルマブ	デュピクセント®	注射	IL-4Rα	既存治療で効果不十分なアトピー性皮膚炎	気管支喘息，鼻茸を伴う慢性副鼻腔炎，結節性痒疹
ネモリズマブ	ミチーガ®	注射	IL-31R	アトピー性皮膚炎に伴うそう痒（既存治療で効果不十分な場合に限る）	―
トラロキヌマブ	アドトラーザ®	注射	IL-13	既存治療で効果不十分なアトピー性皮膚炎	―
バリシチニブ	オルミエント®	錠剤	JAK1/2	既存治療で効果不十分なアトピー性皮膚炎	既存治療で効果不十分な関節リウマチ，SARS-CoV-2による肺炎，円形脱毛症
ウパダシチニブ	リンヴォック®	錠剤	JAK1	既存治療で効果不十分なアトピー性皮膚炎	既存治療で効果不十分な下記疾患；関節リウマチ，関節症性乾癬，X線基準を満たさない体軸性脊椎関節炎，強直性脊椎炎 中等症から重症の潰瘍性大腸炎・活動期クローン病の寛解導入および維持療法（既存治療で効果不十分な場合に限る）
アブロシチニブ	サイバインコ®	錠剤	JAK1	既存治療で効果不十分なアトピー性皮膚炎	―
デルゴシチニブ	コレクチム®	軟膏	JAK1/2/3/Tyk2	アトピー性皮膚炎	―
ジファミラスト	モイゼルト®	軟膏	PDE4	アトピー性皮膚炎	―

ラーゼ（PDE）4を阻害して炎症細胞内のcAMP濃度を高め，種々サイトカイン・ケモカイン産生を制御して炎症を抑制するジファミラストは，2021年に承認された．

これらの薬剤の使用に際して，厚生労働省の作成した最適使用推進ガイドライン[3]の内容を十分に理解し遵守することが求められる．また，生物学的製剤を含む全身療法を開始する前に，『アトピー性皮膚炎診療ガイドライン2021』[4]で示されている患者教育による外用療法の適正化や診断と重症度の再確認を行うことが重要である．

最新のエビデンス

1 JAK阻害薬の有効性・安全性の比較

JAK阻害薬の使い分けについては，わが国のガイダンス[5]において，患者の疾患要因，治療要因，および背景要因を検討し，薬剤の有効性・安全性，患者の年齢，用法・用量などを考慮すべきと記載されているが，有効性・安全性の違いについては，いまだ不明な点が多い．Liら[6]は，AD治療におけるJAK阻害薬の有効性・安全性に関する14 RCTのシステマティックレビュー・メタ分析を行い，プラセボ比べ，4週時点における主要評価項目のEczema Area and Severity Index（EASI）で

はウパダシチニブが(加重平均差：−53.92 [95%CI：−69.26 to −38.58])，Investigator's Global Assessment (IGA)ではアブロシチニブが(相対リスク(RR)：5.47[95%CI：2.74 to 10.93])最も優れており，有害事象については，中止に至るものに差はないものの，有害事象の発生率はアブロシチニブが高かったとしている．安全性について評価した第Ⅱ/Ⅲ相のRCT 18件によるネットワークメタ分析[7]では，プラセボに比べてバリシチニブ(オッズ比(OR)：1.25)，アブロシチニブ(OR：1.54)，ウパダシチニブ(OR：1.46)で全有害事象の発現率が有意に高いが，JAK阻害薬間に有意差はみられず，感染リスクはプラセボに比べて，アブロシチニブ(OR：1.62)，ウパダシチニブ(OR：1.67)，デュピルマブ(OR：1.69)で有意に高いが，帯状疱疹リスクはデュピルマブがウパダシチニブに比べて有意に低かったとしている(OR：0.23)．

また，AD治療における注射薬や内服薬といった全身療法の有効性・安全性を比較したネットワークメタ分析が報告されている[8]．この研究では，中等症〜重症のAD患者28,686人を含む149試験を用いて，シクロスポリンなどの免疫抑制薬や抗体製剤，JAK阻害内服薬などの21薬剤を対象に，ADの重症度(EASI，Patient-Oriented Eczema Measure (POEM))，痒みの重症度，睡眠障害，QOL (DLQI)，フレア(増悪)，有害事象について評価している．その結果，高用量(30mg)のウパダシチニブが，EASI，POEM，痒みの重症度，QOLおよびフレアで最も効果的であったが，全有害事象において最も有害であった．高用量(200mg)アブロシチニブと低用量(15mg)ウパダシチニブは有効であったが，有害事象が多い薬剤であった．デュピルマブ，トラロキヌマブは，有効性は中程度で，安全性は良好であった．主な結果の概要を以下に示す．

・**EASI**：最も効果的：高用量ウパダシチニブ；中程度の効果：デュピルマブ，低用量(15mg)ウパダシチニブ
・**POEM**：最も効果的：高用量ウパダシチニブ；中程度の効果：高用量(200mg)アブロシチニブ，デュピルマブ，低用量ウパダシチニブ
・**痒みの重症度**：最も効果的：高用量ウパダシチニブ；中程度の効果：高用量・低用量(100mg)アブロシチニブ，デュピルマブ，ネモリズマブ，低用量ウパダシチニブ
・**睡眠障害**：最も効果的：高用量アブロシチニブ，高用量(2〜4mg)バリシチニブ，デュピルマブ，ネモリズマブ；中程度の効果：低用量(2〜3mg/kg)シクロスポリン
・**QOL**：最も効果的：高用量・低用量ウパダシチニブ；中程度の効果：高用量アブロシチニブ，デュピルマブ
・**フレア**：最も効果的：高用量・低用量ウパダシチニブ，高用量アブロシチニブ；中程度の効果：低用量アブロシチニブ，デュピルマブ，トラロキヌマブ
・**全有害事象**：最も有害：高用量ウパダシチニブ，中程度の有害：高用量アブロシチニブ，高用量バリシチニブ，低用量ウパダシチニブ
・**重篤な有害事象**：デュピルマブでリスク減少，トラロキヌマブはプラセボと有意差なし(エビデンスの質：中程度)

また，重症以上のADに対するアブロシチニブとデュピルマブの有効性・安全性を比較した第Ⅲ相RCT (JADE COMPARE試験)の事後解析結果も報告されている[9]．対象はIGA 4，EASI＞21，%BSA＞50，および以前の全身療法に対する失敗/不耐がある重症以上の成人AD患者であり，アブロシチニブ(100mgまたは200mg)，デュピルマブ(300mg，2週間毎)，プラセボ投与後16週間のIGA応答(0/1

の達成率），EASI応答（75%/90%改善達成率），痒み改善（PP-NRS4），POEM・DLQIスコアの変化，および有害事象を評価した．本解析では，①IGA 4（296人），②EASI＞21（603人），③EASI＞38（225人），④以前の全身療法に対する失敗/不耐（121人），⑤%BSA＞50（360人），⑥%BSA＞65（214人）および⑦これらの複合（IGA 4，EASI＞21，%BSA＞50，以前の全身療法に対する失敗/不耐；48人）のサブグループに分けて評価しているが，両薬剤とプラセボとの比較についてはほとんどの評価項目において有意な改善効果が認められた．アブロシチニブ200mgとデュピルマブとの比較については，IGA応答（サブグループ①③⑤），EASI-75（同③），EASI-90（同①②③⑤⑥），4ポイント以上のPP-NRS4改善（同①），PP-NRS4の最小二乗平均変化（同①～⑥），POEMスコア変化（同①～⑦），DLQIスコア変化（同①）において，デュピルマブに比べてアブロシチニブ200mgで有意な改善効果を示したが，アブロシチニブ100mgとデュピルマブとの比較ではほとんどの評価項目で有意差はなく，4ポイント以上のPP-NRS4改善（同②⑤⑥）ではデュピルマブが有意に優れた効果を示した．有害事象はプラセボ/アブロシチニブ100mg/同200mg/デュピルマブで55.6%/49.7%/65.9%/51.9%にみられ，悪心がアブロシチニブ200mgで多く（同1.0%/4.0%/11.2%/2.2%），デュピルマブで結膜炎が多かった（同2.0%/0.0%/1.7%/7.1%）．

そのほか有効性については，ウパダシチニブはADのすべての皮疹タイプ，特に滲出性皮疹と紅斑に有効であるが，頭頸部紅斑はウパダシチニブに対する反応性が低い可能性があることが示唆されている[10]．また，デュピルマブでも頭頸部皮膚炎には無効であったという報告もある[11]．

2 乳児ADへの積極治療による食物アレルギーの予防効果

ADは食物アレルギーのリスク因子であるが，従来，食物アレルギーは経口感作により成立すると考えられていた．しかし，特定の食物を制限しても食物アレルギー児は減少せず，むしろ増えることが明らかとなってこの仮説は否定され，2008年に英国の小児科医Lackにより「二重抗原曝露仮説」が提唱された[12]．これは，経皮的に食物アレルゲンに曝露すると感作が成立し，適切な量とタイミングで摂取された食物は免疫寛容を誘導する，というものである．つまり，経皮的な抗原曝露が感作と食物アレルギー発症の引き金であり，ADの予防・早期治療が食物アレルギーの発症予防に重要であることを示唆している．これまで保湿剤[13]およびピメクロリムス（国内未承認）[14]の早期介入では，食物アレルギーを予防することはできなかったが，後ろ向きコホート研究において，ベタメタゾン吉草酸エステル0.12%を用いた早期介入による食物アレルギーの予防効果が示されている[15]．

これを検証した多施設共同非盲検RCTであるPACI試験の結果が報告された[16]．本試験では，7～13週のAD乳児650人を対象に，保湿剤とステロイド外用剤を皮疹がない部位にも全身塗布する積極治療群324人と，保湿剤とステロイド外用剤を皮疹のある部分だけに塗布する標準治療群326人に1：1でランダムに割り付けた．両群共に，保湿剤にはヘパリン類似物質クリーム0.3%（1日2回塗布），ステロイド外用剤にはアルクロメタゾンプロピオン酸エステル0.1%とベタメタゾン吉草酸エステル0.12%を用いている．積極治療群では，治療開始から14日間，顔全体にアルクロメタゾンプロピオン酸エステルを，顔・頭以外の全身にベタメタゾン吉草酸エステルを1日2回塗布し，15日から28週齢まで週2

日，1日2回塗布した．標準治療群では，重症度に応じてステロイド外用剤のいずれかを皮疹部に塗布し，7日間で寛解に至らない場合はモメタゾンフランカルボン酸エステルを使用可能とした．主要アウトカムは28週齢時における食物経口負荷試験による鶏卵アレルギーの有無であり，その割合は積極治療群で31.4%（100/318人），標準治療群で41.9%（135/322人）で，積極治療群で有意に鶏卵アレルギーの発症が少なかった（リスク差：−10.5%［片側97.57%上限：−3%］）．しかし，積極治療群の28週齢時の体重（平均差：−422g［95%CI：−553 to −292]）および身長（平均差：−0.8cm［95%CI：−1.22 to −0.33]）が標準治療群に比べて低値であった．著者らは，サンプルサイズから事前に意義のある差を10%としていたが，結果はこの値とほぼ同等で効果は大きくなく，AD管理が鶏卵アレルギー予防戦略の一つとしての潜在的な可能性を有するが，本試験の治療プロトコルは安全性の面からも修正が必要であるとしている．

これまでのエビデンスに付け加えられたこと

　AD中等症以上の難治状態の治療薬としてデュピルマブは有効性の高い薬剤であるが，JAK阻害薬との選択基準について確立されたものはなかった．JADE COMPARE試験の結果は，重症以上のADへのアブロシチニブ使用を支持するものであった．デュピルマブはTh2系のアレルギーを抑制するが，Th1系の感染免疫や腫瘍免疫を抑制しないため，血球系や感染に対する血液検査を頻回に行う必要はなく比較的安全であるが，10%程度で結膜炎症状が認められている．一方，JAK阻害薬はどの酵素の活性を抑制するかによって特徴が異なり，濃度が高くなると有害事象が出現

しやすくなる．ADや円形脱毛症を対象とした皮膚科分野の症例では重篤な副作用報告はないが，関節リウマチの分野では肺炎などの重篤な感染症，血球系細胞の減少，肝機能障害，脂質代謝異常，心血管系事象，静脈血栓塞栓症，悪性腫瘍などが知られている．欧州医薬品庁では，AD患者におけるJAK阻害薬の使用に関して，65歳以上の患者，心血管疾患および悪性腫瘍のリスク因子を有する患者に対しては適切な代替治療法がない場合にのみ使用すべきであると再度勧告があった[17]．

　JAK阻害薬の特徴の一つは，痒みに対する即効性が高い点である．いずれの薬剤も早い場合では投与翌日から痒みが改善することがわかっており，特に痒みに対して困っている患者には有効と考えられる．JAK阻害薬間の差異としては，バリシチニブが腎排泄である一方，ウパダシチニブとアブロシチニブが肝代謝である点が挙げられる．併用注意となる薬剤が大きく異なり，併用薬の慎重な確認が必要である．これら3剤の直接比較をしたRCTはなく，AD治療における個別最適化に関する今後の報告に期待したい．

引用文献

1) 椛島健治：アレルギー，72：1011-4，2023.
2) Weidinger S, et al：Nat Rev Dis Primers, 4：1, 2018.（PMID：29930242）
3) 厚生労働省：最適使用推進ガイドライン（医薬品）．Website URL：〈https://www.pmda.go.jp/review-services/drug-reviews/review-information/p-drugs/0028.html〉
4) 佐伯秀久ほか：日皮会誌，131：2691-777，2021.
5) 佐伯秀久ほか：日皮会誌，132：1797-812，2022.
6) Li C, et al：Dermatology, 238：725-35, 2022.（PMID：34455413）
7) Alves C, et al：Eur J Clin Pharmacol, 78：1923-33, 2022.（PMID：36207461）
8) Chu AWL, et al：J Allergy Clin Immunol, S0091-6749(23) 01112-0, 2023.（PMID：37678577）
9) Simpson EL, et al：Am J Clin Dermatol, 24：609-21, 2023.（PMID：37213005）

10) Hagino T, et al : J Dermatol, 10.1111/1346-8138. 16950, 2023.（PMID：37665111）

11) Vittrup I, et al : J Eur Acad Dermatol Venereol, 37 : 1046-55, 2023.（PMID：36606551）

12) Lack G : J Allergy Clin Immunol, 121 : 1331-6, 2008.（PMID：18539191）

13) Kelleher MM, et al : Cochrane Database Syst Rev, CD013534, 2022.（PMID：36373988）

14) Schneider L, et al : Pediatr Dermatol, 33 : 388-98, 2016.（PMID：27273433）

15) Miyaji Y, et al : J Allergy Clin Immunol Pract, 8 : 1721-4, 2020.（PMID：31821918）

16) Yamamoto-Hanada K, et al : J Allergy Clin Immunol, 152 : 126-35, 2023.（PMID：36963619）

17) Wollenberg A, et al : J Eur Acad Dermatol Venereol, 37 : 2041-6, 2023.（PMID：37319107）

論文吟味のポイント2023

Column6　観察研究における外的妥当性の評価ポイント（後編）

　観察研究は，RCTと比べて，得られた研究結果の内的妥当性（因果関係の確からしさ）は低いと言えます．比較する集団の予後因子が均一でない以上，常に交絡バイアスの影響を受けるからです．一方，RCTよりも大規模な症例を解析できる観察研究は，その外的妥当性（結果の一般化可能性）は高いと言えるかもしれません．実際，SGLT2阻害薬の有効性を比較したコホート研究では，25,315人が解析対象となっており，これだけの症例規模でRCTを実施することは容易ではありません．

　しかし，観察研究の外的妥当性を評価する上では，解析されたコホート，すなわちデータベースの特性に留意する必要があります．JMDCが保有する健康保険データベースは，健康保険組合に加入している人だけが登録されています．つまり，日本企業に雇用されている労働者のコホートなのです．それゆえ，定年を迎える65歳以上の登録者は極端に少なく，後期高齢者医療保険の適用となる75歳以上の登録者は存在しません．したがって，高齢者に対する解析結果の外的妥当性は極めて低いと言えるでしょう（PMID：33977008）．糖尿病や心血管疾患の発症リスクは，加齢とともに増加します．SGLT2阻害薬の比較においても，75歳以上の高齢者に対して結果が適用できないことには，一定の注意が必要かもしれません．

26 | 漢方薬

Key Points

☐ 一般用漢方製剤の「使用上の注意」において，ほとんどの処方の「相談すること」の項目に「妊婦または妊娠していると思われる人」の記載がある．

☐ 特にダイオウ，ゴシツ，ボタンピ，トウニン，ボウショウ，コウカ，ブシを含む処方では，「妊婦または妊娠している可能性のある婦人には投与しないことが望ましい」と注意喚起されている．

☐ 健康保険組合のレセプトと健診データを用いて，妊婦に対する漢方薬の処方と新生児有害転帰（先天異常，低出生体重児，早産）を調査し安全性を評価した報告を紹介する．

☐ 妊娠中のうつ病と便秘に対する漢方薬の処方は，新生児有害リスクを高めない．

妊婦に対する漢方薬の安全性について

一般用漢方製剤の添付文書の「使用上の注意」において，ほとんどの処方の「相談すること」の項目に「妊婦または妊娠していると思われる人」の記載がある．その中でもダイオウ，ゴシツ，ボタンピ，トウニン，ボウショウ，コウカ，ブシを含む処方については，業界統一と自主改訂に基づいて，「妊婦または妊娠している可能性のある婦人には投与しないことが望ましい」と注意喚起されている[1]．これは該当する生薬を含む医療用漢方製剤の「妊婦，産婦，授乳婦等への投与」の項目にある以下の記述に基づいたものである．

・本剤に含まれるダイオウ（子宮収縮作用および骨盤内臓器の充血作用），無水ボウ

ショウ（子宮収縮作用），コウカ，トウニン，ボタンピ，ゴシツにより流早産の危険性がある．

・本剤に含まれるブシ末の副作用が現れやすくなる．

医薬品の安全性を調査する研究では，倫理的な配慮から妊婦を除外しているため，妊婦に対する医薬品の安全性を評価することは困難である．しかし，日常診療では治療上の有益性を考慮して使用する場合もあり，その転帰を調査することによってある程度の安全性を評価することは可能である．日常診療情報が集積されているレセプトデータを用いて，妊娠中の漢方薬の使用とその転帰を調査し，漢方薬の安全性について西洋薬と比較した2つの解析研究を紹介する．

うつ病に使用する漢方薬の妊婦への投与[2]

1 これまでの報告

妊娠中のうつ病の有病率は，妊娠期間を通して約10%と推定されている．妊娠中のうつ病に対して薬物治療を行った場合，有害な新生児転帰となる可能性があり，特に妊娠第1三半期（胎児の器官形成期）においては注意が必要である．

過去の報告（メタ分析）では，妊娠中の抗うつ薬の使用は早産と低出生体重児の発生率を増加させるが，その影響は小さいと結論づけられている．最近の大規模な前向きコホート研究では，妊娠初期における抗うつ薬の使用は，胎児の先天奇形のリスク上昇とは関連しなかったと報告されている．しかし，妊娠中の使用薬剤と新生児の臓器別奇形の検討では，三環系抗うつ薬が消化器系の先天性奇形と，選択的セロトニン再取り込み阻害薬（SSRI）が先天性心奇形の増加との関連が示唆されている[3]．

過去のデータベース研究では，妊婦の48%が病院から漢方薬を処方された経験があるとの報告がある[4]．妊娠中のうつ病に対しては半夏厚朴湯，香蘇散，女神散，抑肝散加陳皮半夏，柴胡桂枝乾姜湯，桂枝加竜骨牡蛎湯，甘麦大棗湯などの漢方製剤が使用されるが，現在までのところ，うつ病の妊婦にこれらの薬を投与した場合の胎児に対する安全性を検証した研究はない．

2 最新のエビデンス[2]

Michihataらは，複数の健康保険組合から集積したレセプト（入院，外来，調剤）および健診データ（JMDC Claims Database）を用いて179,707人の母親を解析した[2]．そのうち176,952人（98.5%）は妊娠中にうつ病の発症

はなく（非うつ病群），1,358人はうつ病を発症していたが抗うつ薬の処方はなかった（非治療群）．1,045人は抗うつ薬（西洋薬群）を，352人はうつ病に対して漢方薬が処方されていた（漢方薬群）．西洋薬の内訳は，SSRI（649人），セロトニン・ノルアドレナリン再取り込み阻害薬（SNRI；126人），三環系抗うつ薬（115人），その他（471人）であった．漢方薬の内訳は，半夏厚朴湯（156人），抑肝散（115人），抑肝散加陳皮半夏（57人），甘麦大棗湯（30人），その他（香蘇散，女神散，柴胡桂枝乾姜湯，桂枝加竜骨牡蛎湯：40人）であった．漢方薬群の180人は西洋薬との併用処方であった．調査した4群の背景（年齢，貧血，高血圧，糖尿病，消化器系疾患，甲状腺疾患，喘息，妊娠高血圧歴，妊娠糖尿病歴，多胎妊娠）に差はなかった．

先天異常（非うつ病群／非治療群／漢方薬群／西洋薬群：5.0/5.1/5.4/5.7%）や早産の割合（同：3.7/5.2/5.4/5.3%）には4群間で有意差は認められなかった．一方，低出生体重児の割合は，非うつ病群／非治療群／漢方薬群／西洋薬群で6.2/8.9/8.2/9.6%であり，非うつ病群と比較して非治療群／漢方薬群／西洋薬群で高い傾向を認めた．非うつ病群と漢方薬群との間には有意差はなかったが（調整オッズ比：1.28 [95%CI：0.86 to 1.91]；$p=0.228$），非治療群（同：1.31 [1.07 to 1.61]，$p=0.008$）または西洋薬群（同：1.47 [1.18 to 1.83]，$p=0.001$）との間で有意差を認めた．このことは，妊娠中のうつ病とうつ病に対する西洋薬の服用は，うつ病のない妊婦と比較して低出生体重児の割合を高めるが，うつ病に漢方薬を使用しても低出生体重児の割合は変わらないことを示している．

3 これまでのエビデンスに 付け加えられたこと

　本研究では，妊娠中に漢方薬を服用した妊婦と，うつ病と診断されなかった妊婦との間で，新生児有害転帰（先天異常，低出生体重児，早産）に差はないことを示唆している．一方，非治療群（うつ病と診断されたが薬物治療を受けなかった）と西洋薬群（西洋薬を服用した）では，うつ病でなかった群と比較して低出生体重児の割合は高いことを示唆している．

　個々の製剤を検討した過去の大規模コホート研究では，少数の抗うつ薬で先天奇形のリスク増加が報告されている．しかし，今回の研究では，妊婦における抗うつ薬（すなわち西洋薬）の使用による先天奇形リスクの増加は認められなかった．また，うつ病と診断されながらその治療を受けていない，あるいは西洋薬による治療を受けた妊婦から生まれた低出生体重児の割合が有意に増加することも確認し，先行研究[5]と一致した結果を得ている．うつ病に対して漢方薬を服用した妊婦では，低出生体重児の割合に有意な増加はなく，この結果は，その安全性の一端を示唆するものである．漢方薬によって妊娠中のうつ病が良好にコントロールされたか，低出生体重児の発生に対して漢方薬が予防的に働いたのか，その原因について種々の可能性が考えられるが，今回の研究からは明らかでない．

　妊娠中のうつ病治療に対する漢方薬の安全性を示したこれまでの研究は，小規模なケースシリーズのみであったが，本研究は大規模な診療データを用いて検証した初めての研究である．その結果は，漢方薬が，胎児の先天異常，低出生体重，早産の発生率を増加させることなく，妊娠中のうつ病の治療に使用できることを示しており，うつ病以外の妊婦の諸症状に利用できる可能性を示唆している．

大黄を含有する漢方薬の 妊婦への投与[6]

1 これまでの報告

　妊娠中はプロゲステロンの分泌が高まり，プロゲステロンによる食物の腸管通過時間の延長や水分の減少のため，便秘となりやすく，妊婦の約40%が経験するといわれている[7]．便秘に対する第一選択薬は浸透圧性下剤であり，日本では酸化マグネシウム（MgO）が使用されている[8]．第二選択薬はセンナやその主成分であるセンノシド（アントラキノン誘導体）を含むセンナ配糖体（SG）などの刺激性下剤がある[9]．妊娠中の便秘には，麻子仁丸，大黄甘草湯，乙字湯などダイオウ（ルバーブ）を含有する漢方処方[9]やダイオウを含まない大建中湯が用いられている．ダイオウの瀉下活性はアントラキノン誘導体のエモジンやレインによる．

　上述したようにダイオウを含む漢方薬は，添付文書上で「妊婦または妊娠している可能性のある女性には投与しないことが望ましい」とされており，この情報は中国の古典的教科書（本草綱目）に基づいている．動物実験では，エモジンに，胚盤胞における胚細胞毒性を誘発する可能性が指摘されており[10]，欧州医薬品庁でもダイオウ含有医薬品を妊婦には推奨していない．Suzukiらは，日本の健康保険請求データベース（JMDC）から，妊婦に対する漢方薬の処方頻度を調査し，妊婦の約1.2%にダイオウ含有漢方薬（KRR）が処方されていることを明らかにした[4]．しかし，妊婦へのKRRの処方と新生児の有害事象との関連は不明であった．

2 最新のエビデンス[6]

　Suzukiらは，JMDCを用いて，妊娠3ヵ月前から出産日まで同じ健康保険組合に加入し，

2010年から2019年の間に出産した妊婦，およびその乳児に関するデータを対象とし，妊娠初期に処方されたKRRと新生児の主要先天奇形（MCM）との関連を調査した[6]．また，妊娠初期の便秘に汎用されるMgOが処方された妊婦とその乳児を比較対照群とした．

妊娠第1三半期に処方されたKRRと乳児のMCMとの関連調査では，75,398人の乳児のうち，4,607人（6.1%）が生後1年以内にMCMと診断された．MgOを処方された女性から生まれた9,852人の乳児のうち680人（6.9%）にMCMが認められた．多変量ロジスティック回帰分析では，2種類の処方間でMCMリスクに差はないことから，著者らはMCMのリスクは，妊娠初期にKRRまたはMgOを処方された患者で差がないと結論づけている．

3 これまでのエビデンスに付け加えられたこと

ルバーブの根茎には，センノシドA～F，エモジン，アロエエモジン，レインが含まれている．過去のケースコントロール試験では，センノシドAおよびBを含むSGとMCMとの関連は認められず，催奇形性を増加させる可能性はないと結論づけられている[11]．一方，ルバーブの根茎にはマウスに胚毒性を誘発するエモジンのほか，多様な成分と相当量のタンニンが含まれており，SGよりも多彩な作用を有する強力な下剤である[12]．本知見は，KRRは多成分でさまざまな効果を持つが，

MCMとは関連しないことを示唆しており，このことはいくつかの感度分析によっても確認されている．

本研究では，大規模データベースに基づき，妊娠初期のKRR使用によるMCMのリスクはMgOを処方された妊婦と同等であり，KRRは妊娠中の緩下剤として治療選択肢となり得ることを示したと考えられる．

引用文献

1) 厚生労働行政推進調査事業費補助金（医薬品・医療機器等レギュラトリーサイエンス政策研究事業）「一般用漢方製剤の使用上の注意の整備と安全使用に関する研究（研究代表者：袴塚高志）」研究報告書．Available at：〈https://mhlw-grants.niph.go.jp/system/files/report_pdf/202025007B-sogou.pdf〉
2) Michihata N, et al：Int J Gynaecol Obstet, 159：865-9, 2022.（PMID：35490369）
3) Bérard A, et al：BMJ Open, 7：e013372, 2017.（PMID：28082367）
4) Suzuki S, et al：Front Nutr, 8：762895, 2021.（PMID：34869533）
5) Grote NK, et al：Arch Gen Psychiatry, 67：1012-24, 2010.（PMID：20921117）
6) Suzuki S, et al：Front Pharmacol, 14：1107494, 2023.（PMID：37033629）
7) Samavati R, et al：Reprod Toxicol, 72：153-8, 2017.（PMID：28610933）
8) Morishita D, et al：Am J Gastroenterol, 116：152-61, 2021.（PMID：32969946）
9) Iizuka N, et al：Front Pharmacol, 6：73, 2015.（PMID：25904866）
10) Chang MH, et al：Toxicology, 299：25-32, 2012.（PMID：22609528）
11) Ács N, et al：Congenit Anom（Kyoto）, 50：15-20, 2009.（PMID：20201964）
12) Cirillo C, et al：Phytother Res, 29：1488-93, 2015.（PMID：26171992）

27 | 肺癌治療薬

Key Points

- ☐ 切除可能なⅡ〜ⅢB期非小細胞肺癌(NSCLC)において術前・術後療法にペムブロリズマブを追加することで無イベント生存期間を改善する．
- ☐ 転移性NSCLCにおいてトレメリムマブ＋デュルバルマブ＋化学療法は新たな選択肢となった．
- ☐ プラチナ化学療法不耐NSCLCの初回治療でアテゾリズマブは化学療法と比較して全生存期間を改善する．
- ☐ 既治療の*KRAS*遺伝子G12C変異陽性NSCLCにおいてソトラシブはドセタキセルと比較して無増悪生存期間を延長する．

■ これまでの報告：非小細胞肺癌

Ⅳ期非小細胞肺癌(NSCLC)における薬物療法では，細胞傷害性抗がん薬，分子標的薬，免疫チェックポイント阻害薬が用いられる．『肺癌診療ガイドライン2022年版』[1]において，治療方針の決定には組織，病期診断と並行して，①ドライバー遺伝子変異/転座陽性，②ドライバー遺伝子変異/転座陰性のPD-L1 Tumor Proportion Score (TPS) 50%以上，③ドライバー遺伝子変異/転座陰性のPD-L1 TPS 1〜49%，④ドライバー遺伝子変異/転座陰性のPD-L1 TPS 1%未満のいずれのサブグループに属するのかを診断するよう示されている．

①ドライバー遺伝子変異/転座陽性では，*EGFR*遺伝子変異，*ALK*融合遺伝子(ALK)，*ROS1*融合遺伝子，*BRAF*遺伝子V600E変異，*MET*遺伝子変異，*RET*融合遺伝子，*KRAS*遺伝子G12C(*KRAS*^G12C)変異，*NTRK*融合遺伝子に対するそれぞれの標的療法を選択することが推奨されており，その投与機会を逸しないことが重要である．

②ドライバー遺伝子変異/転座陰性のPD-L1 TPS 50%以上では，PD-1/PD-L1阻害薬の高い臨床効果が期待できるため，初回治療としてペムブロリズマブ単剤もしくはアテゾリズマブ単剤が推奨される．また，PSに応じてプラチナ製剤併用療法＋PD-1/PD-L1阻害薬やニボルマブ＋イピリムマブ±プラチナ製剤併用療法，細胞傷害性抗がん薬単剤も勧められる．

③ドライバー遺伝子変異/転座陰性のPD-L1 TPS 1〜49%における一次治療の選択ではPSに応じて，プラチナ製剤併用療法＋PD-1/PD-L1阻害薬，ニボルマブ＋イピリムマブ±プラチナ製剤併用療法，細胞傷害性抗がん薬単剤が推奨もしくは提案される．

④ドライバー遺伝子変異／転座陰性のPD-L1 TPS 1％未満における一次治療の選択ではPSに応じて，プラチナ製剤併用療法＋PD-1/PD-L1阻害薬，ニボルマブ＋イピリムマブ±プラチナ製剤併用療法，細胞傷害性抗がん薬単剤が推奨もしくは提案される．

最新のエビデンス：非小細胞肺癌

1 免疫チェックポイント阻害薬

▶ 早期NSCLCに対するペムブロリズマブの術前・術後投与は無イベント生存期間を有意に改善[2]

切除可能なⅡ～ⅢB期NSCLCを対象として，術前および術後療法としてのペムブロリズマブの有効性，安全性を比較検証した第Ⅲ相二重盲検RCT（KEYNOTE-671試験）の結果が報告された．797人が術前にペムブロリズマブ200mg＋シスプラチンベースの化学療法との併用で4サイクル行い，その後手術，術後にペムブロリズマブを最大13サイクル行う群（ペムブロリズマブ群：397人）と術前にプラセボ＋化学療法，その後手術，術後にプラセボを投与する群（プラセボ群：400人）にランダム（1：1）に割り付けられた．事前に規定した最初の中間解析の時点で追跡期間中央値は25.2カ月であった．主要評価項目は無イベント生存期間（EFS）と全生存期間（OS）であった．24カ月EFS率はペムブロリズマブ群が62.4％，プラセボ群が40.6％（病勢進行，再発，死亡のハザード比（HR）：0.58 [95%CI：0.46 to 0.72]）であった．24カ月OS率はペムブロリズマブ群が80.9％，プラセボ群が77.6％であり，統計学的に有意差は確認されなかった（$p = 0.02$）．病理学的奏効（MPR）はペムブロリズマブ群が30.2％，プラセボ群が11.0％

（差：19.2％ [95%CI：13.9 to 24.7]），病理学的完全奏効（pCR）はそれぞれ18.1％と4.0％（同：14.2％ [10.1 to 18.7]）であった．治療関連有害事象はグレード3以上がペムブロリズマブ群で44.9％，プラセボ群で37.3％に発現し，グレード5はそれぞれ1.0％と0.8％であった．切除可能なⅡ～ⅢB期NSCLCにおいて，術前および術後療法としてのペムブロリズマブはEFS，MPR，pCRを有意に改善した．今回の解析ではOSで有意差は認められなかった．

▶ PD-L1≧1％のⅡ～ⅢA期NSCLCにおいてアテゾリズマブはBSCと比較してOSを改善傾向[3]

これまでに完全切除されたⅠB～ⅢA期NSCLCにおいて，プラチナを含む術後補助化学療法（最大4コース）後を対象として，アテゾリズマブと支持療法（best supportive care：BSC）を比較した第Ⅲ相非盲検RCT（IMpower010試験）により有意な無病生存期間（DFS）の改善が示されていた[4]．今回，OSに関する最初の中間解析結果が報告された．1,005人がアテゾリズマブ（最大16サイクル）群（507人）とBSC群（498人）にランダム（1：1）に割り付けられた．追跡期間中央値45.3カ月時点で，アテゾリズマブ群では25％，BSC群では24.9％が死亡していた．Intent-to-treat（ITT）集団のOS中央値はアテゾリズマブ群およびBSC群共に未達であった（HR：0.995 [95%CI：0.78 to 1.28]）．事前に規定されたⅡ～ⅢA期全体およびⅡ～ⅢA期PD-L1 tumor cell（TC）≧1％集団における探索的OS解析が実施された．Ⅱ～ⅢA期全体ではHR 0.95 [95%CI：0.74 to 1.24]，Ⅱ～ⅢA期PD-L1 TC≧1％集団では，HR 0.71 [95%CI：0.49 to 1.03]であった．さらに，Ⅱ～ⅢA期におけるPD-L1 TC≧50％（*EGFR/ALK*変異を

除外）, TC 1〜49%, およびTC＜1%のサブ
グループにおいて事後解析が行われた. PD-
L1 TC≧50%ではHR 0.43 [95%CI：0.24 to
0.78]）, TC 1〜49%ではHR 0.95 [95%CI：
0.59 to 1.54）, TC＜1%ではHR 1.36 [95%CI：
0.93 to 1.99]であった. アテゾリズマブに関連
する有害事象の発現率は, グレード3〜4が
10.7%, グレード5が0.8%であり, 13ヵ月の
追加フォローアップによる新たな安全性シグ
ナルは確認されなかった. 完全切除された
PD-L1陽性のⅡ〜ⅢA期NSCLCにおいて術
後補助化学療法後のアテゾリズマブ投与は,
DFSと同様にPD-L1発現が高い症例でOSベ
ネフィットが得られる傾向にあった.

▶トレメリムマブ＋デュルバルマブ＋化学療法は転移性NSCLCにおける一次治療の選択肢[5]

EGFR/ALK野生型で未治療の転移性
NSCLCを対象として, トレメリムマブ＋デュ
ルバルマブ＋化学療法（T＋D＋CT群）とデュ
ルバルマブ＋化学療法（D＋CT群）, 化学療
法単独（CT群）を比較検討した第Ⅲ相非盲検
RCT（POSEIDON試験）の結果が報告された.
1,013人がT＋D＋CT群（338人）とD＋CT群
（338人）, CT（337人）にランダム（1：1：1）
に割り付けられた. T＋D＋CT群はトレメリ
ムマブ75mg, デュルバルマブ1,500mgおよ
びプラチナを含む化学療法を最大4回行い,
その後はトレメリムマブを1回追加投与し,
デュルバルマブを進行するまで投与した. D＋
CT群は最大4回行い, その後はデュルバルマ
ブを進行するまで投与した. CT群は最大6回
行った. 主要評価項目はD＋CT群 vs CT群
の無増悪生存期間（PFS）およびOSであった.
PFS中央値はD＋CT群が5.5ヵ月, CT群が
4.8ヵ月（HR：0.74 [95%CI：0.62 to 0.89]）,
OS中央値はD＋CT群が13.3ヵ月, CT群が

11.7ヵ月であった（同：0.86 [0.72 to 1.02]）.
24ヵ月OS率はD＋CT群が29.6%, CT群が
22.1%であった. 副次評価項目はT＋D＋CT
群 vs CT群のPFSおよびOSであった. PFS
中央値はT＋D＋CT群が6.2ヵ月, CT群が
4.8ヵ月（HR：0.72 [95%CI：0.60 to 0.86]）,
OS中央値はT＋D＋CT群が14.0ヵ月, CT
群が11.7ヵ月（同：0.77 [0.65 to 0.92]）であっ
た. 2年生存率はT＋D＋CT群が32.9%, CT
群が22.1%であった. 重篤な有害事象発現割
合はT＋D＋CT群, D＋CT群, CT群でそれ
ぞれ51.8%, 44.6%, 44.4%であり, 治療関連
有害事象による治療中止はそれぞれ15.5%,
14.1%, 9.9%であった. EGFR/ALK野生型
で未治療の転移性NSCLCに対して, トレメリ
ムマブ＋デュルバルマブを化学療法に追加
することで, PFSおよびOSは有意に延長し
た. この結果より, 2022年12月に「切除不能
な進行・再発の非小細胞肺癌」を適応症とし
て国内承認されている.

▶プラチナ化学療法不耐NSCLCの初回治療でアテゾリズマブがOSを改善[6]

これまでの進行性または転移性NSCLCに対
する主な一次治療に関する臨床試験は, ECOG
PS 0〜1, 年齢中央値65歳以下に限定され
ていた. 今回, ⅢB期またはⅣ期のNSCLCで,
ECOG PS 2または3あるいはECOG PS 0〜
1の70歳以上で合併症を有するか, または治
験責任医師がプラチナ製剤を用いた化学療法
が不適格と判断した症例を対象として, アテ
ゾリズマブ単剤療法による初回治療の有効性
および安全性を単剤化学療法と比較した第Ⅲ
相非盲検RCT（IPSOS試験）の結果が報告さ
れた. 453人がアテゾリズマブ群（302人）と化
学療法群（151人）にランダム（2：1）に割り付
けられた. 追跡期間中央値は41.0ヵ月であっ
た. 主要評価項目はITT集団におけるOSで

あり，アテゾリズマブ群が10.3ヵ月，化学療法群が9.2ヵ月であった（HR：0.78［95%CI：0.63 to 0.97］）．2年生存率はアテゾリズマブ群が24%，化学療法群が12%であった．患者報告による健康関連QOLや症状について，アテゾリズマブ群は化学療法群と比較して改善または維持していた．グレード3〜4の治療関連有害事象はアテゾリズマブ群で16%，化学療法群で33%，治療関連死亡はそれぞれ1%，3%であった．プラチナ併用化学療法不耐の進行NSCLCに対する一次治療として，アテゾリズマブは化学療法と比較してOSを有意に延長した．

2 EGFR阻害薬

▶ *EGFR*変異陽性NSCLCの術後補助療法としてオシメルチニブは生存期間を有意に延長[7]

これまでにⅠB〜ⅢA期の*EGFR*変異陽性NSCLCの術後補助療法において補助化学療法の前治療の有無にかかわらず，オシメルチニブはプラセボと比較してDFSを有意に延長することが第Ⅲ相二重盲検RCT（ADAURA試験）で示されていた[8]．今回，OSの最終解析結果が報告された．*EGFR*変異陽性NSCLCで完全切除された682人がオシメルチニブ（3年間投与）群（339人）とプラセボ群（343人）にランダム（1：1）に割り付けられた．治療を受けた期間の中央値は，オシメルチニブ群35.8ヵ月，プラセボ群25.1ヵ月であった．Ⅱ〜ⅢA期における5年OS率はオシメルチニブ群で85%，プラセボ群で73%であった（HR：0.49［95.03%CI：0.33 to 0.73］）．全集団（ⅠB〜ⅢA期）での5年OS率はオシメルチニブ群で88%，プラセボ群で78%であった（HR：0.49［95.03%CI：0.34 to 0.70］）．治療終了後に次治療を開始するかまたは死亡までの期間中央値は，オシメルチニブ群は未達で

あり，5年時点で70%以上がどちらのイベントも発生していなかった．一方，プラセボ群は34.7ヵ月であった．ⅠB〜ⅢA期における5年OS率は，術後補助化学療法の有無にかかわらず，プラセボ群と比較してオシメルチニブ群で高い傾向が示された（術後補助化学療法あり：87% *vs* 77%，なし：88% *vs* 79%）．既報のデータカットオフ日以降に重篤な有害事象としてCOVID-19による肺炎が1件報告された（この事象は治験責任医師により治療レジメンとは関連しないと判断されたものであり，患者は完治している）．なお，オシメルチニブ群の安全性プロファイルについて，初回報告時点からの変更はなかった．完全切除された*EGFR*変異陽性のⅠB〜ⅢA期NSCLCに対して，オシメルチニブによる術後補助療法はOSを有意に延長した．

3 KRAS^{G12C}阻害薬

▶ 既治療の*KRAS*^{G12C}変異陽性NSCLCにおいてソトラシブはドセタキセルと比較してPFSを延長[9]

治療歴のある*KRAS*^{G12C}変異陽性NSCLCを対象として，ドセタキセルに対するソトラシブの有効性と安全性を評価した第Ⅲ相非盲検RCT（CodeBreaK 200試験）の結果が報告された．プラチナ製剤併用療法とPD-1またはPD-L1阻害薬による治療後に進行を認めた345人がソトラシブ（1日1回960mg経口投与）群（169人）とドセタキセル（3週に1回75mg/m^{2}静脈内投与）群（174人）にランダム（1：1）に割り付けられた．追跡期間中央値は17.7ヵ月であった．主要評価項目であるPFSはソトラシブ群が5.6ヵ月，ドセタキセル群が4.5ヵ月であった（HR：0.66［95%CI：0.51 to 0.86］）．1年時点のPFS率はソトラシブ群が24.8%，ドセタキセル群が10.1%であった．奏効率はソトラシブ群が28.1%，ドセタキセ

ル群が13.2%であった．病勢コントロール率はソトラシブ群が82.5%，ドセタキセル群が60.3%であった．OS中央値はソトラシブ群が10.6ヵ月，ドセタキセル群が11.3ヵ月であり，投与群間で有意差は認められなかった．なお，本試験は病勢進行後にドセタキセルからソトラシブへのクロスオーバーが許容されていた．ソトラシブの忍容性は良好であり，ドセタキセルと比較してグレード3以上の有害事象（33% *vs* 40%）および重篤な治療関連有害事象（11% *vs* 23%）は少なかった．ソトラシブ群においてグレード3以上の治療関連有害事象で多かったのは下痢（12%），ALT増加（8%），AST増加（5%）であった．治療歴のある*KRAS*^{G12C}変異陽性NSCLCに対して，ソトラシブはドセタキセルと比較してPFSを有意に延長した．

これまでのエビデンスに付け加えられたこと：非小細胞肺癌

切除可能なⅡ～ⅢB期NSCLCの術前・術後補助療法として，ペムブロリズマブを追加することでEFS，MPR，pCRを有意に改善することが示された．一方で，今回の解析においてOSには有意差を認めておらず，情報の追加が待たれる．なお，この結果をもとに米国食品医薬品局（FDA）へ生物製剤承認一部変更申請（sBLA）が行われている．さらに，完全切除されたPD-L1陽性のⅡ～ⅢA期NSCLCにおいて術後補助化学療法後のアテゾリズマブ投与はDFSと同様にPD-L1発現が高い症例でOSベネフィットが得られる傾向にあった．すでに日本では2022年5月にPD-L1陽性のNSCLCにおける術後補助療法として承認されている．

*EGFR/ALK*野生型で未治療の転移性NSCLCに対して，トレメリムマブ＋デュルバルマブを化学療法に追加することで，PFSおよびOSとも有意に延長した．この結果より，2022年12月に切除不能な進行・再発のNSCLCを適応症として国内承認されている．しかし，日本で行われた第Ⅲ相臨床試験（JCOG2007；NIPPON試験）において，抗がん薬＋ニボルマブ＋イピリムマブ併用群で7.4%の治療関連死が確認され，試験が早期中止となっている．よって，T＋D＋CTについては日本人での安全性に関する情報を注視していく必要がある．

PS不良や高齢，併存疾患により一次治療としてプラチナを含む化学療法が不適格なNSCLCに対して，アテゾリズマブの単剤投与が化学療法単剤（ビノレルビンまたはゲムシタビン）よりもOSを有意に延長することが示された．さらに，健康関連QOLの改善・維持や重篤な有害事象の発現頻度も低かったことから，新たな治療選択肢となる可能性がある．

ⅠB～ⅢA期の*EGFR*変異陽性NSCLCの術後補助療法において，補助化学療法の前治療の有無にかかわらず，オシメルチニブはプラセボと比較してDFSに加えて，OSも有意に延長することが示された．なお，『肺癌診療ガイドライン2022年版』では，*EGFR*変異陽性の術後病理病期Ⅱ～ⅢA期完全切除例に対して，従来の術後補助化学療法後に，EGFRチロシンキナーゼ阻害薬による治療の追加を勧めるだけの根拠が明確ではないとされていた．

治療歴のある*KRAS*^{G12C}変異陽性NSCLCに対して，ソトラシブはドセタキセルと比較してPFSを有意に延長した．本試験ではドセタキセルによる治療を受けた患者の26%がソトラシブにクロスオーバーしていた．

引用文献

1) 日本肺癌学会：肺癌診療ガイドライン－悪性胸膜中皮腫・胸腺腫瘍含む－2022年版, 第7版, 金原出版, 2022.
2) Wakelee H, et al：N Engl J Med, 389：491-503, 2023.（PMID：37272513）
3) Felip E, et al：Ann Oncol, 34：907-19, 2023.（PMID：37467930）
4) Felip E, et al：Lancet, 398：1344-57, 2021.（PMID：34555333）
5) Johnson ML, et al：J Clin Oncol, 41：1213-27, 2023.（PMID：36327426）
6) Lee SM, et al：Lancet, 402：451-63, 2023.（PMID：37423228）
7) Tsuboi M, et al：N Engl J Med, 389：137-47, 2023.（PMID：37272535）
8) Wu YL, et al：N Engl J Med, 383：1711-23, 2020.（PMID：32955177）
9) de Langen AJ, et al：Lancet, 401：733-46, 2023.（PMID：36764316）

論文吟味のポイント2023

Column7　報告年が古い研究の結果で注意すべきポイント（前編）

　近年, SGLT2阻害薬の適応拡大をはじめ, 心不全に対する薬物治療の選択肢は大きく広がりました. とはいえ, β遮断薬やアルドステロン拮抗薬など, 従来薬のエビデンスも豊富であり, 薬剤コストを踏まえれば, 必ずしも新規治療薬に劣るものではないように思います. 特にスピロノラクトンは, 1999年に報告されたRALES試験（**PMID：10471456**）において, HFrEF患者の死亡リスクを30%低下させることが報告されています（ハザード比：0.70 [95%CI：0.60 to 0.82]）.

　一方, 2014年に報告されたTOPCAT試験（**PMID：24716680**）では, 心不全予後の改善は認められませんでした. この研究では, 左室駆出率が45%以上の心不全（HFpEF）患者3,445人（年齢中央値68.7歳）が対象となりました. 被験者はスピロノラクトン投与群（1,722人）と, プラセボ投与群（1,723人）にランダム化され, 心血管死亡, 蘇生できた心停止, 心不全による入院の複合アウトカムが検討されています.

　平均で3.3年間にわたる追跡調査の結果, 複合アウトカムの発症に統計学的な有意差を認めませんでした（ハザード比：0.89 [95%CI：0.77 to 1.04]）. RALES試験とTOPCAT試験を比較した場合, 「スピロノラクトンはHFrEFには効果的だがHFpEF」には無効……と結論してよいでしょうか.

〈後編[p.174]に続く〉

28 | 胃癌治療薬

Key Points

☐ HER2陽性切除不能な進行・再発胃癌の一次治療はトラスツズマブを含む化学療法が，HER2陰性の一次治療はS-1またはカペシタビン＋シスプラチン併用療法，ニボルマブ＋化学療法併用療法が推奨される．

☐ 治癒切除不能な進行・再発胃癌の二次治療はラムシルマブ＋パクリタキセル併用療法が，MSI-Highの二次治療以降はペムブロリズマブが推奨される．

☐ 治癒切除不能な進行・再発胃癌の三次治療以降はニボルマブ，イリノテカン，トリフルリジン・チピラシルが，HER2陽性の三次治療はトラスツズマブ デルクステカンが推奨される．

☐ 術後補助化学療法は，ステージIIの場合がS-1の1年間投与，ステージIIIの場合がカペシタビン＋オキサリプラチン併用療法などオキサリプラチン併用療法の6ヵ月間投与，S-1＋ドセタキセル併用療法の1年間投与が推奨される．

切除不能・進行再発胃癌に対する治療

1 これまでの報告

　HER2陽性（IHC 3＋，またはIHC 2＋かつFISH＋）の切除不能な進行・再発胃癌（食道胃接合部癌を含む）の一次治療には，カペシタビンまたはフルオロウラシル（5-FU）＋シスプラチン（CDDP）併用療法に対するトラスツズマブの上乗せ効果を検証したToGA試験[1]の結果から，カペシタビン＋CDDP＋トラスツズマブ併用療法が推奨されている．

　HER2陰性の一次治療には，S-1＋CDDP併用療法とS-1療法の有用性を比較したSPIRITS試験[2]の結果から，S-1＋CDDP併用療法が推奨されている．カペシタビン＋CDDP併用療法は，海外において5-FU＋

CDDP併用療法に対する非劣性が証明された後，標準治療の一つとしてToGA試験[1]やAVAGAST試験[3]において対照群の治療として採用され，両試験における日本人症例のサブグループ解析においても安全性と有効性が示されていることから推奨されている．また，ニボルマブ＋化学療法併用療法と化学療法を比較したCheckMate-649試験[4]とATTRACTION-4試験[5]の結果から，ニボルマブ＋化学療法併用療法も推奨されることとなった．なお，Combined Positive Score（CPS：全腫瘍細胞数に対するPD-L1陽性腫瘍細胞とPD-L1陽性腫瘍浸潤免疫細胞が占める割合）が治療効果と関連することから，CPS 5以上に推奨され，CPS 5未満もしくはPD-L1検査の実施が不可能な場合は化学療法単独の選択肢も含めて検討する．

二次治療については，ラムシルマブのパクリタキセル（PTX）に対する上乗せ効果を検討したRAINBOW試験[6]の結果から，ラムシルマブ＋PTX併用療法が推奨されている．マイクロサテライト不安定性陽性（MSI-High）を有する胃癌については，ペムブロリズマブの有効性と安全性を検証したKEYNOTE-158試験[7]と，一次治療のフッ化ピリミジン系抗がん薬＋プラチナ系抗がん薬で増悪した場合に二次治療としてペムブロリズマブをPTXと比較したKEYNOTE-061試験[8]のMSI-High症例を対象としたサブセット解析の結果から，ペムブロリズマブが推奨されることとなった．

三次治療については，プラセボに対するニボルマブの全生存期間（OS）における優越性を検証したATTRACTION-2試験[9]の結果からニボルマブが，トリフルリジン・チピラシルとプラセボを比較したTAGS試験[10]の結果から，トリフルリジン・チピラシルが推奨されている．HER2陽性例では，トラスツズマブ デルクステカンと医師が選択した治療（イリノテカンまたはPTX）を比較したDESTINY-Gastric01試験[11]の結果から，トラスツズマブ デルクステカンが推奨されることとなった．

2 最新のエビデンス

DESTINY-Gastric02試験[12]は，トラスツズマブベースの一次治療を受けたHER2陽性の切除不能または転移を有する胃，食道胃接合部癌の患者を対象に，3週おきにトラスツズマブ デルクステカンを投与した試験である．患者は79人が参加し，観察期間中央値5.9ヵ月での確定奏効率は38%［95%CI：27.3 to 49.6］，確定病勢制御率は81%［95%CI：70.6 to 89.0］，奏効期間中央値は8.1ヵ月［95%CI：4.1 to NE］，無増悪生存期間（PFS）中央値は5.5ヵ月［95%CI：4.2 to 7.2］であった．観察

期間中央値10.2ヵ月での確定奏効率は42%［95%CI：30.8 to 53.4］，確定病勢制御率は81%［95%CI：70.6 to 89.0］，奏効期間中央値は8.1ヵ月［95%CI：5.9 to NE］であった．OS中央値は12.1ヵ月［95%CI：9.4 to 15.4］，PFS中央値は5.6ヵ月［95%CI：4.2 to 8.3］であった．グレード3以上の副作用発現率は30%で，貧血，悪心，好中球減少症，白血球減少症であった．薬剤関連有害事象で投薬中止となったのは13%で，間質性肺疾患/肺炎が10%で最も多かった．

KEYNOTE-859試験[13]は，未治療でHER2陰性の切除不能な局所進行または転移性の胃，食道胃接合部癌を対象に，ペムブロリズマブ＋化学療法［5-FU＋CDDPまたはカペシタビン＋オキサリプラチン（CapeOX）］群（ペムブロリズマブ群）とプラセボ＋化学療法群（プラセボ群）を比較した第III相試験である．OS中央値はペムブロリズマブ群が12.9ヵ月，プラセボ群が11.5ヵ月（ハザード比（HR）：0.78［95%CI：0.70 to 0.87]），PFS中央値はペムブロリズマブ群が6.9ヵ月，プラセボ群が5.6ヵ月（HR：0.76［95%CI：0.67 to 0.85]）であった．グレード3以上の有害事象発現率は，ペムブロリズマブ群が59.4%，プラセボ群が51.1%，治療関連死はそれぞれ1.0%，2.0%であった．この結果から，HER2陰性の胃，食道胃接合部に対するペムブロリズマブと化学療法の併用療法を承認申請中である．

SPOTLIGHT試験[14]は，claudin-18 isoform 2（CLDN18.2）陽性，HER2陰性の未治療の切除不能進行または転移性の胃，食道胃接合部癌を対象に，ゾルベツキシマブ（日本未承認）＋mFOLFOX6療法群（ゾルベツキシマブ群）とプラセボ＋mFOLFOX6療法群（プラセボ群）を比較した試験である．ゾルベツキシマブ群は，mFOLFOX6に加えて42日間を1サイクルとして，1サイクル目の1日目にゾルベツ

キシマブ800mg/m²を投与し，その後は３週おきに600mg/m²を投与された．患者はゾルベツキシマブ群283人，プラセボ群282人に割り付けられた．PFS中央値はゾルベツキシマブ群が10.61ヵ月［95%CI：8.90 to 12.48］，プラセボ群が8.67ヵ月［95%CI：8.21 to 10.28］で，ゾルベツキシマブ群で有意に延長していた（HR：0.75［95%CI：0.60 to 0.94］）．OS中央値もゾルベツキシマブ群が18.23ヵ月［95%CI：16.43 to 22.90］，プラセボ群が15.54ヵ月［95%CI：13.47 to 16.53］で，ゾルベツキシマブ群で有意に延長していた（HR：0.75［95%CI：0.60 to 0.94］）．グレード３以上の副作用発現率は，ゾルベツキシマブ群が87%，プラセボ群が78%で，悪心，嘔吐，食欲不振であった．治療関連有害事象でゾルベツキシマブかプラセボが中止となったのは，ゾルベツキシマブ群が14%，プラセボ群が２%であった．治療関連死は，ゾルベツキシマブ群が２%，プラセボ群が１%であった．

GLOW試験[15]は，CLDN18.2陽性，HER2陰性の未治療の切除不能進行または転移性の胃，食道胃接合部癌患者を対象に，ゾルベツキシマブ＋CapeOX療法群（ゾルベツキシマブ群）とプラセボ＋CapeOX療法群（プラセボ群）を比較した試験である．ゾルベツキシマブ群は，21日間を１サイクルとして，１サイクル目の１日目にゾルベツキシマブ800mg/m²を投与し，２サイクル目以降は１日目にゾルベツキシマブ600mg/m²とCapeOXを投与された．患者はゾルベツキシマブ群254人，プラセボ群253人に割り付けられた．PFS中央値はゾルベツキシマブ群が8.21ヵ月，プラセボ群が6.80ヵ月（HR：0.687［95%CI：0.544 to 0.866］）で，有意にゾルベツキシマブ群で改善していた．OS中央値も，ゾルベツキシマブ群が14.39ヵ月，プラセボ群が12.16ヵ月（HR：0.771［95%CI：0.615 to 0.965］）で，有

意にゾルベツキシマブ群で改善していた．グレード３以上の有害事象発現率はゾルベツキシマブ群が72.8%，プラセボ群が69.9%で，ゾルベツキシマブ群では嘔吐，貧血，好中球減少症，悪心が多かった．治療関連有害事象でゾルベツキシマブかプラセボが中止となったのは，ゾルベツキシマブ群が7.1%，プラセボ群が4.4%であった．治療関連死はゾルベツキシマブ群が2.4%，プラセボ群が2.8%であった．

FIGHT試験[16]は，HER2陰性，FGFR2b陽性切除不能または転移を有する胃，食道胃接合部癌患者を対象に，mFOLFOX6療法へのBemarituzumab（日本未承認）の上乗せ効果を検証した試験である．患者はmFOLFOX6＋Bemarituzumab群（Bemarituzumab群）77人，mFOLFOX6＋プラセボ群（プラセボ群）78人に割り付けられた．観察期間中央値10.9ヵ月でのPFS中央値は，Bemarituzumab群が9.5ヵ月，プラセボ群が7.4ヵ月であった（HR：0.68［95%CI：0.44 to 1.04］）．観察期間中央値19.2ヵ月時点でのOS中央値は，Bemarituzumab群が19.2ヵ月，プラセボ群が13.5ヵ月であった（HR：0.60［95%CI：0.38 to 0.94］）．グレード３以上の主な有害事象は好中球減少，角膜障害，口内炎，貧血であった．Bemarituzumab群ではグレード３の角膜の有害事象が24%に発現した．治療関連死はBemarituzumab群が３人であった．

３ これまでのエビデンスに付け加えられたこと

DESTINY-Gastric02試験[12]の結果から，トラスツズマブ デルクステカンは，2022年12月，欧州委員会（EC）においてトラスツズマブを含む前治療を受けたHER2陽性の治癒切除不能な進行・再発胃癌に承認され，わが国においても今後，二次治療に加わる可能性

がある.

KEYNOTE-859[13]試験の結果から，HER2陰性の胃，食道胃接合部癌に対するペムブロリズマブと化学療法の併用療法を承認申請中であり，HER2陰性の一次治療に加わる可能性がある.

SPOTLIGHT試験[14]とGLOW試験[15]の結果から，CLDN18.2陽性，HER2陰性の胃，食道胃接合部癌に対する治療薬としてゾルベツキシマブを承認申請中であり，一次治療に加わる可能性がある.

術前・術後補助化学療法

1 これまでの報告

ステージⅡ/Ⅲ胃癌では治癒切除後の再発率が高く，D2郭清を行った胃切除症例に対する手術単独とS-1療法を比較したACTS-GC試験[17,18]が行われた. その結果，S-1の有効性が示され，ステージⅡ胃癌に対する術後補助化学療法としてS-1の1年間投与が標準治療となっている.

D2郭清を行ったステージⅡ/Ⅲの胃癌患者を対象に，術後補助化学療法としてCapeOX療法の6ヵ月間投与の有用性を検証したCLASSIC試験[19,20]およびJ-CLASSIC-PII試験[21]，D2以上のリンパ節郭清を伴う治癒切除を行ったステージⅢ（R0，T4bN2/N3を除く）の胃癌患者を対象にS-1＋オキサリプラチン（SOX）療法（8サイクル）の安全性と忍容性を検討したSOX-PII試験[22]から，ステージⅢ胃癌に対するオキサリプラチン併用療法も術後補助化学療法の選択肢の一つとなっている. また，ステージⅢの治癒切除胃癌に対する術後補助化学療法としてS-1＋ドセタキセル併用療法とS-1単独療法を比較したJACCRO GC-07試験[23]が行われ，ステージⅢの治癒切除胃癌に対するS-1＋ドセタキセル併用

療法も術後補助化学療法の選択肢の一つとなった.

術前化学療法については，局所進行胃癌患者に対する世界標準の補助化学療法はなく，米国や欧州で広く使用されている周術期化学療法は，アジアでは標準治療となっていない. 現在，日本において標準治療とみなされている術前補助化学療法は，Bulky Nに対するS-1＋CDDP併用療法のみである. 高度リンパ節転移を伴う予後不良な胃癌を対象に，術前補助化学療法としてS-1＋CDDP併用療法を2～3サイクル施行後にD2郭清に大動脈周囲リンパ節郭清を加えた手術を行う治療戦略の第Ⅱ相試験[24]が行われ，その良好な結果から標準治療とされている.

2 最新のエビデンス

S-1＋ドセタキセル併用療法は，JACCRO GC-07試験[23]の結果からステージⅢの治癒切除胃癌に対する術後補助化学療法の選択肢の一つとなっている. 今回，その5年間の追跡結果が公表された[25]. 5年OSはS-1＋ドセタキセル併用療法群が67.91%，S-1単独療法群は60.27%（HR：0.752 [95%CI：0.613 to 0.922]），5年無再発生存期間はS-1＋ドセタキセル併用療法群が59.78%，S-1単独療法群は50.63%（HR：0.726 [95%CI：0.599 to 0.879]）であった.

ステージⅡ～ⅣAの切除可能な胃，食道胃接合部癌の術前・術後補助化学療法としてデュルバルマブの追加効果を検証したMATTERHORN試験[26]が行われている. 患者は，術前にFLOT（5-FU＋ロイコボリン＋オキサリプラチン＋ドセタキセル）に加えてデュルバルマブ（1,500mgを4週おきに）投与を2サイクル行い，術後にFLOTとデュルバルマブ投与を4週おきに2サイクル，その後はデュルバルマブを10サイクル投与する群

（デュルバルマブ群）と，術前と術後のデュルバルマブの代わりにプラセボを投与する群（プラセボ群）に割り付けられた．中間解析でデュルバルマブ群はプラセボ群に比べて病理学的完全奏効率を有意に改善したと発表された[27]．

3 これまでのエビデンスに付け加えられたこと

JACCRO GC-07試験[25]の5年間の追跡結果でもS-1＋ドセタキセル併用療法はOSを改善させ，ステージⅢ胃癌患者の術後補助化学療法として推奨できることが確認された．

▎引用文献

1) Bang YJ, et al : Lancet, 376 : 687-97, 2010.（PMID : 20728210）
2) Koizumi W, et al : Lancet Oncol, 9 : 215-21, 2008.（PMID : 18282805）
3) Ohtsu A, et al : J Clin Oncol, 29 : 3968-76, 2011.（PMID : 21844504）
4) Janjigian YY, et al : Lancet, 398 : 27-40, 2021.（PMID : 34102137）
5) Kang YK, et al : Lancet Oncol, 23 : 234-47, 2022.（PMID : 35030335）
6) Wilke H, et al : Lancet Oncol, 15 : 1224-35, 2014.（PMID : 25240821）
7) Marabelle A, et al : J Clin Oncol, 38 : 1-10, 2020.（PMID : 31682550）
8) Shitara K, et al : Lancet, 392 : 123-33, 2018.（PMID : 29880231）
9) Kang YK, et al : Lancet, 390 : 2461-71, 2017.（PMID : 28993052）
10) Shitara K, et al : Lancet Oncol, 19 : 1437-48, 2018.（PMID : 30355453）
11) Shitara K, et al : N Engl J Med, 382 : 2419-30, 2020.（PMID : 32469182）
12) Cutsem EV, et al : Lancet Oncol, 24 : 744-56, 2023.（PMID : 37329891）
13) Rha SY, et al : Ann Oncol, 34 : 319-20, 2023.（DOI : 10.1016/j.annonc.2023.01.006）
14) Shitara K, et al : Lancet, 401 : 1655-68, 2023.（PMID : 37068504）
15) Shah MA, et al : Nat Med, 29 : 2133-41, 2023.（PMID : 37524953）
16) Wainberg ZA, et al : Lancet Oncol, 23 : 1430-40, 2022.（PMID : 36244398）
17) Sakuramoto S, et al : N Engl J Med, 357 : 1810-20, 2007.（PMID : 17978289）
18) Sasako M, et al : J Clin Oncol, 29 : 4387-93, 2011.（PMID : 22010012）
19) Bang YJ, et al : Lancet, 379 : 315-21, 2012.（PMID : 22226517）
20) Noh SH, et al : Lancet Oncol, 15 : 1389-96, 2014.（PMID : 25439693）
21) Fuse N, et al : Gastric Cancer, 20 : 332-40, 2017.（PMID : 26956689）
22) Shitara K, et al : Gastric Cancer, 20 : 175-81, 2017.（PMID : 26626800）
23) Yoshida K, et al : J Clin Oncol, 37 : 1296-304, 2019.（PMID : 30925125）
24) Tsuburaya A, et al : Br J Surg, 101 : 653-60, 2014.（PMID : 24668391）
25) Kodera Y, et al : Gastric Cancer, Online ahead of print, 2023.（PMID : 37548812）
26) Janjigian YY, et al : Future Oncol, 18 : 2465-73, 2022.（PMID : 35535555）
27) アストラゼネカ株式会社：プレスリリース，2023年6月13日．Webpage URL：〈https://www.astrazeneca.co.jp/media/press-releases1/2023/2023061302.html〉

29 | 大腸癌治療薬

Key Points

☐ トリフルリジン・チピラシル(FTD/TPI)にベバシズマブ(Bmab)を上乗せした
第Ⅲ相試験で生存期間の延長が示された(SUNLIGHT試験).

☐ FTD/TPIとBmabの併用療法ではグレード3以上の好中球減少症の発現頻度
の増加を認めた(SUNLIGHT試験).

☐ FTD/TPIにパニツムマブ(Pmab)を上乗せした第Ⅲ相試験で無増悪生存期間
の延長が示された(VELO試験).

これまでの報告

切除不能大腸癌患者の予後は，近年の化学療法の発展に伴って延長している．大腸癌の標準治療はフッ化ピリミジン系薬剤，オキサリプラチン，イリノテカンの3つのキードラッグに，血管内皮増殖因子(VEGF)阻害薬，または，上皮成長因子受容体(EGFR)阻害薬を組み合わせたレジメンで構成されている．そして，標準治療が無効となった後の後方治療には，2013年にマルチキナーゼ阻害薬であるレゴラフェニブが，2014年に経口ヌクレオシド系抗悪性腫瘍薬であるトリフルリジン・チピラシル(FTD/TPI)が使用可能になっている．

FTD/TPIは近年，分子標的薬を上乗せした併用レジメンの開発が積極的に行われており，その一つがVEGF阻害薬であるベバシズマブ(Bmab)である．Bmabはこれまで，切除不能大腸癌の標準治療であるFOLFOX療法やFOLFIRI療法に上乗せすることで生存期間を延長させることが示されており，*RAS*変異や原発巣の位置に関わらず使用できる．BmabとFTD/TPIとの併用療法(Bmab＋FTD/TPI)は，2017年に単群第Ⅰ/Ⅱ相試験(C-TASK FORCE)[1]で高い腫瘍制御割合が示され，2019年にFujiiら[2]の過去起点コホート研究でBmab＋FTD/TPIがFTD/TPI単剤と比較し全生存期間(OS)を延長させることが報告された．その後，Takahashiら[3]は*RAS*変異の有無に関わらずBmab＋FTD/TPIが有効であることを報告し，Pfeifferら[4]は第Ⅱ相RCTでBmab＋FTD/TPIがFTD/TPI単剤と比較し無増悪生存期間(PFS)を延長させることを報告した．これらの背景から，FTD/TPI＋Bmabの有効性を検証した大規模な第Ⅲ相RCT(SUNLIGHT試験)が実施された[5]．

FTD/TPIに対する分子標的薬の併用については，EGFR阻害薬についても開発が進んでおり，EGFR阻害薬による治療歴があり，EGFR阻害薬が無効になった後の再投与について，いくつかの検討がある．*RAS*野生型

の大腸癌に対しEGFR阻害薬を使用すると，*RAS*野生型のがん細胞の大部分は死滅する一方で，*KRAS*または*NRAS*変異による抵抗性の獲得によりその後の治療失敗につながる[6]．しかし，EGFR阻害薬による治療終了後に*RAS*野生型のがん細胞が再び増加し，*RAS*変異型のがん細胞は減少していくことが報告されていることから[7]，EGFR阻害薬による治療が無効となった後に，再度リキッドバイオプシーによる*RAS*遺伝子検査を行うことは，EGFR阻害薬の再投与の適応判定のために有用であると考えられている．例えば，一次治療でFOLFIRI＋セツキシマブが奏効した患者を対象に，三次治療でイリノテカン＋セツキシマブの再投与を行った臨床試験[8]では，治療開始前の循環腫瘍DNA（ctDNA）の検査で*RAS*野生型の患者のみで部分奏効が得られ，また，PFSは*RAS*野生型の患者で4.0ヵ月，*RAS*変異のある患者で1.9ヵ月，ハザード比（HR）は0.44［95%CI：0.18 to 0.98］と，治療開始前に*RAS*野生型が確認された患者でより良好な治療結果が得られた．これらの背景から，*RAS*野生型の標準治療後の大腸癌患者を対象に，パニツムマブ（Pmab）＋FTD/TPIの有効性を検証する第II相RCTであるVELO試験が実施された[9]．

最新のエビデンス

1 SUNLIGHT試験[5]

SUNLIGHT試験は，大腸癌標準治療後のFTD/TPI単剤療法に対し，Bmab＋FTD/TPIの優越性を示すことを目的とした第III相試験である．対象患者はフッ化ピリミジン系薬剤，イリノテカン，オキサリプラチン，およびVEGF阻害薬もしくはEGFR阻害薬（*RAS*野生型に限る）を含む化学療法を2レジメン以下が施行された切除不能な結腸もしくは直腸癌患者で，Bmab＋FTD/TPIの併用療法を受けるグループ（Bmab併用群）と，FTD/TPI単剤療法を受けるグループ（単剤群）にランダムに1：1に割りつけられた．主要評価項目はOS，副次評価項目はPFS，奏効割合，病勢制御割合，ECOG performance status（PS）が0もしくは1から，2もしくはそれ以上への増悪を認めるまでの期間，などが設定された．OSについて2群間のHRの期待値が0.70と設定され，必要イベント発生数331を満たすため目標症例数490人で症例集積が行われた．

主要評価項目であるOSについて，Bmab併用群の中央値は10.8ヵ月［95%CI：9.4 to 11.8］であり，単剤群は7.5ヵ月［95%CI：6.3 to 8.6］であった．HRは0.61［95%CI：0.49 to 0.77］で，Bmab併用が有意に生存期間を延長することが示された．サブグループ解析では，年齢，性別，転移臓器数，*RAS*変異の有無，ベバシズマブ使用歴などすべての項目において，Bmab併用群が優れていた．副次評価項目において，6ヵ月と12ヵ月のOS率は，それぞれBmab併用群で77%，43%，単剤群で61%，30%であった．PFSの中央値は，Bmab併用群が5.6ヵ月［95%CI：4.5 to 5.9］，単剤群が2.4ヵ月［95%CI：2.1 to 3.2］で，HRは0.44［95%CI：0.36 to 0.54］であった．6ヵ月と12ヵ月のPFS率は，それぞれBmab併用群で43%，16%，単剤群で16%，1%であった．さらに，PSが2以上に悪化するまでの期間も，Bmab併用群が9.3ヵ月，単剤群が6.3ヵ月で，HRは0.54［95%CI：0.43 to 0.67］と有意な延長を認めた．

安全性に関しては，グレード3以上の有害事象はBmab併用群で72.4%，単剤群で69.5%に認められた．最も発現頻度が高かった好中球減少症については，グレード3以上がBmab併用群で43.1%，単剤群で32.1%であった．

単剤群と比較して，Bmab併用群で頻度が高かった有害事象は高血圧（10.2% *vs* 2.0%），悪心（37.0% *vs* 27.2%），好中球減少症（62.2% *vs* 51.2%），およびグレード3以上の好中球減少症（43.1% *vs* 32.1%）であった．有害事象により治療中止となった割合は両群共に12.6%であり，FTD/TPIの減量に至ったのはBmab併用群で16.3%，単剤群で12.2%であった．

2 VELO試験[9]

VELO試験は，EGFR阻害薬を含む大腸癌標準治療後のFTD/TPI単剤療法に対し，FTD/TPIとPmabの併用療法の優越性を示すことを目的とした非盲検第Ⅱ相試験である．対象は*RAS*野生型の一次治療でEGFR阻害薬を使用し部分奏効（PR）もしくは完全奏効（CR）が得られていて，かつEGFR阻害薬の最終投与から4ヵ月以上が経過している患者であり，FTD/TPIとPmabの併用療法を受けるグループ（Pmab併用群）と，FTD/TPI単剤療法を受けるグループ（単剤群）にランダムに1：1に割りつけられた．主要評価項目はPFSで，副次評価項目にはOS，奏効率，副作用発現割合などが含まれた．また探索的な評価項目として治療前に検査したctDNAから*RAS/BRAF*を含む遺伝子解析が行われた．PFSについて2群間のHRの期待値は0.56と設定され，必要イベント数74を目標に症例集積が行われた．

本試験はCOVID-19のパンデミックの影響を受け，症例集積が予定より遅れたことから2022年4月に62人（Pmab併用群：31人，単剤群：31人）の患者が試験に参加した時点で症例登録が中止され．合計59イベントが集積された．主要評価項目であるPFSについて，Pmab併用群の中央値は4.0ヵ月［95%CI：2.8 to 5.3］，単剤群は2.5ヵ月［95%CI：1.4 to 3.6］であり，約1.5ヵ月の延長を認め，HRは0.48［95%CI：0.28 to 0.82］であった．6ヵ月および12ヵ月のPFS率では，Pmab併用群が高く（6ヵ月PFS率：35.5% *vs* 9.7%，12ヵ月PFS率：12.9% *vs* 0%），腫瘍制御割合についてもPmab併用群が高かった（74.2% *vs* 38.7%）．さらに，治療前のctDNA検査において*RAS/BRAF*野生型の患者に限定した解析では，PFSの中央値はPmab併用群で4.5ヵ月［95%CI：2.2 to 6.8］，単剤群で2.6ヵ月［95%CI：1.0 to 4.3］であり，約2ヵ月の差が認められ，HRは0.48［95%CI：0.26 to 0.89］であった．腫瘍制御割合は全体の結果と同様にPmab併用群が高かった（80.7% *vs* 47.8%）．

安全性に関して，グレード3〜4の有害事象はPmab併用群で16人（51.6%），単剤群では9人（29.0%）に認められたが，有害事象による治療中断や治療関連死はなかった．治療薬の減量に至ったのはPmab併用群で16人（51.6%），単剤群で9人（29.0%）であった．

これまでのエビデンスに付け加えられたこと

SUNLIGHT試験から，標準治療抵抗性の大腸癌患者におけるBmab＋FTD/TPIの有効性が示された．*RAS*変異陽性や原発巣が右側（盲腸，上行結腸，横行結腸）の患者では一次治療からBmabを併用することが推奨されている．一次治療でBmabを使用した患者について，二次治療でもBmabを継続する戦略（Bevacizumab Beyond PD：BBP）[10]は標準的に行われているが，三次治療以降にもBBPを拡張できるかどうかは明らかでなかった．SUNLIGHT試験のサブグループ解析でBmabによる治療歴に関わらずBmab併用群はより良好なOSを示した．また，PS増悪までの期間についてもBmab併用群の方が約3ヵ月長く，より長期に病状をコントロールすること

が期待できることが示唆され，一般的にPSが2以上になると化学療法の適用外になってしまうことから，身体機能を維持した状態でレゴラフェニブなどの後続治療につなげていく意味でもBmabの併用は有益と考えられる．その他のサブグループにおいても一貫してBmab併用群が良好な成績を示したことから，有効性の面からはFTD/TPI治療を受ける全例でBmabの併用が推奨されるといってもよいだろう．安全性の面では，Bmab併用群は単剤群に比べ，重篤な好中球減少症の発生頻度が高かった．これは過去の試験結果を統合したメタ分析[11]でも同様の傾向が示されており，感染症予防や発熱・体調不良時の早期受診を促すなど，発熱性好中球減少症の対策をより徹底する必要があるだろう．

VELO試験は目標症例数に到達しなかったことから，Pmab併用群の優越性を示すための検出力の低下が懸念されたが，主要評価項目のPFSで事前の期待値を上回る差を認めたことから統計学的にも有意な結果が示された．比較的規模の小さな試験ではあるが，標準治療であるFTD/TPIに上乗せしてEGFR阻害薬の再投与を行うことを支持する貴重なエビデンスである．

SUNLIGHT試験とVELO試験共にポジティブスタディであったことから，*RAS*野生型の大腸癌では，三次治療でのFTD/TPIの併用相手としてBmabとPmabのどちらを選択すべきだろうか．現状では，Bmab＋FTD/TPIは過去に複数の単群試験や第III相試験でも有効性が報告されているのに加え，今回，第III相試験で有効性が示されたことからエビデンスの強さの面でBmabがより強く推奨されるだろう．副作用の面では，異なる試験のため直接比較することはできないが，SUNLIGHT試験とVELO試験における副作用発現状況を**表**にまとめた．Pmab＋FTD/TPIではやは

表 Bmab＋FTD/TPIとPmab＋FTD/TPIの有害事象発現率（%）

	SUNLIGHT試験 Bmab＋FTD/TPI（246人）		VELO試験 Pmab＋FTD/TPI（31人）	
PFS中央値[95%CI]	5.6ヵ月[4.5 to 5.9]		4.0ヵ月[2.8 to 5.3]	
有害事象名	グレード1〜2	グレード3〜4	グレード1〜2	グレード3〜4
すべて	NA	72.4	45.2	51.6
好中球減少症	13.8	8.9	16	26
血小板減少症	17.1	2.8	10	3
貧血	28.9	6.1	10	3
悪心	37	1.6	19	NA
嘔吐	18.7	0.8	10	3
食欲低下	20.3	0.8	NA	NA
疲労	24.4	4.1	35	6
下痢	20.7	0.8	19	NA
腹痛	11.8	2	3	3
口内炎	11	0.4	13	NA
高血圧	10.2	5.7	NA	3
発疹	NA	NA	45	19
皮膚乾燥	NA	NA	23	NA
爪障害	NA	NA	19	NA
瘙痒	NA	NA	6	NA
低マグネシウム血症	NA	NA	6	6

（文献5，9より作成）

り皮膚障害の管理で患者に大きな負担がかかりやすいことが懸念されるため，副作用管理の面でもBmab＋FTD/TPIが使いやすいだろう．

　一方で，一次治療と二次治療でBmabを継続したBEBYP試験において，尿タンパクは31%（グレード3以上は5%），高血圧は27%（グレード3以上は2%）にみられたように[12]，三次治療でもBmabを併用することになればBBPによる血圧上昇やタンパク尿の管理が重要になってくる．加えて，同じ後方治療に位置づけられるレゴラフェニブも同じく血圧上昇やタンパク尿が問題になる．さらにそれだけでなく，VEGF受容体阻害薬であるフルキンチニブがFRESCO-2試験で良好な結果を示したことから[13]，現在わが国では承認されていないが，将来的に使用可能になる可能性があり，フルキンチニブもまた血圧上昇やタンパク尿の発現頻度が高い．このように，大腸癌化学療法では今後，VEGF（受容体）阻害薬の長期使用による血圧上昇やタンパク尿，出血などの副作用の長期的な管理が重要になってくるだろう．

　化学療法の発展により長期の予後が期待できるようになっているからこそ，治療の選択肢を最大限使い切るために，後方ラインまで見据えた治療戦略を考える必要があり，そこには薬剤師の副作用管理への貢献が重要になるだろう．

引用文献

1) Kuboki Y, et al : Lancet Oncol, 18 : 1172-81, 2017. (PMID : 28760399)
2) Fujii H, et al : Oncologist, 25 : e469-76, 2020. (PMID : 32162797)
3) Takahashi T, et al : ESMO Open, 6 : 100093, 2021. (PMID : 33744811)
4) Pfeiffer P, et al : Lancet Oncol, 21 : 412-20, 2020. (PMID : 31999946)
5) Prager GW, et al : N Engl J Med, 388 : 1657-67, 2023. (PMID : 37133585)
6) Parseghian CM, et al : Clin Cancer Res, 25 : 6899-908, 2019. (PMID : 31263029)
7) Parseghian CM, et al : Ann Oncol, 30 : 243-49, 2019. (PMID : 30462160)
8) Cremolini C, et al : JAMA Oncol, 5 : 343-50, 2019. (PMID : 30476968)
9) Napolitano S, et al : JAMA Oncol, 9 : 966-70, 2023. (PMID : 37200022)
10) Bennouna J, et al : Lancet Oncol, 14 : 29-37, 2013. (PMID : 23168366)
11) Yoshino T, et al : Ther Adv Med Oncol, 15 : 17588359221146137, 2023. (PMID : 36743525)
12) Masi G, et al : Ann Oncol, 26 : 724-30, 2015. (PMID : 25600568)
13) Dasari A, et al : Lancet, 402 : 41-53, 2023. (PMID : 37331369)

エキスパートが注目する
最新エビデンスをアップデート！

30 │ 泌尿器癌治療薬

Key Points

❏ ニボルマブ＋イピリムマブ＋カボザンチニブ併用療法は，中リスク，高リスクの未治療進行性腎細胞癌患者の標準療法の一つと考えられる．

❏ ニラパリブ＋アビラテロン＋プレドニゾロン併用療法は，転移性去勢抵抗性前立腺癌患者の標準治療の一つと考えられる．

❏ 腎細胞癌，前立腺癌の標準療法となる2つの療法の有害事象を把握し，副作用マネジメントをすることが薬剤師に求められる．

▌腎細胞癌治療

1 これまでの報告

▶ ニボルマブ＋カボザンチニブ併用療法

進行性・転移性腎細胞癌患者に対するファーストライン治療として抗PD-1抗体薬であるニボルマブ＋カボザンチニブ併用療法の有効性と安全性を検証した第Ⅲ相試験が実施されている(CheckMate-9ER試験)[1]．CheckMate-9ER試験は，進行性・転移性腎細胞癌の標準療法であるスニチニブ50mg/日の単剤療法4週間投与後2週間休薬を対照群(328人)として，ニボルマブ240mg＋カボザンチニブ40mg併用療法6週間毎を試験群(323人)として比較した試験である．主要評価項目は無増悪生存期間(PFS)，副次評価項目は全生存期間(OS)，客観的奏効率(ORR)などとして検討した試験である．

その結果，主要評価項目であるPFS中央値はニボルマブ＋カボザンチニブ併用群16.6ヵ月[95%CI：12.8 to 19.8]であり，対照群であ

るスニチニブ単剤群では8.3ヵ月[95%CI：7.0 to 9.7]であった(ハザード比(HR)：0.56[95%CI：0.46 to 0.68])．OS中央値は，ニボルマブ＋カボザンチニブ併用群の37.7ヵ月に対してスニチニブ単剤群で34.3ヵ月(HR：0.70 [95%CI：0.55 to 0.90])であった．安全性としては，グレード3以上の治療関連有害事象発症率はニボルマブ＋カボザンチニブ併用群で65%に対して，スニチニブ単剤群で54%であった．主な治療関連有害事象は高血圧や手足症候群，下痢などであった．

以上より，未治療・転移性腎細胞癌患者に対するニボルマブ＋カボザンチニブ併用療法は，標準治療のスニチニブ単剤と比較してPFSを改善し，忍容性もあり転移性腎細胞癌のファーストライン治療として使用できると考えられた．

▶ 免疫チェックポイント阻害薬2剤併用＋カボザンチニブ療法の探索的研究

さらに，前治療歴のない進行性腎細胞癌患者

に対して，ニボルマブ＋カボザンチニブ併用療法に細胞傷害性Tリンパ球抗原-4（CTLA-4）に対する抗体であるイピリムマブを加えたニボルマブ＋イピリムマブ＋カボザンチニブ療法の有用性が報告されている．本報告は，CheckMate-9ER試験の中で行われた50人のニボルマブ＋イピリムマブ＋カボザンチニブの3剤併用療法の有用性を探索的に分析した内容である[2]．この報告では，ニボルマブ（3mg/kg）とイピリムマブ（1mg/kg）を3週毎の投与とカボザンチニブ40mg/日を4サイクル投与し，その後ニボルマブ240mgを2週毎とカボザンチニブ40mg/日を投与した．主要評価項目はPFSであり，副次評価項目はOS，ORRなどである．

その結果，主要評価項目であるPFS中央値は9.9ヵ月［95%CI：5.7 to 16.8］であった．OS中央値は37.0ヵ月［95%CI：31.8 to 推定不能］であった．安全性としては，グレード3以上の治療関連有害事象発現率は84.0%であり，主なものはALT増加，AST増加がそれぞれ20.0%，16.0%であった．また免疫関連副作用の肝機能障害は40.0%発現した．

以上より，ニボルマブ＋イピリムマブ＋カボザンチニブの3剤併用療法は，前治療歴のない進行性腎細胞癌患者において有効性があることが示唆された．一方，肝機能障害や間質性肺炎などの免疫関連有害事象のマネジメントは今後必要であると考えられた．

2 最新のエビデンス

▶中・高リスク未治療進行性腎細胞癌患者に対する免疫チェックポイント阻害薬2剤＋カボザンチニブ併用療法の有用性

COSMIC-313試験では，中リスクもしくは高リスクの未治療の進行性腎細胞癌に対して，ニボルマブ＋イピリムマブ＋カボザンチニブの3剤併用療法の有用性を検討する目的で実施された[3]．対照群としてはニボルマブ＋イピリムマブ＋プラセボ療法が設定され，主要評価項目として12ヵ月無増悪生存率，副次評価項目としてOSなどを比較検証した第III相試験である．ニボルマブ＋イピリムマブ＋カボザンチニブ群には428人，ニボルマブ＋イピリムマブ＋プラセボ群では427人が割り付けられた．

本試験の結果，主要評価項目である12ヵ月無増悪生存率は，ニボルマブ＋イピリムマブ＋カボザンチニブ群の57%に対して，ニボルマブ＋イピリムマブ＋プラセボ群で49%であった．ニボルマブ＋イピリムマブ＋カボザンチニブ群において，病勢進行または死亡リスクのリスクが27%減少（HR：0.73［95%CI：0.57 to 0.94]）であった．安全性としては，グレード3以上の治療関連有害事象発現率はニボルマブ＋イピリムマブ＋カボザンチニブ群の79%に対して，ニボルマブ＋イピリムマブ＋プラセボ群では56%であった．それぞれの群の主な治療関連有害事象発現率を**表**に示す．

3 これまでのエビデンスに付け加えられたこと

中リスク，高リスクの未治療進行性腎細胞癌患者に対して，ニボルマブ＋イピリムマブ＋カボザンチニブの併用療法は，ニボルマブ＋イピリムマブ＋プラセボ群に比較してPFSを統計学的有意に改善させた．ニボルマブ＋イピリムマブ＋カボザンチニブ併用療法は，中リスク，高リスクの未治療進行性腎細胞癌患者の標準療法として使用できることが示唆された．

表 主な治療関連有害事象発現率

イベント	ニボルマブ＋イピリムマブ＋カボザンチニブ群 グレード3〜4（*n*=426）	ニボルマブ＋イピリムマブ＋プラセボ群 グレード3〜4（*n*=424）
発現率	79%（337人）	56%（236人）
ALT上昇	27%（113人）	6%（26人）
AST上昇	20%（87人）	5%（21人）
高血圧	10%（43人）	3%（13人）
リパーゼ上昇	10%（41人）	6%（27人）
下痢	6%（24人）	4%（15人）
倦怠感	3%（12人）	2%（10人）

（文献3より引用，一部改変）

前立腺癌治療

1 これまでの報告

▶ ニラパリブ単剤のエビデンス

転移性去勢抵抗性前立腺癌に対してアビラテロン＋プレドニゾロンの併用療法は，PFSとOSを改善する標準的な第一選択治療である[4]．その標準療法に追加する薬剤についてさまざまな検討がされている．基礎研究において，ポリADP-リボースポリメラーゼ（PARP）を阻害することにより前立腺癌細胞の増殖を抑える可能性が示唆されている[5,6]．PARP阻害薬はオラパリブとニラパリブがある．

オラパリブについては，PROfound試験によりオラパリブを投与する群と医師の選択でエンザルタミドまたはアビラテロンを投与する対照群で検討された．その結果，PFS中央値はオラパリブ群で7.4ヵ月，対照群で3.6ヵ月，進行または死亡のHRは0.34［95%CI：0.25 to 0.47］であり，統計学的に有意に延長することが示された[7]．

オラパリブと同様のPARP阻害薬であるニラパリブについては，ニラパリブ単剤療法の有効性，安全性を検証した第Ⅱ相試験が報告されている[8]．この試験では，治療歴のある

DNA修復遺伝子欠損のある転移性去勢抵抗性前立腺癌患者289人を対象に，ニラパリブ単剤300mg/日を投与し病勢進行または予期せぬ有害事象が発現するまで実施した．主要評価項目は，*BRCA*遺伝子変異陽性群におけるORRであった．副次評価項目は治療関連有害事象などであった．結果は，評価可能であった223人のうち，*BRCA*遺伝子変異陽性が142人，*BRCA*遺伝子変異陰性が81人であった．フォローアップ期間中央値10ヵ月間で*BRCA*遺伝子変異陽性群76人におけるORRは34.2%［95%CI：23.7 to 46.0］であった．治療関連有害事象として，発現頻度が高かった項目は悪心が58%，貧血54%，嘔吐38%であった．また，グレード3以上の治療関連有害事象は，貧血が33%，血小板減少症が16%であった．

2 最新のエビデンス

以上よりニラパリブを標準療法であるアビラテロン＋プレドニゾロン療法に追加した際の有用性について検討された．対象は，*BRCA1/2*遺伝子変異を含む相同組換え修復遺伝子変異ステータス別の転移性去勢抵抗性前立腺癌患者であった．この試験は，ニラパ

リブ＋アビラテロン＋プレドニゾロン併用療法の有効性，安全性を比較検証した第Ⅲ相のMAGNITUDE試験である[9]．この試験での比較対照群は，標準療法として使用されているアビラテロン＋プレドニゾロンにプラセボを追加した療法であった．主要評価項目は，*BRCA1/2*遺伝子変異陽性群および相同組換え修復遺伝子変異陽性群全体における画像診断に基づくPFSである．副次評価項目としては，全生存率や治療関連有害事象などであった．ニラパリブ＋アビラテロン＋プレドニゾロン群は212人，プラセボ＋アビラテロン＋プレドニゾロン群は211人が割り付けられた．その結果，主要評価項目である*BRCA1/2*遺伝子変異陽性群における画像診断に基づくPFS中央値はニラパリブ＋アビラテロン＋プレドニゾロン群16.6ヵ月に対して，プラセボ＋アビラテロン＋プレドニゾロン群では10.9ヵ月であった．プラセボ＋アビラテロン＋プレドニゾロン群と比較して，ニラパリブ＋アビラテロン＋プレドニゾロン群は画像診断に基づく病勢進行または死亡のリスクを47％統計学的有意に改善した（HR：0.53[95％CI：0.36 to 0.79]）．また，相同組換え修復遺伝子変異陽性群全体における画像診断に基づくPFS中央値は，ニラパリブ＋アビラテロン＋プレドニゾロン群16.5ヵ月に対して，プラセボ＋アビラテロン＋プレドニゾロン群では13.7ヵ月であり，ニラパリブ＋アビラテロン＋プレドニゾロン併用群では画像診断に基づく病勢進行または死亡のリスクが27％統計学的有意に改善した（HR：0.73[95％CI：0.56 to 0.96]）．グレード3以上の治療関連有害事象発現率は，ニラパリブ＋アビラテロン＋プレドニゾロン群では67.0％であり，プラセボ＋アビラテロン＋プレドニゾロン群では46.4％であった．ニラパリブ＋アビラテロン＋プレドニゾロン群において頻度の高いグレード3以上の治療関連有害事象は，貧血（29.7％），高血圧（14.6％）であった．

3 これまでのエビデンスに付け加えられたこと

転移性去勢抵抗性前立腺癌患者に対するニラパリブ＋アビラテロン＋プレドニゾロン併用療法は，相同組換え修復遺伝子変異を有する患者群で，標準療法であるアビラテロン＋プレドニゾロンより治療効果が高いことが示唆された．さらに，治療関連有害事象は貧血や高血圧のマネジメントが必要であることが示された．

引用文献

1) Motzer RJ, et al : Lancet Oncol, 23 : 888-98, 2022. （PMID : 35688173）
2) Apolo AB, et al : Eur J Cancer, 177 : 63-71, 2022. （PMID : 36327527）
3) Choueiri TK, et al : N Engl J Med, 388 : 1767-78, 2023. （PMID : 37163623）
4) Ryan CJ, et al : Lancet Oncol, 16 : 152-60, 2015. （PMID : 25601341）
5) Robinson D, et al : Cell, 161 : 1215-28, 2015. （PMID : 26000489）
6) Schiewer MJ, et al : Cancer Discov, 2 : 1134-49, 2012. （PMID : 22993403）
7) de Bono J, et al : N Engl J Med, 382 : 2091-102, 2020. （PMID : 32343890）
8) Smith MR, et al : Lancet Oncol, 23 : 362-73, 2022. （PMID : 35131040）
9) Chi KN, et al : J Clin Oncol, 41 : 3339-51, 2023. （PMID : 36952634）

31 | 肝胆膵癌治療薬

Key Points

☐ 肝細胞癌の一次治療として，アテゾリズマブ＋ベバシズマブ併用療法とレンバチニブ単独療法の有効性に差がないことが大規模なリアルワールドデータの解析から報告され，二次治療としてペムブロリズマブ単独療法が有効である可能性が示された．

☐ 胆道癌の術後化学療法としてS-1単独療法が標準治療となり，遺伝子変異に基づく治療として，線維芽細胞増殖因子受容体2融合遺伝子陽性の治癒切除不能な肝内胆管癌に対して，新たにフチバチニブが有効である可能性が示された．

☐ 膵癌に対する新規一次治療として多剤併用療法であるNALIRIFOX療法の可能性が示され，遺伝子変異に基づく治療としてKRAS^G12C変異を有する膵癌の二次治療にソトラシブが有効である可能性が示された．

▌肝細胞癌

1 これまでの報告

肝細胞癌は，罹患から5年後以降も生存率が下がり続ける予後不良ながんである．肝細胞癌に対する薬物治療は，『肝癌診療ガイドライン2021年版』において，外科切除や肝移植，穿刺局所療法，肝動脈化学塞栓療法（TACE）などが適応とならない進行肝細胞癌で，Performance Status（PS）良好かつ肝予備能が良好なChild-Pugh分類A症例に行うことが推奨されている．同ガイドライン第7章の薬物療法パートは，HIMALAYA試験[1]の結果を受けて，2023年4月に一部改訂された．

一次治療は，IMbrave150試験[2]やHIMALAYA試験[1]の結果からアテゾリズマブ＋ベバシズマブ併用療法（Atezo＋BV療法）またはトレメリムマブ＋デュルバルマブ

併用療法（STRIDEレジメン）が推奨され，これらの複合免疫療法が適さない場合には，REFLECT試験[3]やSHARP試験[4]の結果からレンバチニブ（LEN）単独療法やソラフェニブ（SOR）単独療法が推奨される．

複合免疫療法後やLEN単独療法後の二次治療は，根拠となる十分なエビデンスが報告されていないためガイドライン上での推奨がないものの，実臨床では一次治療で用いられた薬剤以外の治療が二次治療として選択されている．SOR単独療法中に病勢進行を認めた場合の後治療は，Child-Pugh分類Aの症例に限り，RESORCE試験[5]やCELESTIAL試験[6]の結果からレゴラフェニブまたはカボザンチニブの単独療法，さらに腫瘍マーカーのAFPが400ng/mL以上の場合は，REACH-2試験[7]の結果からラムシルマブ単独療法が推奨されている．

固形癌では，腫瘍がMSI-Highの場合や腫瘍遺伝子変異量(TMB)が10変異/megabase以上のTMB-Highの場合にはペムブロリズマブ(PEM)単独療法[8]が用いられ，*NTRK*融合遺伝子陽性の場合には，エヌトレクチニブ(ENT)単独療法[9]，ラロトレクチニブ単独療法[10]が用いられており，肝細胞癌も治療対象となりうる．

2 最新のエビデンス

▶ 実臨床では肝細胞癌の一次治療としてAtezo＋BV療法とLEN単独療法の有効性に有意な差はない[11]

本研究は，2015年3月から2022年4月までにイタリア，ドイツ，ポルトガル，日本，韓国の42施設を受診し，BCLC分類のBまたはCに該当し，外科手術が適用できない肝細胞癌患者2,205人(Atezo＋BV療法群：864人，LEN群：1,341人)を対象とした実臨床データを用いた大規模な前向き観察研究である．Atezo＋BV療法群はアジア人やPSが1〜2の患者が多く，LEN群はC型肝炎ウイルス陽性や非アルコール性脂肪性肝疾患，TACE歴あり，Child-Pugh分類Bの患者の割合が多かった．2群間の患者背景の偏りを補正する方法として，逆数重み付け(IPTW)法を採用した．本研究においてIPTW法は，算出した傾向スコアを基にAtezo＋BV群，LEN群が選択された確率が低い患者の影響を強く，確率が高い患者の影響を弱くするように重み付けするため，患者背景に偏りがない疑似データセットの作製を可能にする．回帰分析は，患者を組み入れた施設での層別化が実施されており，無増悪期間(TTP)や全生存期間(OS)は施設の影響が調整された結果を算出した．

TTPの中央値は，Atezo＋BV群で8.2ヵ月，LEN群で6.3ヵ月であったが，統計学的な差は認められなかった(ハザード比(HR)：0.82

[95%CI：0.64 to 1.06])．OSの中央値(mOS)は，Atezo＋BV群で16.4ヵ月，LEN群で15.8ヵ月であったが，統計学的な差は認められなかった(同：0.97 [0.80 to 1.17])．サブグループ解析において，Atezo＋BV療法がTTPを延長する患者の特徴は，肝炎ウイルスへの感染，BCLC分類B，AFP＜400ng/mLであった．有害事象の発現頻度は，全グレード(Atezo＋BV群 *vs* LEN群：69.8% *vs* 84.9%)，グレード3〜4(同：48.8% *vs* 68.7%)のいずれもAtezo＋BV群で有意に少なかった．

以上より，肝細胞癌の一次治療について，Atezo＋BV療法とLEN単独療法は有効性に統計学的に有意な差はないものの，有害事象の頻度はAtezo＋BV療法の方が低いことが示された．

▶ アジア人では肝細胞癌の二次治療にPEM単独療法が有効性である[12]

本論文で紹介されている臨床試験はKEYNOTE-394試験であり，アジア人の肝細胞癌の二次治療としてのPEMの有効性を評価する第Ⅲ相臨床試験である．グローバルを対象として同様に行われたKEYNOTE-240試験では，OS・無増悪生存期間(PFS)の事前に設定した統計学的有意性を満たさなかった．Programmed cell death-1 (PD-1)の発現を問わず，Child-Pugh分類Aの肝予備能，PS0〜1で，SORもしくは国内未承認であるがオキサリプラチン(L-OHP)関連レジメンの一次治療を受けた肝細胞癌患者453人をPEM群(300人)とプラセボ群(153人)に2：1でランダムに割り付けた．対象患者は，約80%がB型肝炎ウイルス陽性であり，約90%が一次治療にSOR単独療法を受けていた．PEM群はPEM 200mgが，プラセボ群は生理食塩液がそれぞれ3週間隔で静脈内投与された．

主要評価項目であるmOSは，PEM群で

14.6ヵ月, プラセボ群で13.0ヵ月であり (HR: 0.79 [95%CI：0.63 to 0.99]), あらかじめ設定されていたp値の基準値を満たしていた. 治療関連有害事象の発現割合は, PEM群で66.9%, プラセボ群で49.7%であった. このうちPEM群で高頻度であったのは, 肝逸脱酵素上昇 (AST：12.0%, ALT：11.7%), 皮膚障害 (11.7%) であった. グレード5の有害事象はPEM群のみで3人に確認され, 消化管出血 (1人), 免疫関連肝炎 (1人), 軟部組織感染 (1人) であった.

以上より, アジア人の肝細胞癌に対するSOR単独療法もしくはL-OHP関連療法に続く二次治療としてPEM単独療法は有効であることが示された.

3 これまでのエビデンスに付け加えられたこと

Atezo＋BV療法は, SOR単独療法に対する優越性が示され, 肝細胞癌の一次治療へ採用されたが, 同じく一次治療に使われるLEN単独療法との比較はこれまで実施されていない. 本稿で紹介した論文にて, Atezo＋BV療法とLEN単独療法の間に統計学的に有意な有効性の差はないことが示された. 安全性については, Atezo＋BV療法の方がLEN単独療法と比較して, 有害事象発現率が低いことが明らかとなった.

肝細胞癌に対する二次治療において免疫療法の有効性を示すエビデンスはなかったが, われわれアジア人を対象とした大規模な臨床試験により, PEM単独療法がPD-1発現に関係なく有効であることが示された.

▌胆道癌

1 これまでの報告

胆道癌は, 5年生存率が約5～15%の予後

不良ながんである[13]. 切除不能胆道癌に対する一次治療は, 『胆道癌診療ガイドライン 改訂第3版』において, ABC-02試験やBT22試験, JCOG1113試験, KHBO1401試験などの結果から, ゲムシタビン (GEM) ＋シスプラチン (CDDP) 併用療法, GEM＋S-1併用療法, GEM＋CDDP＋S-1併用療法が推奨されている. しかし, 2022年1月に公表されたTOPAZ-1試験[14]の結果から, GEM＋CDDP併用療法へのデュルバルマブ (DUR) の上乗せ効果が認められ, わが国のガイドラインには未掲載であるものの, NCCNのガイドラインにはすでに掲載されており, DUR＋GEM＋CDDP併用療法が一次治療の選択肢となった.

二次治療は, RCTによって生存期間の延長を示したレジメンはなく, ガイドラインにて推奨されるレジメンはない. 実臨床において, (DUR＋) GEM＋CDDP併用療法後の治療としてS-1単独療法がよく使用されており, わが国のガイドラインにおいてもフッ化ピリミジン系抗がん薬による治療が提案されている. 適応できる標準治療がない場合の手段ではあるが, 腫瘍がMSI-Highの場合にはPEM単独療法[8]が用いられ, NTRK融合遺伝子陽性の場合にはENT単独療法[9], ラロトレクチニブ単独療法[10]が用いられる. 線維芽細胞増殖因子受容体 (FGFR) 2遺伝子の融合/再構成は胆道癌, 特に肝内胆管癌において確認されており, がん化やがんの進行に関与する[15]. これは肝内胆管癌患者の7.4%, 肝門部胆管癌患者の3.6%に認められる[16]. FGFR2遺伝子の融合/再構成を有する胆道癌の二次治療は, FIGHT-202試験[17]の結果から, FGFR不可逆的阻害薬のペミガチニブが選択肢となる.

2 最新のエビデンス

▶ 胆道癌切除後患者においてS-1術後補助療法は標準治療になりうる[18]

本研究は，2013年9月から2018年6月までに日本国内38施設において実施された．対象は切除可能な肝外胆管癌，胆嚢癌，肝内胆管癌と診断された20～80歳までの計440人の患者であり，うち218人がS-1投与群，222人はS-1が投与されない観察群に割り付けられた．S-1は患者の体表面積に応じて初回投与量が決定され，体表面積$1.25m^2$未満が40mg/回，$1.25m^2$以上$1.5m^2$未満が50mg/回，$1.5m^2$以上が60mg/回であった．S-1術後補助療法は1日2回4週間内服後，2週間休薬を1サイクルとし，計4サイクル行われた．本研究では追跡のカットオフは2021年6月とし，一次解析の結果を報告している．

全生存率はS-1投与群で77.1%であったのに対し，観察群では67.6%であった（HR：0.69 [95%CI：0.51 to 0.94]）．3年無再発生存率に関しては，S-1投与群62.4%，観察群50.9%であり（同：0.80 [0.61 to 1.04]），いずれもS-1投与群が観察群に比べて高値であった．最終的な結論を得るためにはより長期にわたる追跡が必要となるが，本研究の結果により胆道癌術後のS-1補助療法が標準治療になりうると結論づけている．

▶ FGFR2融合遺伝子陽性の治癒切除不能な肝内胆管癌に対し，フチバチニブは標準治療になりうる[19]

FGFRは膜貫通型の受容体型チロシンキナーゼであり，線維芽細胞増殖因子であるFGFが結合することにより下流へのシグナル伝達が活性化され，さまざまな細胞応答を引き起こすことが知られている．このFGFRシグナル伝達の異常が，がんの形成や進行を引き起こすことがすでに報告されている．FGFR2融合遺伝子は肝内胆管癌にみられるドライバー遺伝子であり，本研究ではこのFGFR2だけでなくFGFR1，3，4の阻害効果も認められているフチバチニブの臨床的な効果を検証した．2018年4月から2019年11月までに計103人の治癒切除不能な肝内胆管癌患者を対象とし，非盲検かつフチバチニブ投与群単一の第II相試験としてデザインされた．フチバチニブは20mgの投与量で1日1回経口投与され，主要エンドポイントを部分奏効（PR）または完全奏効（CR）とし，副次評価項目としてOSおよびPFSなどとした．フチバチニブ投与により103人中43人の患者で奏効が得られ，奏効期間（DOR）中央値は9.7ヵ月であった．mOSは21.7ヵ月，mPFSは9.0ヵ月であった．

以上より，本研究ではFGFR2融合遺伝子陽性の治癒切除不能な肝内胆管癌に対し，フチバチニブは標準治療になりうると結論づけている．

3 これまでのエビデンスに付け加えられたこと

わが国において，胆道癌では周術期における有効な治療について確立されたものはなかったが，胆道癌術後S-1補助療法が標準治療になりうることが示された．また，FGFR2融合遺伝子陽性の治癒切除不能な肝内胆管癌に対しては，すでにFGFR2阻害薬であるペミガチニブがわが国において承認を受けているが，フチバチニブはFGFR1-4阻害薬であり，ペミガチニブと比較してより広域に阻害効果を示すことから，治癒切除不能な肝内胆管癌に対して新たな治療選択肢になりうることが示された．

膵癌

1 これまでの報告

膵癌は，5年相対生存率が8.5％であり，最も予後不良ながんとされている[20]．膵癌患者の約80％が初診時に切除不能と診断されるため，膵癌治療における全身化学療法の役割は大きい．

切除不能遠隔転移膵癌の一次治療は，『膵癌診療ガイドライン2022年版』において，ACCORD-11試験[21]やMPACT試験[22]の結果からFOLFIRINOX療法，GEM＋アルブミン懸濁型パクリタキセル（nab-PTX）併用療法が推奨されており，これらが適応できない患者に対してGEM単独療法[23]やS-1単独療法[24]が勧められている．高齢者に対しては，忍容性の問題から一次治療でのFOLFIRINOX療法は推奨されていない．

二次治療の選択肢は，一次治療のレジメンによって大きく異なる．一次治療にGEM関連レジメンを実施した場合，NAPOLI-1試験[25]の結果から推奨されるナノリポソーム型イリノテカン（nal-IRI）＋フルオロウラシル（5-FU）／ロイコボリン（LV）療法を含む5-FU関連レジメンが推奨される．一方，一次治療に5-FU関連レジメンを実施した場合，GEM関連レジメンが推奨される．腫瘍がMSI-Highの場合やTMBが10変異/megabase以上のTMB-Highの場合にはPEM単独療法[8]が用いられ，*NTRK*融合遺伝子陽性の場合には，ENT単独療法[9]，ラロトレクチニブ単独療法[10]が用いられる．

遺伝子変異に基づく治療では，生殖細胞系列の*BRCA1/2*の病的バリアントが検出され，かつ白金製剤を含む治療で病勢制御が16週間以上継続して得られている場合に，POLO試験[26]の結果からオラパリブ維持療法を選択できる．

切除不能局所進行膵癌の薬物治療は，遠隔転移膵癌に準じて実施されるが，S-1やGEMと放射線治療の併用である化学放射線療法も一次治療の選択肢となる．

2 最新のエビデンス

▶ 転移性膵癌に対しNALIRIFOX療法が第一選択になりうる[27]

本研究は，転移性膵癌に対する標準治療の一つであるGEM＋nab-PTX併用療法（GEM＋nab-PTX群）と新規レジメンであるNALIRIFOX療法の有効性を比較した第Ⅲ相試験である．2020年2月から2021年8月までに18ヵ国における187施設において実施され，計770人の転移性膵癌患者がランダムにGEM＋nab-PTX群（387人）またはNALIRIFOX群（383人）に割り付けられた．GEM＋nab-PTX併用療法は従来のスケジュール通り，28日周期のうち，1，8，15日目に実施され，NALIRIFOX療法は14日周期の1日目に実施された．NALIRIFOX療法はnal-IRI（50mg/m^2），L-OHP（60mg/m^2），LV（400mg/m^2），5-FU（2,400mg/m^2）からなるレジメンであり，5-FUに関しては46時間にわたって持続静脈内投与が行われた．主要評価項目はOSとした．

追跡期間中央値は16.1ヵ月であり，mOSはGEM＋nab-PTX群で9.2ヵ月，NALIRIFOX群11.1ヵ月であり，NALIRIFOX群がGEM＋nab-PTX群と比較して有意にOSが長かった（HR：0.83［95％CI：0.70 to 0.99］）．このことからNALIRIFOX療法が転移性膵癌における第一選択治療になりうると結論づけている．

▶ ソトラシブ（SOT）は*KRAS*^G12C変異を持つ膵癌に有効である[28]

90％の膵癌は*KRAS*変異型であり，そのうち約1〜2％の患者は*KRAS*のコドン12番

目のグリシンがシステインに置換されている $KRAS^{G12C}$ 変異を有する．SOTは $KRAS^{G12C}$ 変異タンパク質を特異的に認識し，不可逆的に阻害する低分子化合物である．本研究は，がん化学療法後に腫瘍増悪を認めた $KRAS^{G12C}$ 変異陽性の切除不能進行膵癌患者（38人）を対象に，SOTの有効性・安全性を評価した第I/II相試験である．第I相試験で推奨用量を設定し，第II相試験の主要評価項目は客観的奏効率（ORR）とした．対象患者は，2019年7月から2021年1月の期間で，7ヵ国25病院において，第I相試験に12人，第II相試験に26人が登録され，SOT（1回960mg，1日1回）を病勢進行や重篤な有害事象などによって中止に至るまで内服した．

　第I/II相試験におけるORRは21%［95%CI：10 to 37］であり，内訳はPR 8人，CR 0人であった．mPFSは4.0ヵ月［95%CI：2.8 to 5.6］，mOSは6.9ヵ月［95%CI：5.0 to 9.1］であった．治療関連有害事象は，42%（16/38人）の患者に認められ，うち6人の患者にグレード3以上の重篤な有害事象が認められた．重篤な有害事象の中で発現頻度が高かったものは，下痢と倦怠感であった．13%（5/38人）の患者は，有害事象によりSOTの減量を必要としたが，有害事象により治療中止を余儀なくされる患者はいなかった．

　以上より，SOTは，がん化学療法後に増悪した $KRAS^{G12C}$ 変異陽性の切除不能進行膵癌患者の治療として抗腫瘍効果を認め，安全性プロファイルが良好であることが示された．

3 これまでのエビデンスに付け加えられたこと

　今回，NALIRIFOX療法が転移性膵癌における第一選択治療になりうることが示されたが，注目すべきポイントとして投与量が挙げられる．従来の標準治療の一つである

FOLFIRINOX療法ではL-OHPの投与量が85mg/m^{2}であるのに対し，NALIRIFOX療法では60mg/m^{2}であった．また，nal-IRIに関しても転移性膵癌の二次治療として使われているnal-IRI＋5-FU/LV併用療法においては70mg/m^{2}が至適初回投与量であるのに対し，NALIRIFOX療法では50mg/m^{2}であった．FOLFIRINOX療法は治療強度が高く，ACCORD-11試験[21]では75歳以上の高齢者が含まれておらず，実臨床においても高齢な患者に対してFOLFIRINOX療法は敬遠されがちであるが，NALIRIFOX療法が投与された患者では75歳以上の患者も含まれていた．安全性に関してもNALIRIFOX療法はGEM＋nab-PTX併用療法と比較して遜色ない結果であった．

　$KRAS$変異は，ほとんどの膵癌患者に認められることから，治療標的として研究開発が進められてきた．今回の報告は，すでに非小細胞肺癌に対して承認されているKRAS^{G12C}阻害薬SOTの膵癌への適応拡大を狙った第I/II相臨床試験である．その結果より，$KRAS^{G12C}$変異陽性膵癌における $KRAS^{G12C}$ 変異特異的な分子標的治療が有効であり，かつ忍容性があることが示された．

引用文献

1) Abou-Alfa GK, et al : NEJM Evid, 1 : 10.1056/evidoa2100070, 2022.（DOI : 10.1056/EVIDoa2100070）
2) Finn RS, et al : N Engl J Med, 382 : 1894-905, 2020.（PMID : 32402160）
3) Kudo M, et al : Lancet, 391 : 1163-73, 2018.（PMID : 29433850）
4) Llovet et al : N Engl J Med, 359 : 378-90, 2008.（PMID : 18650514）
5) Bruix J, et al : Lancet, 389 : 56-66, 2017.（PMID : 27932229）
6) Abou-Alfa GK, et al : N Engl J Med, 379 : 54-63, 2018.（PMID : 29972759）
7) Zhu AX, et al : Lancet Oncol, 20 : 282-96, 2019.（PMID : 30665869）
8) Marabelle A, et al : J Clin Oncol, 38 : 1-10, 2020.（PMID : 31682550）

9）Doebele RC, et al：Lancet Oncol, 21：271-82, 2020.
（PMID：31838007）

10）Laetsch TW, et al：Lancet Oncol, 19：705-14, 2018.
（PMID：29606586）

11）Casadei-Gardini A, et al：Eur J Cancer, 180：9-20,
2023.（PMID：36527976）

12）Qin S, et al：J Clin Oncol, 2023；41：1434-43.（PMID：
36455168）

13）Marcano-Bonilla L, et al：Chin Clin Oncol, 5：61,
2016.（PMID：27829275）

14）Oh DY, et al：NEJM Evid, 1：10.1056/evidoa2200015,
2022.（DOI：10.1056/EVIDoa2200015）

15）Arai Y, et al：Hepatology, 59：1427-34, 2014.（PMID：
24122810）

16）Maruki Y, et al：J Gastroenterol, 56：250-60, 2021.
（PMID：33106918）

17）Abou-Alfa GK, et al：Lancet Oncol, 21：671-84, 2020.
（PMID：32203698）

18）Nakachi K, et al：Lancet, 401：195-203, 2023.（PMID：
36681415）

19）Goyal L, et al：N Engl J Med, 388：228-39, 2023.
（PMID：36652354）

20）Matsuda T, et al：Jpn J Clin Oncol, 41：40-51, 2011.
（PMID：20819833）

21）Conroy T, et al：N Engl J Med, 364：1817-25, 2011.
（PMID：21561347）

22）Von Hoff DD, et al：N Engl J Med, 369：1691-703,
2013.（PMID：24131140）

23）Burris HA 3rd, et al：J Clin Oncol, 15：2403-13, 1997.
（PMID：9196156）

24）Ueno H, et al：J Clin Oncol, 31：1640-8, 2013.（PMID：
23547081）

25）Wang-Gillam A, et al：Lancet, 387：545-57, 2016.
（PMID：26615328）

26）Golan T, et al：N Engl J Med, 381：317-27, 2019.
（PMID：31157963）

27）Wainberg ZA, et al：Lancet, 402：1272-81, 2023.
（PMID：37708904）

28）Strickler JH, et al：N Engl J Med, 388：33-43, 2023.
（PMID：36546651）

論文吟味のポイント2023

Column7　報告年が古い研究の結果で注意すべきポイント（後編）

　TOPCAT試験の結果のみで「スピロノラクトンはHFpEFに無効」と結論するのは早計かもしれません．RALES試験が報告された1999年時点では，心不全治療に対するβ遮断薬の有効性が確立されておらず，心機能を抑制する同薬は心不全に禁忌とさえ考えられていました．β遮断薬が心不全患者の死亡リスクを減らすことがわかってきたのは2000年代に入ってからなのです（**PMID：15648304**）．実際，RALES試験の被験者のうち，β遮断薬を服用していたのは1割にすぎません．

　TOPCAT試験では，被験者の約8割にβ遮断薬が投与されています．つまり，RALES試験ではスピロノラクトンそのものの効果が検証されている一方で，TOPCAT試験では，実質的にβ遮断薬に対するスピロノラクトンの上乗せ効果が検証されていることになります．むろん，左室駆出率の違いがスピロノラクトンの効果量に影響を与えたことは確かだと思います．しかし，生命予後の改善を期待できる標準治療が被験者の約8割で実施されたTOPCAT試験では，スピロノラクトンとプラセボの効果差を検出しにくかった可能性も指摘できるように思います．

　このことはまた，HFrEFに対するスピロノラクトンの有効性を，今現在の標準治療下で検証しても，死亡リスク30％減という効果量が現れない可能性があることを示唆しています．

32 │ 乳癌治療薬

Key Points

- ☐ HER2陽性乳癌の二次治療以降におけるT-DXdの有用性が示された.
- ☐ アロマターゼ阻害薬治療後に増悪したHR陽性HER2陰性進乳癌に対し, フルベストラント＋AKT阻害薬の有用性が明らかになった.
- ☐ 乳癌切術後の術後補助内分泌療法を妊娠のために一時中断しても, 乳癌の再発率は上昇しないことが示唆された.

HER2陽性乳癌の二次治療以降におけるT-DXdの有用性

1 これまでの報告

HER2陽性転移・再発乳癌の治療の中心は抗HER2薬である. HER2陽性転移・再発乳癌の二次治療に関して, 『乳癌診療ガイドライン2018年版』までは, 抗体複合体であるトラスツズマブエムタンシン(T-DM1)の投与が強く推奨されていた. しかし, 2020年にトラスツズマブにトポイソメラーゼⅠを阻害するデルクステカン(DXd)を結合させたトラスツズマブデルクステカン(T-DXd)が, HER陽性転移・再発乳癌の三次治療以降に高い有用性を示すことが報告された[1].

今回, HER2陽性転移・再発乳癌の二次治療において, T-DM1とT-DXdを比較したDESTINY-Breast03試験の結果が公表されたので紹介する. また, T-DM1治療歴を有するHER2陽性転移・再発乳癌患者に対し, これまでの標準治療とT-DXdとを比較したDESTINY-Breast02試験の結果も発表された. T-DXdが, T-DM1に対して獲得した耐性を克服できるかどうかを検証した試験であり, 実臨床でのレジメン選択に重要な情報であるため, 併せて紹介する.

2 最新のエビデンス

▶ **HER2陽性転移・再発乳癌の二次治療において, T-DXdはT-DM1に対する優越性が示された[2]**

多施設共同非盲検第Ⅲ相RCTであるDESTINY-Breast03試験の対象は, トラスツズマブおよびタキサン系抗がん薬による治療歴がある切除不能または転移のある524人のHER2陽性乳癌患者である. 患者はT-DXd 5.4mg/kgまたはT-DM1 3.6mg/kgを受ける群にランダムに1：1に割り付けられ, 両群とも3週ごとに静脈内投与を受けた. 層別化因子として, ホルモン受容体(HR)陽性または陰性, ペルツズマブの既治療, 内臓系疾患が設けられた. 主要評価項目は無増悪生存期間(PFS), 主な副次評価項目は全生存期間(OS), 安全性だった.

主要評価項目のPFS中央値は，T-DXd群28.8ヵ月［95%CI：22.4 to 37.9］，T-DM1群6.8ヵ月［95%CI：5.6 to 8.2］であった（ハザード比（HR）：0.33［95%CI：0.26 to 0.43］）．OS中央値は，T-DXd群では72人（28%）で未到達［95%CI：40.5 to 未到達］，T-DM1群では97人（37%）で未到達［95%CI：34.0 to 未到達］だった（HR：0.64［95%CI：0.47 to 0.87］）．

グレード3以上の治療による有害事象発現は，T-DXd群145人（56%），T-DM1群135人（52%）と，両群で同程度であった．判定に基づく薬物関連の間質性肺疾患または肺炎の発生は，T-DXd群39人（15%），T-DM1群8人（3%）．グレード4/5の有害事象は両群共に報告されなかった．頻度の高い治療関連有害事象は悪心（T-DXd群77% vs T-DM1群30%），嘔吐（52% vs 11%），便秘（37% vs 20%），貧血（37% vs 20%），脱毛（40% vs 3%）だった．

▶ T-DM1の治療歴を有するHER2陽性転移・再発乳癌に対しT-DXdは有用である[3]

この多施設共同非盲検第Ⅲ相RCTは，T-DM1の治療歴を有する切除不能またはHER2陽性の転移性乳癌608人を対象に実施された．患者はT-DXd群または医師選択療法を受ける群（対照群）に2：1にブロックランダム化法で割り付けられた．対照群は，カペシタビン＋トラスツズマブ，またはカペシタビン＋ラパチニブで，いずれの治療も21日間を1クールとされた．主要評価項目はPFS，主な副次評価項目はOS，奏効率（ORR），安全性だった．

T-DXd群406人，対照群は202人であり，追跡期間中央値はT-DXd群で21.5ヵ月［IQR：15.2 to 28.4］，対照群で18.6ヵ月［IQR：8.8 to 26.0］だった．PFSの中央値は，T-DXd群17.8ヵ月［95%CI：14.3 to 20.8］，対照群では

6.9ヵ月［95%CI：5.5 to 8.4］とT-DXd群で有意に延長した（HR：0.36［95%CI：0.28 to 0.45］）．OS中央値は，T-DXd群が39.2ヵ月［95%CI：32.7 to 未到達］，対照群が26.5ヵ月［95%CI：21.0 to 未到達］であった（HR：0.66［95%CI：0.50 to 0.86］）．ORRは，T-DXd群が70%（完全奏効：14%），対照群が29%（完全奏効：5%）だった．

主な有害事象は，悪心（T-DXd群73% vs 対照群37%），嘔吐（38% vs 13%），脱毛症（37% vs 4%），疲労（36% vs 27%），下痢（27% vs 54%），手足症候群（2% vs 51%），薬剤性間質性肺疾患（10% vs 1%未満）であり，グレード3以上の有害事象は，T-DXd群53%，対照群44%で認められた．なお，T-DXd群の薬剤性間質性肺疾患は死亡事象2人を含んでいた．

3 これまでのエビデンスに付け加えられたこと

DESTINY-Breast03試験の結果を受け，HER2陽性転移・再発乳癌の二次治療はT-DXdが標準となった．『乳癌診療ガイドライン2022年版』でも，T-DXdを強く推奨，T-DM1は推奨し難いと判断したと記載されている．また，DESTINY-Breast02試験より，T-DM1投与歴がある患者に対するT-DXdの有用性が明らかになった．T-DM1は，術前薬物療法で病理学的完全奏効（pCR）が得られなかったHER2陽性早期乳癌において，術後薬物療法としての投与が推奨されている[4,5]．このような治療歴を有する患者においても，T-DXdが新たな選択肢となることが示された．

アロマターゼ阻害薬治療後に増悪したHR陽性HER2陰性進行乳癌に対するフルベストラント＋AKT阻害薬の有用性

1 これまでの報告

HR陽性HER2陰性進行乳癌の治療の中心は内分泌療法であり，アロマターゼ阻害薬とcyclin-dependent kinase (CDK) -4/6阻害薬が主軸である．特に，『乳癌診療ガイドライン2022版』において，閉経後乳癌患者に対するアロマターゼ阻害薬＋CDK4/6阻害薬併用療法は強い推奨とされている．しかし，ほとんどの患者で治療中に病勢進行がみられ，これらの患者の治療は依然として臨床的課題である．

ホスファチジルイノシトール3キナーゼ (PI3K) -AKT-PTENシグナル伝達経路はがんの生存に寄与することが知られ，HR陽性HER2陰性進行乳癌の約半数で過剰な活性化を認めていること[6,7]から，HR陽性HER2陰性乳癌の治療ターゲットになりうると考えられている．カピバセルチブ（日本未承認）は，3つのAKTアイソフォーム (AKT1/2/3) の強力なアデノシン三リン酸 (ATP) 競合阻害薬である．第Ⅱ相FAKTION試験において，内分泌療法を受けたことのあるHR陽性の閉経後進行乳癌患者に対するカピバセルチブ＋フルベストラント療法は，フルベストラント単独投与と比較し，PFSおよびOSを有意に改善したことがすでに報告されている[8]．ここでは，カピバセルチブ＋フルベストラントの有効性と安全性を評価したCAPItello-291試験[9]の結果を紹介する．

2 最新のエビデンス

二重盲検第Ⅲ相RCTであるCAPItello-291試験では，CDK4/6阻害薬の併用・非併用を問わず，アロマターゼ阻害薬による治療中または治療後に再発または病勢進行が認められたHR陽性HER2陰性進行乳癌患者708人が対象となった．肝転移の有無，CDK4/6阻害薬の使用歴の有無，地域を層別因子とし，患者はカピバセルチブ＋フルベストラント群（カピバセルチブ群）とプラセボ＋フルベストラント群（プラセボ群）に1：1でランダムに割り付けされた．主要評価項目は，患者全体とAKT経路に異常 (PIK3CA遺伝子，AKT1遺伝子，PTEN遺伝子に異常) がある患者におけるPFS，主な副次評価項目は，OS，QOL，安全性だった．

PFSの中央値は集団全体ではカピバセルチブ群7.2ヵ月 [95%CI：5.5 to 7.4]，プラセボ群3.6ヵ月 [95%CI：2.8 to 3.7] であり (HR：0.60 [95%CI：0.51 to 0.71])，AKT経路変異集団ではカピバセルチブ群7.3ヵ月 [95%CI：5.5 to 9.0]，プラセボ群では3.1ヵ月といずれもカピバセルチブ群が良好な成績だった (HR：0.50 [95%CI：0.38 to 0.65])．また，サブグループ解析の結果，肝転移の有無，CDK4/6阻害薬の投与歴の有無に関わらず，カピバセルチブ群でPFSの延長を認めた．OSは解析途中のデータであるが，全体集団においてHR 0.74 [95%CI：0.56 to 0.98]，AKT経路変異集団においてHR 0.69 [95%CI：0.45 to 1.05] とカピバセルチブ群で良好な傾向だった．全体的な健康状態およびQOL (QLQ-C30スコア) の悪化（ベースラインからの持続的な10点以下の低下）までの期間は，カピバセルチブ群で24.9ヵ月，プラセボ群で12.0ヵ月 (HR：0.70 [95%CI：0.53 to 0.92]) だった．

主なグレード3以上の有害事象は，発疹 (12.1% vs 0.3%)，下痢 (9.3% vs 0.3%)，高血糖 (2.3% vs 0.3%) だった．中止に至った有害事象は，カピバセルチブ群13.0%と，プラセボ群2.3%で認められた．

3 これまでのエビデンスに
   付け加えられたこと

HR陽性HER2陰性進行乳癌患者の二次内分泌療法として最適な治療法は確立していない。現在のところ，PI3K-AKT-PTENシグナル伝達経路に密接に関わるmammalian target of rapamycin（mTOR）阻害薬のエベロリムスとアロマターゼ阻害薬のエキセメスタンとの併用が二次以降の内分泌療法として使用可能であるが，十分な治療成績とは言い難い[10]。今回の結果を受け，カピバセルチブ＋フルベストラント療法が新たな治療選択肢になりうる可能性がある。カピバセルチブは日本未承認薬であり，今後の動向に注目したい。

妊娠のために
術後補助内分泌療法を
一時中断した際の乳癌の再発率

1 これまでの報告

乳癌は40歳以下の女性に最も多くみられるがんであり，妊孕性の温存とその後の出産は，これらの患者の多くにとって最も重要である。HR陽性早期乳癌女性では，その後の妊娠が乳癌の再発リスクを高めるのではないかという懸念が，妊娠に関する決定に影響を及ぼす可能性がある。また，乳癌術後5〜10年間は，再発リスク低減のため術後補助内分泌療法を受けることが推奨されるが，内分泌療法は自然流産などのリスクを伴うため，治療中の妊娠は禁忌とされている。

2 最新のエビデンス

乳癌の既往を有する若年女性を対象とした単群試験であるPOSITIVE試験の結果が発表された[11]。本試験の対象は42歳以下，乳癌のステージがⅠ〜Ⅲ，術後補助内分泌療法を受けた期間が18〜30ヵ月，妊娠を望む女性だった。患者は妊娠を試みる前に3ヵ月の休薬期間を置くことが規定された。主要評価項目は，追跡期間中の乳癌イベント（同側浸潤性乳癌の局所再発，領域再発，遠隔再発，新規の対側浸潤性乳癌）の発生数とされ，主要解析は追跡期間が1,600患者・年に達した時点で行うとされた。安全性の閾値は，1,600患者・年における乳癌イベント46件と設定された。治療中断群における乳癌の転帰を，この試験の組み入れ基準を満たすと考えられた女性で構成された外部の対照コホートにおける転帰とブートストラップマッチング法を用いて比較した。

解析対象とした516人の年齢中央値は37歳［範囲：27 to 43］だった。乳癌診断から組み入れまでの期間の中央値は29ヵ月［IQR：25 to 32］で，93.4%がステージⅠまたはⅡだった。妊娠状況の追跡が可能だった497人のうち，368人（74.0%）が1回以上妊娠し，317人（63.8%）が1人以上生児を出産した。1,638患者・年（追跡期間中央値41ヵ月）において乳癌イベントは44人に発生し，安全性の閾値を超えなかった。乳癌イベントの3年発生率は，治療中断群で8.9%［95%CI：6.3 to 11.6］，対照コホートで9.2%［95%CI：7.6 to 10.8］であった（HR：0.81［95%CI：0.57 to 1.15］）。遠隔転移の3年発生率は，治療中断群が4.5%［95%CI：2.7 to 6.4］で，対照コホートが5.8%［95%CI：4.5 to 7.2］だった（HR：0.70［95%CI：0.44 to 1.12］）。

3 これまでのエビデンスに
   付け加えられたこと

HR陽性乳癌の既往がある一部の女性において，妊娠を可能にするために内分泌療法を一時的に中断しても，短期的には乳癌の転帰に明らかな悪化は認められなかった。ただし，

追跡期間の中央値は41ヵ月であり，HR陽性乳癌の長期再発リスクを考慮すると，術後補助内分泌療法の中断の安全性を知るためには，プロトコルで規定された10年間の追跡が重要である．本試験ではブートストラップマッチング法により，いくつかの予後因子に関して密接にマッチした群が比較されている．しかし，RCTではないため，乳癌の転帰に関する交絡など，未調整の因子が結果に影響した可能性は否定できない．これらの事項に注意する必要はあるが，妊娠を希望する患者に対する有益な情報である．

引用文献

1) Modi S, et al : N Engl J Med, 382 : 610-21, 2020. (PMID : 31825192)
2) Hurvitz SA, et al : Lancet, 401 : 105-17, 2023. (PMID : 36495879)
3) André F, et al : Lancet, 401 : 1773-85, 2023. (PMID : 37086745)
4) von Minckwitz G, et al : N Engl J Med, 380 : 617-28, 2019. (PMID : 30516102)
5) Conte P, et al : Cancer, 126 : 3132-9, 2020. (PMID : 32286687)
6) Millis SZ, et al : JAMA Oncol, 2 : 1565-73, 2016. (PMID : 27388585)
7) Pereira B, et al : Nat Commun, 7 : 11479, 2016. (PMID : 27161491)
8) Howell SJ, et al : Lancet Oncol, 23 : 851-64, 2022. (PMID : 35671774)
9) Turner NC, et al : N Engl J Med, 388 : 2058-70, 2023. (PMID : 37256976)
10) Rozenblit M, et al : Breast Cancer Res, 23 : 14, 2021. (PMID : 33514405)
11) Partridge AH, et al : N Engl J Med, 388 : 1645-56, 2023. (PMID : 37133584)

論文吟味のポイント2023

Column8　薬物有害事象の解析は検出バイアスに注意（前編）

　糖尿病治療薬のピオグリタゾンは，ラットを用いた動物実験において，膀胱癌の発生リスクが懸念されていました．ピオグリタゾンと膀胱癌の関連性については，フランスで実施されたコホート研究の結果が2012年に報告されています（**PMID : 22460763**）．約150万人の糖尿病患者を解析したこの研究では，ピオグリタゾンの使用で膀胱癌の発症リスクが22%，統計的にも有意に増加しました（ハザード比：1.22 [95%CI : 1.05 to 1.43]）．

　この研究結果を受けて，世界各国の医薬品規制当局が，ピオグリタゾンの膀胱癌リスクに注目しました．日本でも，ピオグリタゾンを有効成分として含む医薬品の添付文書に，膀胱癌に関する注意喚起が追記されるなどの対処がなされています．

　しかし，ピオグリタゾンと膀胱癌の関連性については，複数の研究間で一貫した結論が得られていません．例えば，2018年に報告されたシステマティックレビュー・メタ分析（**PMID : 30800561**）によれば，ピオグリタゾンと膀胱癌の関連性は，相対危険で1.16 [95%CI : 1.04 to 1.28]と，統計的にも有意なリスクの増加を認めましたが，喫煙や肥満などの生活習慣に関連する交絡に配慮していない研究を除外すると，相対危険は1.18 [95%CI : 1.00 to 1.40] （$p=0.054$）であり，統計学的に有意な差は示されませんでした．〈後編[p.187]に続く〉

33 | 婦人科癌治療薬

Key Points

☐ 卵巣癌の一次治療におけるPARP阻害薬オラパリブの使用は，長期成績が更新されている．一次治療での利用は高い無再発率に寄与する．

☐ 一次治療でのオラパリブとベバシズマブ併用維持療法が一次治療のみならず，二次治療における無増悪生存期間（PFS）の延長にも寄与する．

☐ 子宮体癌の二次治療としてのペムブロリズマブは，レンバチニブとの併用のみならずtri-wTC療法との併用とその後の維持療法における有効性が示された．

☐ 進行再発子宮頸癌に対しては，化学療法にペムブロリズマブの併用が報告された．新たな免疫チェックポイント阻害薬であるセミプリマブは，二次治療においてPD-L1発現状況を問わず化学療法と同等の有効性が示された．

これまでの報告

1 卵巣癌

卵巣癌の初発は，約40〜50％の症例が進行期で発見されるため，多くが化学療法の適用になる．これまで初回化学療法に奏効しても，再発率が高かった（約70％）．標準治療となるプラチナ併用療法（プラチナダブレット）の根治性や再発率低減を目的とした分子標的薬およびpoly ADP-ribose polymerase（PARP）阻害薬による維持療法の成果が蓄積されている．また，再発症例の治癒は困難なため，生存期間（OS）延長およびQOL改善や症状緩和を目的とした化学療法の成績向上が課題である．卵巣癌では，*BRCA*遺伝子変異（BRCAmt）やDNA相同組み換え修復不全（HRD：がん細胞のDNA相同組み換え修復の機能不全を示す），ミスマッチ修復機能欠損（dMMR：高頻度マイクロサテライト不安定性（MSI-High）を有する癌となる）の有無がPARP阻害薬などの効果に関連する．

未治療の卵巣癌の標準治療は，3週毎にパクリタキセル（PTX：175〜180mg/m^2）とカルボプラチン（CBDCA：AUC＝5〜6）を併用したtri-wTC療法である．わが国では，PTXを毎週分割投与としたdose-dense法の有効性がJGOG3016試験で報告されているが，国際評価であるICON8試験では，dose-dense法は生存延長に寄与しないことが示されている[1]．tri-wTC療法に分子標的薬を併用するエビデンスは，ベバシズマブ（BV）やPARP阻害薬によるものが蓄積されている．BVを併用したGOG-0218試験[2]とICON7試験[3]では，tri-wTC療法と同時にBV（15mg/kg）を併用し，6〜8サイクル完遂後は，3週毎にBV単独による維持療法を行うものである．

一連のBVの使用によりPFSを1.7～3.8ヵ月延長している．GOG-0218試験の最終報告では，BRCAmtやHRD陽性患者においてはOSの有意な改善を認めている[4]．さらにBRCAmtの場合，一次治療後からPARP阻害薬であるオラパリブ（リムパーザ®）維持療法の有効性がSOLO1試験で報告されている[5]．この試験では，BRCAmtを有する患者に対してオラパリブ投与（600mg/日）によりプラセボに比べて3年生存率の有意な向上を認めた（60% vs 27%）．その他のPARP阻害薬としては，ニラパリブ（ゼジューラ®）があり，その有効性はGOG-3012試験にて検証されている[6]．未治療の進行卵巣癌にプラチナダブレット化学療法完遂後，ニラパリブ（300mg/日）を使用した結果，プラセボに対して11.5ヵ月の有意なPFS延長を認めた（ハザード比（HR）：0.43）．ニラパリブの有効性は，BRCAmtやHRDの有無にかかわらず認められる点がオラパリブと異なる．

再発卵巣癌においては，前回化学療法終了後から再発治療開始までの期間と再発癌に対する化学療法の奏効率が関連する[7]．6ヵ月以上経た再発をプラチナ感受性，6ヵ月未満の再発をプラチナ抵抗性と判断する．プラチナ感受性再発卵巣癌の治療では，プラチナ製剤の再投与が行われる．レジメンとしては，tri-wTC療法の再導入のほか，CBDCAとゲムシタビン（Gem）を併用したGC療法（Gem；1,000mg/m^2，1・8日目，CBDCA；AUC＝4，1日目，3週毎）やリポソーム化ドキソルビシン（PLD）を併用したPLD-C療法（PLD；30mg/m^2，1日目，CBDCA；AUC＝5，1日目，4週毎）が行われる．プラチナ感受性再発卵巣癌の初期治療に成功すると，維持療法としてのオラパリブの有効性がSOLO2試験で報告されている[8]．BRCAmt患者へのオラパリブの使用は，プラセボに比べ13.6ヵ月の

PFS延長を認めている．ニラパリブでは，再発治療の成績やBRCAmtにかかわらず，PFSを有意に延長した（HR：0.24～0.30）[9]．BVについては，GC療法にBVを併用し，6～10サイクル完遂後，BVによる維持療法を継続することにより，PFSが4ヵ月延長することがOCEANS試験で示されている[10]．

プラチナ抵抗性の再発卵巣癌では，プラチナを含まない単剤治療（PLDやイリノテカン（CPT-11）など）が行われる．AURELIA試験では，プラチナ抵抗性再発卵巣癌に対するBVの効果が検証されている[11]．BVを化学療法（80mg/m^{2}のPTX毎週投与（wPTX），PLDやトポテカン（Topo）；4mg/m^2；1・8・15日目投与，4週毎または1.25mg/m^2；5日間投与，3週毎）と同時併用することは，化学療法単独に比べ有意なOS延長を認めた（HR：0.68）．さらに，化学療法単独が病勢進行となった後の逐次BV使用においても，有意なOS延長を認めた（HR：0.60）．これら結果を統合すると，プラチナ抵抗性再発卵巣癌の化学療法においては，いずれかの時期にBVを使用することによりOSの延長が期待される．

卵巣癌に対する免疫チェックポイント阻害薬の試験では，総じて有益な結果が得られていない．アベルマブの有効性は，未治療の卵巣癌患者に対してJAVELIN Ovarian 100試験[12]，プラチナ抵抗性卵巣癌患者に対してJAVELIN Ovarian 200試験[13]において検証されたが，いずれも有効性を示せていない．さらにGOG 3015試験では，アテゾリズマブにおいても未治療の卵巣癌患者のうちPD-L1発現陽性集団においてわずか2.3ヵ月の有意なPFS改善が示されたものの，OSについては延長を認めない[14]．同様に，プラチナ抵抗性再発卵巣癌患者に対するニボルマブについても，OSなどへの有益な結果は得られていない[15]．

2 子宮頸癌

早期子宮頸癌の初回治療は，手術か放射線療法のいずれかとなる．ただし手術については，ⅠA～ⅡA1期の早期症例，妊孕性温存希望例などに限定される．ⅠB3～ⅣA期症例に対する初回治療としては，シスプラチン（CDDP）単独を標準とするプラチナ併用同時化学放射線療法が第一選択である．進行再発子宮頸癌については，PTXの24時間投与を含むCDDP併用療法（tri-wTP療法：PTX；135mg/m^{2}または175mg/m^2＋CDDP；50mg/m^2，3週毎）が標準治療であった．JCOG0505試験では，tri-wTP療法に対するtri-wTC療法の非劣性が示された[16]．これにより子宮頸癌においてもCDDPに比べ使用しやすいCBDCAを用いたtri-wTC療法が実地医療で行われる．さらに，GOG-0240試験により，tri-wTP療法やTopo（0.75mg/m^2，1～3日目）＋PTX（175mg/m^2，1日目）療法へのBV併用によって，3.5ヵ月のOS延長を認めている[17]．同様にJGOG1079試験において，tri-wTC療法に対するBV併用とその後のBV維持療法の有効性が検証された[18]．BV維持療法を受けた患者のPFSは14.3ヵ月であり，受けなかった患者に対して6.9ヵ月の延長が示されている（$p=0.0449$）．

3 子宮体癌

子宮体癌については，進行再発癌のみならず術後療法としても化学療法の有効性が示され，ドキソルビシン（ADR）とCDDPを併用したAP療法（ADR；60mg/m^2＋CDDP；50mg/m^2，3週毎）が標準治療であった．その後，AP療法にPTXを上乗せしたTAP療法が開発され，AP療法に比べ3ヵ月のOS延長を示したが，神経障害が問題となっていた（GOG-017試験）[19]．その後，GOG-0209試験によりTAP療法に対するtri-wTC療法の非劣性が示された[20]．さらに，JGOG2043試験では，再発リスクが高い子宮体癌患者において，術後補助化学療法としてのAP療法とDP療法（ドセタキセル（DTX）；70mg/m^2＋CDDP；60mg/m^2，3週毎），tri-wTC療法の比較が行われた[21]．その結果，3レジメンにおける5年PFSおよびOSに有意差を認めなかった．以上よりtri-wTC療法は，子宮体癌においても標準的治療になっている．子宮体癌の二次治療では，MSI-Highを有する進行子宮体癌におけるペムブロリズマブの有効性がKEYNOTE-158試験で報告されている[22]．客観的奏効率48％，PFS 13.1ヵ月であり，MSI-Highを有する子宮体癌患者において，有効な二次治療であることが示された．

最新のエビデンス

1 卵巣癌に対する オラパリブの長期成績

オラパリブの長期成績（SOLO1試験の7年間の追跡成績）が報告された[23]．これは，BRCAmtの未治療卵巣癌患者260人に対してプラチナベースの化学療法後の維持療法としてオラパリブを継続する試験である．7年時点の生存率は，プラセボ群の46.5％に比べ，オラパリブ群では67.0％と有意に高かった（HR：0.55）．懸念されていた骨髄異形成症候群および急性骨髄性白血病の発生率は低いままであった（オラパリブ群1.5％，プラセボ群0.8％）．

2 卵巣癌に対する PARP阻害薬とBVの併用

これまで未治療の卵巣癌患者におけるオラパリブ維持療法へのBV併用の有効性がPAOLA-1試験で報告されていた[24]．これは，未治療の進行卵巣癌患者806人に対するプ

ラチナ化学療法後の維持療法として，オラパリブあるいはプラセボのいずれかとBV（15mg/kg）を3週間毎に15ヵ月間投与するものである．今回，これら患者のうち進行再発後の二次治療のPFSおよびOSが報告された．一次治療におけるオラパリブとBV併用群における二次治療後のPFSは36.5ヵ月であり，プラセボとBV併用群に比べ3.9ヵ月有意に延長した（HR：0.78）[25]．最終解析（約62ヵ月の追跡）の結果，オラパリブとBV併用群のOSは56.5ヵ月であり，プラセボとBV併用群の51.6ヵ月と有意差はなかった．しかし，HRD陽性サブグループのOSは75.2ヵ月であり，プラセボ群より17.9ヵ月も延長していた（HR：0.62）[26]．一次治療におけるオラパリブとBV併用維持療法は，二次治療においても有意なPFS改善を示し，特にHRD陽性卵巣癌患者において臨床的に意義あるOS改善をもたらした．

3 卵巣癌に対する新規PARP阻害薬（Rucaparib, Fuzuloparib, Veliparib：いずれも日本未承認）

BRCAmtのある再発卵巣癌患者におけるRucaparib単独投与を標準的化学療法と比較したARIEL4試験が報告された[27]．患者930人はRucaparib（600mg，1日2回内服）または化学療法（プラチナ感受性の場合プラチナ含有化学療法，プラチナ抵抗性の場合wPTX）にランダム化された．PFSは，Rucaparib群7.4ヵ月であり，化学療法群に比べ1.7ヵ月有意に延長した（HR：0.67）．グレード3以上の有害事象は，貧血であった（Rucaparib群22%，標準化学療法群5%）．有害事象は，Rucaparib群で多いものの，BRCAmtのある再発卵巣癌患者に対して，化学療法に代わる治療選択としてRucaparibの有効性が示された．

Rucaparibでは，未治療の卵巣癌に対するプラチナ含有化学療法後の維持療法の成績がATHENA試験で報告された[28]．HRD陽性集団におけるPFSは，Rucaparib群で28.7ヵ月であり，プラセボに比べ17.4ヵ月有意に延長した（HR：0.47）．HRD陰性集団においてもPFSは12.1ヵ月であり，3ヵ月の有意な延長が示された（HR：0.65）．未治療の卵巣癌に対するRucaparib維持療法は，HRDの有無にかかわらず有意な利益をもたらすことが示された．わが国ではRucaparibは未承認であるが，期待される結果である．

プラチナ感受性再発卵巣癌に対するFuzuloparib維持療法がFZOCUS-2試験で報告された[29]．252人の患者は，プラチナ含有の再発化学療法後にFuzuloparib（150mg，1日2回）維持療法またはプラセボにランダム化された．PFSは，Fuzuloparib群12.9ヵ月であり，プラセボ群に比べ7.4ヵ月有意に延長した（HR：0.25）．Fuzuloparibの有効性は，BRCAmtの有無にかかわらず示された（変異あり：HR：0.14，変異なし：HR：0.46）．Fuzuloparibによるグレード3以上の有害事象は，貧血（25%），血小板数減少（17%），好中球数減少（13%）であった．維持療法としてのFuzuloparibは，BRCAmtに関係なく，プラチナ感受性の再発卵巣癌患者のPFSを有意に改善し，既存のPARP阻害薬に類似した安全性プロファイルを示した．わが国では，Fuzuloparibも未承認であるが期待される結果である．

未治療の卵巣癌患者1,140人に対してVeliparibを一次化学療法に併用し，その後の維持療法としてVeliparibを継続したVELIA試験の結果が報告されている[30]．今回，この日本人サブセットが報告された．グレード3〜4の白血球減少症，好中球減少症，血小板減少症の発生率は，日本人患者（32%/88%/32%）であり，外国人患者（17%/56%/28%）に比べ

高かった．また，オランザピンが過半数の患者に使用され，悪心・嘔吐によるVeliparibの早期中止を防ぐ結果も得られた[31]．

4 卵巣癌に対するベバシズマブ（維持療法の投与期間とBeyond progression）

卵巣癌の一次治療後のBV維持療法（15mg/kg，3週毎）を15ヵ月間投与する群と30ヵ月間投与する群にランダム化した第Ⅲ相試験が報告された[32]．両群のPFSは，それぞれ24.2ヵ月と26.0ヵ月であり，有意差はなかった．一方，有害事象はそれぞれ29%と34%に生じた．以上の結果から，BV治療期間は，依然として15ヵ月が標準治療であることが再確認された．またJGOG3023試験では，日本人プラチナ耐性卵巣癌患者においてBVを併用した一次化学療法後の進行後に再度BVを併用した二次治療の有効性（Beyond progression）が検証された[33]．二次治療には，化学療法（PLDまたはTopo）単独かこれにBVが併用された．化学療法単独およびBV併用群のPFSはそれぞれ3.1ヵ月および4.0ヵ月であり，併用群で有意に延長した（HR：0.54）．OSの有意な延長を示せなかったものの，BVは進行を超えても効果が維持される可能性が報告された．

5 子宮頸癌に対する免疫チェックポイント阻害薬

化学療法中に進行したPD-L1陽性の子宮頸癌に対するペムブロリズマブの有効性がKEYNOTE-826試験で報告されている[34]．548人の患者にペムブロリズマブあるいはプラセボがtri-wTC療法やtri-wTP療法に併用された（BVの併用は任意）．ペムブロリズマブは3週間毎に最大35サイクル投与された．PFSは，ペムブロリズマブ群10.4ヵ月であり，

プラセボ群に比べ2.2ヵ月有意に延長した（HR：0.62）．24ヵ月の生存率は，ペムブロリズマブ群53.0%であり，プラセボ群41.7%に比べ有意に多かった（HR：0.64）．日本人サブセットにおいても，同様の結果が追従された[35]．PD-L1発現率を問わない全集団のPFSも，ペムブロリズマブ群において大幅に延長した（HR：0.45）．グレード3の免疫関連有害事象（irAE）は，ペムブロリズマブ群の14%に発生し，多くは甲状腺機能異常と皮膚反応であった．現在，ペムブロリズマブは進行または再発の子宮頸癌に対して保険承認されているが，PD-L1発現率により有効性が異なる傾向が示唆されているため，適応患者の選択を行うことが付記されている．

その他の免疫チェックポイント阻害薬では，抗PD-1抗体であるセミプリマブ（リブタヨ®）の再発子宮頸癌に対する有効性が報告されている[36]．特にPD-L1発現率を問わず患者がリクルートされている点がペムブロリズマブのKEYNOTE-826試験と異なる．OSは，医師選択単剤化学療法群の8.5ヵ月に比べ，セミプリマブ単独群では12.0ヵ月であり，3.5ヵ月有意に延長した（HR：0.69）．ただし，PD-L1発現状況が判明した患者（全体の40%）における解析では，PD-L1発現率1%未満の患者における奏効率は11%（1%以上の場合，18%）を示したが，OSは化学療法群と有意な差を示していない（セミプリマブ群7.7ヵ月および化学療法群6.7ヵ月，HR：0.98［95%CI：0.59 to 1.62]）．わが国では，セミプリマブは，2023年3月にがん化学療法後に増悪した進行または再発の子宮頸癌に保険適用となっている．

6 子宮頸癌の化学放射線療法におけるネダプラチン

子宮頸癌の標準治療として毎週40mg/m²

のCDDPを用いた化学放射線療法が行われている．これに対して30mg/m^{2}のネダプラチンと比較する第Ⅲ相試験が報告された[37]．160人の患者がランダム化され，3年生存期間はネダプラチン群およびCDDP群でそれぞれ30.5ヵ月および28.5ヵ月と有意差がなかった．2群間で血液毒性の差はなく，CDDP群では嘔吐・悪心などの消化器毒性がネダプラチン群に比べ約20%多かった．一方，肝機能障害はネダプラチン群で4〜5%多かった．ネダプラチン群では，クレアチニン値異常を示した患者はおらず，ハイドレーションが簡略化できるネダプラチンがCDDPの代替薬剤となる可能性が示された．

7 子宮体癌に対する免疫チェックポイント阻害薬

治療歴のある進行子宮体癌に対するレンバチニブとペムブロリズマブの併用療法を評価したKEYNOTE-775試験の最終解析が報告された[38]．レンバチニブ20mgを1日1回とペムブロリズマブ200mgを3週毎に併用し，対照群は医師選択化学療法（ADR単独またはwPTX）とした．dMMRをもつ患者では，レンバチニブとペムブロリズマブ群のOSは18.0ヵ月であり，5.8ヵ月の延長を示した（HR：0.70）．この結果は，ミスマッチ修復機能のステータスを問わない全患者での解析においても確認された（それぞれ，18.7ヵ月および11.9ヵ月，HR：0.65）．さらに，本試験の日本人サブセットでも同様に有意なOSの延長が確認された（HR：0.59）[39]．これらの結果を踏まえて，がん化学療法後に増悪した切除不能な進行・再発の子宮体癌に対してペムブロリズマブが保険承認されている．

ステージⅢ以上の進行または再発子宮体癌に対するペムブロリズマブと化学療法併用の有効性が報告された[40]．816人がランダム化

され，6サイクルのtri-wTC療法にペムブロリズマブまたはプラセボが併用された．ペムブロリズマブ群は，その後6週間ごとに最大14回の維持療法が行われた．dMMRを有する患者では，ペムブロリズマブ群のPFSは大幅に延長した（HR：0.30）．さらに，ミスマッチ修復が維持された患者においてもPFSは，13.1ヵ月であり，4.4ヵ月の有意な延長が示された（HR：0.54）．

わが国では未承認ながら，進行再発子宮体癌に対する抗PD-1抗体Dostarlimabの有効性が報告された[41]．6サイクルのtri-wTC療法にDostarlimabを併用し，さらに維持療法として6週間毎に最長3年間Dostarlimabを投与した．dMMRやMSI-Highを問わない全集団でも24ヵ月時点のPFS率は，プラセボに比べ有意に高かった（36.1% vs 18.1%）．24ヵ月生存率についても同様にプラセボに比べ有意に高かった（71.3% vs 56.0%）．

これまでのエビデンスに付け加えられたこと

2023年までに卵巣癌に使用するPARP阻害薬は，オラパリブ，ニラパリブが保険承認されている．数年前よりその他数々のPARP阻害薬のデータが報告され，いずれも好成績を示している．オラパリブ以降のPARP阻害薬では，HRDやミスマッチ修復機能，*BRCA*ステータスを問わず有効性が示されていることが興味深い．さらに，最も実績のあるオラパリブのSOLO1試験における7年間の追跡成績では，実に67%が生存していた．卵巣癌の易再発性がPARP阻害薬で克服されつつある．PAOLA-1試験において，一次治療におけるオラパリブとBVの併用の有効性が二次治療以降にも維持されることが示された．さらに，前治療でBV使用後の再発卵巣癌にお

いて，BV再投与の有効性（Beyond progression）が示され，今後BVは継続使用されていくものと考える．PARP阻害薬は，オラパリブ以外の使い分けや再発時の再投与の是非がどのように標準化するのか興味深い．

PD-L1陽性の再発子宮頸癌に対してペムブロリズマブ併用化学療法の有効性がKEYNOTE-826試験で報告されている．症例数が少ない結果であるが，本研究の日本人解析でもPFSが大幅に延長していた．これらに加え新たな免疫チェックポイント阻害薬であるセミプリマブは，化学療法同等の有効性を示した．この試験では，PD-L1発現率を問わず評価されている．したがって，これらのデータがない患者にもセミプリマブが適用できる点で，より多くの子宮頸癌患者が免疫チェックポイント阻害薬の恩恵を受けられるものと期待される．

子宮体癌では，二次治療としてのレンバチニブ＋ペムブロリズマブ併用療法やMSI-High進行子宮体癌ではペムブロリズマブの有効性が示されている．子宮体癌の約25～31％は，MSI-HighやdMMRを有する点で子宮体癌における免疫チェックポイント阻害薬の可能性もますます高まるであろう．さらにペムブロリズマブは，tri-wTC療法との併用やその後の維持療法が，dMMR患者のみならずミスマッチ修復機能が維持された患者でも有効であった．これまで有効な二次治療の選択肢が少なかった子宮体癌においても，免疫チェックポイント阻害薬を用いたレジメンのエビデンスが示されている．

このように婦人科癌領域では，卵巣癌においてPARP阻害薬が，子宮体癌と子宮頸癌において免疫チェックポイント阻害薬のエビデンスが蓄積され，治療成績が向上している．

引用文献

1) Clamp AR, et al : Lancet Oncol, 23 : 919-30, 2022. (PMID : 35690073)
2) Burger RA, et al : N Engl J Med, 365 : 2473-83, 2011. (PMID : 22204724)
3) Oza AM, et al : Lancet Oncol, 16 : 928-36, 2015. (PMID : 26115797)
4) Tewari KS, et al : J Clin Oncol, 37 : 2317-28, 2019. (PMID : 31216226)
5) Moore K, et al : N Engl J Med, 379 : 2495-505, 2018. (PMID : 30345884)
6) González-Martín A, et al : N Engl J Med, 381 : 2391-402, 2019. (PMID : 31562799)
7) Markman M, et al : J Clin Oncol, 22 : 3120-5, 2004. (PMID : 15284263)
8) Pujade-Lauraine E, et al : Lancet Oncol, 18 : 1274-84, 2017. (PMID : 28754483)
9) Del Campo JM, et al : J Clin Oncol, 37 : 2968-73, 2019. (PMID : 31173551)
10) Aghajanian C, et al : J Clin Oncol, 30 : 2039-45, 2012. (PMID : 22529265)
11) Bamias A, et al : Ann Oncol, 28 : 1842-8, 2017. (PMID : 28481967)
12) Monk BJ, et al : Lancet Oncol, 22 : 1275-89, 2021. (PMID : 34363762)
13) Pujade-Lauraine E, et al : Lancet Oncol, 22 : 1034-46, 2021. (PMID : 34143970)
14) Moore KN, et al : J Clin Oncol, 39 : 1842-55, 2021. (PMID : 33891472)
15) Hamanishi J, et al : J Clin Oncol, 39 : 3671-81, 2021. (PMID : 34473544)
16) Kitagawa R, et al : J Clin Oncol, 33 : 2129-35, 2015. (PMID : 25732161)
17) Tewari KS, et al : Lancet, 390 : 1654-63, 2017. (PMID : 28756902)
18) Tanigawa T, et al : Gynecol Oncol, 165 : 413-9, 2022. (PMID : 35487773)
19) Fleming GF, et al : J Clin Oncol, 22 : 2159-66, 2004. (PMID : 15169803)
20) Miller D, et al : Gynecol Oncol, 125 : 771-3, 2012. (doi:10.1016/j.ygyno.2012.03.034)
21) Nomura H, et al : J Clin Oncol, 35 (no.15_suppl) : 5503, 2017. (doi: 10.1200/JCO.2017.35.15_suppl.5503)
22) O'Malley DM, et al : J Clin Oncol, 40 : 752-61, 2022. (PMID : 34990208)
23) DiSilvestro P, et al : J Clin Oncol, 41 : 609-17, 2023. (PMID : 36082969)
24) Harter P, et al : Gynecol Oncol, 164 : 254-64, 2022. (PMID : 34952708)
25) González-Martín A, et al : Eur J Cancer, 174 : 221-31, 2022. (PMID : 36067615)
26) Ray-Coquard I, et al : Ann Oncol, 34 : 681-92, 2023. (PMID : 37211045)

27) Kristeleit R, et al : Lancet Oncol, 23 : 465-78, 2022. (PMID : 35298906)

28) Monk BJ, et al : J Clin Oncol, 40 : 3952-64, 2022. (PMID : 35658487)

29) Li N, et al : J Clin Oncol, 40 : 2436-46, 2022. (PMID : 35404684)

30) Swisher EM, et al : Gynecol Oncol, 164 : 245-53, 2022. (PMID : 34906376)

31) Mizuno M, et al : Int J Clin Oncol, 28 : 163-74, 2023. (PMID : 36534262)

32) Pfisterer J, et al : J Clin Oncol, 41 : 893-902, 2023. (PMID : 36332161)

33) Shoji T, et al : Cancer Sci, 113 : 240-50, 2022. (PMID : 34716979)

34) Colombo N, et al : N Engl J Med, 385 : 1856-67, 2021.

(PMID : 34534429)

35) Nishio S, et al : Cancer Sci, 113 : 3877-87, 2022. (PMID : 35792064)

36) Tewari KS, et al : N Engl J Med, 386 : 544-55, 2022. (PMID : 35139273)

37) Yang X, et al : ESMO Open, 7 : 100565, 2022. (PMID : 35994789)

38) Makker V, et al : J Clin Oncol, 41 : 2904-10, 2023. (PMID : 37058687)

39) Yonemori K, et al : Cancer Sci, 113 : 3489-97, 2022. (PMID : 35612971)

40) Eskander RN, et al : N Engl J Med, 388 : 2159-70, 2023. (PMID : 36972022)

41) Mirza MR, et al : N Engl J Med, 388 : 2145-58, 2023. (PMID : 36972026)

論文吟味のポイント2023

Column8　薬物有害事象の解析は検出バイアスに注意（後編）

　一般的に，がんの発症はさまざまな要因が複雑に影響しており，観察研究に基づく関連性評価においては，入念な交絡補正が必須です．2012年に報告されたフランスのコホート研究では，喫煙をはじめとした生活習慣に関連した要因や，社会・経済的状況に関連した要因で補正されておらず，解析結果は交絡バイアスの影響を強く受けているものと考えられます．

　また，ピオグリタゾンは前臨床試験の段階から，膀胱癌との関連性が懸念されていました．そのため，同薬の臨床研究においては，定期的な尿検査が実施されるなど，膀胱癌の早期発見に対する配慮がなされていた可能性もあるでしょう．そもそも，糖尿病の薬物治療を開始した人は，そうでない人に比べて尿検査を受ける頻度が高く，膀胱癌の早期発見につながりやすい環境にあると言えます．

　つまり，ピオグリタゾンが膀胱癌を引き起こしているわけではなく，ピオグリタゾンを新規に処方された人では，そうでない人に比べて膀胱癌が見つかりやすいということです．このように，比較している2群で検査頻度が異なるために生じる疾病リスクの違いは，検出バイアス（detection bias）などと呼ばれます．実際，カナダで行われたコホート研究（**PMID：23990517**）によれば，膀胱癌の発症率は，糖尿病の診断直後に高くなることが示されています．

34 | 血液腫瘍治療薬

Key Points

- ☐ ポラツズマブ ベドチンを含む新たなレジメンPola-R-CHP療法はびまん性大細胞型B細胞リンパ腫の一次治療としてR-CHOP療法を上回る成績が報告されている．

- ☐ Pola-R-CHP療法の有効性・安全性は，アジア人集団でのサブグループ解析でも，グローバル集団とほとんど変わらない結果であった．

- ☐ キメラ抗原受容体T細胞（CAR-T細胞）療法では，リンパ球産生に影響を及ぼす抗がん薬の投与は可能な限り回避するべきといわれている．

- ☐ CAR-T細胞療法の前にベンダムスチンの投与を受けた患者では，CAR-T細胞療法の効果が発揮されていない可能性が後方視的調査から明らかとなった．

未治療のびまん性大細胞型B細胞リンパ腫におけるポラツズマブ ベドチン：第Ⅲ相 POLARIX試験 アジア人症例のサブグループ解析

■1 これまでの報告

多くの抗がん薬が開発され，多くのがん種において標準治療が進化を遂げていく中，びまん性大細胞型B細胞リンパ腫（DLBCL）の一次治療は長い期間R-CHOP療法（リツキシマブ，シクロホスファミド，ドキソルビシン，ビンクリスチン，プレドニゾロン）であった．治療強度の強化（3週毎→2週毎）[1]，新規薬剤の導入[2,3]，第二世代の抗CD20抗体[4]，など多くの試みがなされたものの治療効果の改善は示せず，R-CHOP療法の「牙城」は崩されなかった[5]．

そのような中で登場したポラツズマブ ベドチンは，DLBCLを含む成熟B細胞リンパ腫の表面に遍在的に発現しているCD79bを標的とした抗体薬であり，それまでの二次標準治療の一つであったベンダムスチンとリツキシマブ併用療法に上乗せすることで全生存期間（OS）を有意に延長させている[6]．

これらの結果を受けて，未治療DLBCL患者を対象としたPola-R-CHP療法（ポラツズマブ ベドチン，リツキシマブ，シクロホスファミド，ドキソルビシン，プレドニゾン）vs R-CHOP療法の第Ⅲ相POLARIX試験が実施された．その結果，Pola-R-CHP療法がより優れた無増悪生存期間（PFS）を示した（層別化ハザード比（HR）：0.73［95%CI：0.57 to 0.95]）[7]．なお，本試験はGenentech社ならびにF. Hoffmann-La Roche社より支援を受けて実施されている．

2 最新のエビデンス

Songらは,POLARIX試験のアジア人患者集団について,中国の拡大コホートを追加したサブグループ解析を行った[8]. 対象は,年齢18〜80歳で,2016年WHO分類[9]により定義されたCD20陽性DLBCLの診断を受け,リンパ腫の前治療歴がなく,ECOG PS 0〜2,ベースラインの国際予後指数(IPI)スコアが2〜5の患者とした. 患者は3地域(①欧州+北米+豪州,②アジア,③その他)に層別化された. 治療レジメンはPola-R-CHPまたはR-CHOPに1:1でランダムに割り付け,21日間サイクル×6コースの治療が計画された. 主要評価項目は試験責任医師が評価したPFS,副次的評価項目は,試験責任医師評価による無イベント生存期間(EFS),中央判定による完全奏効(CR)割合,OS,およびCRを達成した患者における無病生存期間(DFS)であった. 評価対象サブグループは合計281人(国別内訳:中国150人,日本85人,韓国31人,台湾15人)で,141人がPola-R-CHP群に,140人がR-CHOP群に割り付けられた.

主要評価項目である試験責任医師評価によるPFSは,追跡期間中央値24.2ヵ月においてHR 0.64 [95%CI:0.40 to 1.03]で,Pola-R-CHP群がR-CHOP群を上回った. 2年無イベント発生割合は,Pola-R-CHP群74.2% [95%CI:65.7 to 82.7],R-CHOP群66.5% [同:57.3 to 75.6]であった. 中央判定による治療終了時のCR割合は,Pola-R-CHP群82.3% [95%CI:75.0 to 88.2],R-CHOP群で77.9%[同:70.1 to 84.4]であった. OSデータは解析時点では評価不能であった.

有害事象(AE)の発現状況は,両群間で差はみられなかった. 全グレードのAE発症割合は両群とも99.3%,重篤なAEの発症割合はPola-R-CHP群32.9%,R-CHOP群32.4%であった. 試験治療の中止に至った全有害事象

の発生割合は,Pola-R-CHP群で5.0%,R-CHOP群で7.2%であった. 1回以上の投与量減量に至った患者の割合は,Pola-R-CHP群で8.6%,R-CHOP群で11.5%であった.

3 これまでのエビデンスに 付け加えられたこと

アジア人サブグループ集団の解析結果は,POLARIXグローバル試験集団で示されたものとほぼ同じであった. これにより示唆されることは,アジア人集団の治療成績が欧州+北米+豪州に比べて劣っていることはなさそうだということと,優れているわけでもなさそうだということである. 統計解析の用語として「同等」という言葉は,安易に使用してはいけないとよく注意されるが,感覚的には「同等」に近い状況であると考えてよいだろう.

われわれが日常臨床において注意するべきは,安全性に関わる情報であろう. 本報告に限ったことではないが,臨床試験であれば適格基準を満たさない患者に対してもPola-R-CHP療法が適応される可能性は十分あるので注意が必要である.

POLARIX試験はグローバル集団においても追跡が継続されているところであり,本稿がみなさんの手に届くころには新たな情報が出ている可能性もあるので,引き続き注視していただきたい.

CAR-T細胞療法を施行した 大細胞型B細胞リンパ腫患者では 前治療でのベンダムスチン使用歴 が予後に影響する可能性がある

1 これまでの報告

血液腫瘍における最新治療トレンドの一つにキメラ抗原受容体T細胞(CAR-T細胞)療法が挙げられる. CAR-T細胞療法は,患者自

身のT細胞からキメラ抗原受容体と呼ばれる特殊なタンパク質を作り出すことができるよう，遺伝子操作技術によりT細胞を改変し，再び患者の体内に戻すことで抗腫瘍効果を得ようとするものである．この治療は費用や待機時間など課題があるものの，これまでの薬物治療や免疫療法とは異なる新たな治療体系が実現できたという点で革新的なインパクトを残している[10]．

再発/難治性（R/R）の大細胞型B細胞リンパ腫（LBCL）は，CD19標的CAR-T細胞療法がその適応となりうるが，現時点の持続的寛解達成割合は30〜40%程度である[11]．わが国にて悪性リンパ腫に対して使用可能な製品を表1に示す．

一方で，最近，R/RLBCLに対するリツキシマブ・ポラツズマブ ベドチン・ベンダムスチンの有効性が新たに認められた[12,13]ことで，CAR-T細胞療法を施行あるいは検討する前にこのレジメンを早い段階で選択される可能性が考えられる．この中でも，特にベンダムスチンはその作用機序からリンパ球減少が遷延する可能性があり，米国造血・免疫細胞療法学会（ASTCT）が公表しているコンセンサス文書では，CAR-T細胞療法の候補患者にはベンダムスチン投与を避けることが推奨さ

れているが[14]，このことを裏付けるデータはほとんどない．

2 最新のエビデンス

Iacoboniらは，欧州においてCAR-T細胞療法を施行された患者の集積データよりベンダムスチンの前治療歴の影響について後方視的に調査を行った[15]．2018年から2020年の期間においてCAR-T細胞療法を受けたR/RLBCL患者439人を解析対象とした．そのうち，細胞採取前にベンダムスチンの投与歴があったのは80人だった．検討された背景因子のうち，年齢，全身状態（PS），前治療歴（レジメン数），組織悪性度で両群間に差が認められた．採取細胞数についても絶対リンパ球数（ALC），$CD3^+$細胞，$CD3^+$ $CD4^+$細胞，血小板数で差が認められた．そのため，後の解析においてそれらの影響を少なくするためにInverse Probability Treatment Weighting（IPTW）および傾向スコアマッチング（PSM）による補正を行っている．

CAR-T細胞療法による有効性評価では，全奏効割合（ORR：完全奏効および部分奏功の和）と完全奏効割合（CRR）が，未調整解析ではベンダムスチン投与群の方が非投与群と比較して低い傾向がみられたが，IPTW調整

表1 わが国で承認されているCAR-T細胞療法製品（再生医療等製品）

略　号	一般名	販売名	対象疾患（効能，効果または性能）	承認年月	薬価（円）
Tisa-Cel	チサゲンレクルユーセル	キムリア®点滴静注	再発または難治性のCD19陽性B細胞性急性リンパ芽球性白血病 再発または難治性のびまん性大細胞型B細胞リンパ腫 再発または難治性の濾胞性リンパ腫	2019年3月	32,647,761
Axi-Cel	アキシカブタゲンシロルユーセル	イエスカルタ®点滴静注	再発または難治性の大細胞型B細胞リンパ腫	2021年1月	32,647,761
Liso-Cel	リソカブタゲンマラルユーセル	ブレヤンジ®静注	再発または難治性の大細胞型B細胞リンパ腫 再発または難治性の濾胞性リンパ腫	2021年3月	32,647,761

後は，両群間に差はみられなかった（ORR：53% *vs* 67%；*p* = 0.07，CRR：39% *vs* 44%；*p* = 0.53）.

PFSおよびOSの中央値についても，未調整解析ではベンダムスチン投与群の方が非投与群と比較して短い傾向がみられた（PFS：HR 1.36 [95%CI：1.01 to 1.83]，OS：同 1.53 [1.10 to 2.12]）が，IPTW調整（PFS：同 1.21 [0.83 to 1.75]，OS：同 1.56 [1.10 to 2.41]）あるいはPSM調整（PFS：同 1.34 [0.92 to 1.95]，OS：同 1.37 [0.90 to 2.08]）により両群間の差は縮小した.

安全性に関する評価としては，CAR-T細胞療法で特徴的かつ重要な副反応であるサイトカイン放出症候群（CRS），免疫エフェクター細胞関連神経毒性症候群（ICANS）の発症リスクを評価し，ベンダムスチン投与の影響はみられなかった．一方で，グレード3以上の血小板減少の発生割合（33% *vs* 15%；*p* < 0.01），重症感染症の割合（59% *vs* 37%；*p* < 0.01）でベンダムスチン投与群の方が高い傾向がみられた.

さらに，本研究ではCAR-T細胞の増殖量，増殖速度についてもデータが得られた260人（全体の59%）について解析を行っている．増殖量はベンダムスチン投与群で低い傾向にあったが有意な差ではなく，増殖速度（ピーク日数中央値）は同等であった．ここまで，ベンダムスチンの影響はごく少ないと考えられる結果であったが，一方でPFS中央値はベンダムスチン投与群3.1ヵ月に対して非投与群で6.5ヵ月，OS中央値はベンダムスチン投与群6ヵ月に対し，非投与群では未達というであり，ベンダムスチン投与が影響を与えないと結論づけるのは早急だと考えた.

次に，ベンダムスチンによる長期リンパ毒性能と，曝露集団における不均一なウォッシュアウト（中央値207日 [範囲：22 to 1,990]）を考慮して，細胞採取前のベンダムスチン投与タイミングの影響を分析した．その結果，ベンダムスチンの最終投与から細胞採取までのウォッシュアウト期間が短くなるにつれて，病勢進行や死亡のリスクが漸増することが確認された．そこで，計算されたウォッシュアウトのカットオフを9ヵ月でベンダムスチン投与群をさらに2群に分け，非投与群，9ヵ月未満投与群，9ヵ月超投与群による比較を行った．すると，ベンダムスチン9ヵ月未満投与群が非投与群に比べて，ORRは有意に低値，PFS，OSは有意に短かった（**表2**）．この結果はIPTW調整，PSM調整後も同様であった．一方で，CRSおよびICANSの発症リスクには差が認められなかった．9ヵ月超投与群との比較ではこの差は認められなかった.

3 これまでのエビデンスに付け加えられたこと

本報告は，理論上かねてより危惧されていたCAR-T細胞療法に対するベンダムスチン投与の悪影響について，体系的に検出した重要な結果である.

本研究は後ろ向き研究であるため，未知の要因やバイアスの影響を完全に排除することはできないものの，それを取り除くために統計的な手法（IPTW調整，PSM調整）を用い，かつ，それぞれの結果を開示することでその正当性を示している.

リンパ球に影響を与える抗がん薬は，ベンダムスチン以外にもあり，ASTCTのコンセンサスガイドラインにもリストアップされているが，ベンダムスチンは冒頭記載の通り，経過の早いアグレッシブリンパ腫に対して積極的に適応される可能性が高いという点で本報告の速報性は重要であると考える．ただし，ベンダムスチン投与の影響（＝効果減弱のリスク）が9ヵ月を境になくなる，言い換える

表2 ベンダムスチン：9ヵ月未満投与群と非投与群の比較

			無調整		IPTW調整		PSM調整	
			＜9mo投与群	非投与群	＜9mo投与群	非投与群	＜9mo投与群	非投与群
奏効割合	ORR	% [95%CI]	40 [25, 57]	72 [64, 77]	40 [25, 57]	66 [50, 80]	40 [25, 57]	61 [49, 71]
		p値	＜0.01		0.01		0.03	
	CRR	% [95%CI]	25 [13, 42]	52 [47, 58]	25 [13, 42]	40 [26, 57]	25 [13, 42]	41 [30, 52]
		p値	＜0.01		0.12		0.10	
生存期間	PFS	mo [95%CI]	1.3 [1.0, 2.8]	6.2 [4.2, 11.3]	1.3 [1.0, 2.8]	3.9 [2.9, 4.7]	1.3 [1.0, 2.8]	6.2 [2.6, 7.2]
		HR [95%CI]	1.36 [1.01, 1.83]		1.83 [1.22, 2.70]		1.85 [1.22, 2.81]	
		p値	＜0.01		＜0.01		＜0.01	
	OS	mo [95%CI]	4.6 [2.5, 10.3]	23.5 [16.0, 32.8]	4.6 [2.5, 10.3]	14 [8.9, NR]	4.6 [2.5, 10.3]	23.5 [7.8, NR]
		HR [95%CI]	1.53 [1.10, 2.12]		2.09 [1.29, 3.41]		1.98 [1.27, 3.09]	
		p値	＜0.01		＜0.01		＜0.01	

ORR：全奏効割合，CRR：完全奏効割合，PFS：無増悪生存期間，OS：全生存期間，mo：月，HR：ハザード比，IPTW：逆確率重み付け，PSM：傾向スコアマッチング，NR：未到達

（文献15より引用，一部改変）

とベンダムスチン投与から9ヵ月経てばその影響はないか，というとそういうわけではない．ベンダムスチン投与の具体的なタイミングや投与量についてデータが得られたわけではない．悪影響のリスクとウォッシュアウト期間には相関性があると指摘しており，ベンダムスチンを含んだレジメンの適応判断には，CAR-T細胞療法の適応判断も含めて検討するべきであろう．

　CAR-T細胞療法は国内でも実施できる施設が限定されていることから，別世界のこととして遠ざけてしまうこともあるが，ベンダムスチンは悪性リンパ腫の治療において"身近"な薬である．治療選択の相談や助言に際しては，後の治療成績に影響を及ぼしてしまう本報告を知らずにその機会を奪うことがないよう（筆者も含めて）「心して」いかなければならない．

引用文献

1) Cunningham D, et al : Lancet, 381 : 1817-26, 2013. (PMID : 23615461)
2) Younes A, et al : J Clin Oncol, 37 : 1285-95, 2019. (PMID : 30901302)
3) Nowakowski GS, et al : J Clin Oncol, 39 : 1317-28, 2021. (PMID : 33621109)
4) Vitolo U, et al : J Clin Oncol, 35 : 3529-37, 2017. (PMID : 28796588)
5) Sehn LH, et al : N Engl J Med, 384 : 842-58, 2021. (PMID : 33657296)
6) Sehn LH, et al : J Clin Oncol, 38 : 155-65, 2020. (PMID : 31693429)
7) Tilly H, et al : N Engl J Med, 386 : 351-63, 2022. (PMID : 34904799)
8) Song Y, et al : Blood, 141 : 1971-81, 2023. (PMID : 36626583)
9) Teras LR, et al : CA Cancer J Clin, 66 : 443-59, 2016. (PMID : 27618563)
10) Salles G, et al : Adv Ther, 38 : 3266-80, 2021. (PMID : 33970454)
11) Neelapu SS, et al : Blood, 141 : 2307-15, 2023. (PMID : 36821768)
12) Sehn LH, et al : J Clin Oncol, 38 : 155-65, 2020. (PMID : 31693429)
13) Sehn LH, et al : Blood Adv, 6 : 533-43, 2022. (PMID : 34749395)
14) Jain T, et al : Biol Blood Marrow Transplant, 25 : 2305-21, 2019. (PMID : 31446199)
15) Iacoboni G, et al : J Clin Oncol, JCO2301097, 2023. (PMID : 37874957)

35 がん支持療法

Key Points

❏ がん関連食思不振に対し，オランザピン2.5mgが有用である可能性がある．

❏ アントラサイクリン系抗がん薬による心筋障害の予防としてスタチンが有効である可能性があるが，わが国の承認用量を超えているため，一般化可能性は今のところ限定的である．

❏ がん治療における毒性には血液毒性，非血液毒性，経済毒性などがこれまで知られてきたが，"時間毒性"という新しい概念が導入され，定量的な評価が可能であった．

がん関連食思不振に対する オランザピンの有効性

1 これまでの報告

抗がん薬治療の有無に関わらず，がん治療中に食思不振を呈することはしばしば認められる．食思不振による経口摂取量の低下は，がんによる死亡リスクの上昇とも関連していると報告されている[1]．がん関連食思不振の原因としては，抗がん薬による悪心や口腔粘膜炎，味覚障害によるもの，原疾患の進行による腹水貯留や消化管運動低下，がん悪液質によるものなどがある．この中で，がん悪液質に対しては，グレリン受容体作動薬であるアナモレリンの有効性が一部のがん種で報告されており[2,3]，わが国でも2021年に保険収載された．しかし，悪液質の基準を満たす症例に限られており，それ以外のがん関連食思不振に対する有効な手段が確立されたとは言い難い．

2 最新のエビデンス

Sandhyaらにより，がん関連食思不振に対するオランザピンの有効性が報告された[4]．本研究は18歳以上の切除不能・局所進行または転移性の胃癌，肝胆膵癌，肺癌患者に対し，がん薬物療法と併用してオランザピン2.5mgまたはプラセボを1日1回12週間内服するプラセボ対照二重盲検RCTである．主要評価項目は12週時点でのベースライン比5％以上の体重増加と，自覚的な食欲の改善（Visual Analogue Scale：VAS, Functional Assessment of Chronic Illness Therapy system of Quality-of-Life questionnaires Anorexia Cachexia subscale：FAACT ACS）であり，副次評価項目は各種栄養状態指標，生活の質（QOL），安全性である．

本研究には124人（オランザピン群：63人，対照群：61人）が組み入れられ，その約8割は転移性がんであり，がん種は胃＞肺＞肝胆膵の順に多かった．112人（オランザピン群：

58人，対照群：54人）が解析対象となり，対照群と比較してオランザピン群で5%以上の体重増加例が有意に多く（35/58人 vs 5/54人，$p < 0.001$），VAS，FAACT ACS共に有意に食欲の改善が認められた．副次評価項目のQOL，栄養状態，がん薬物療法による毒性についてもオランザピン群で有意に改善が認められた．有害事象はオランザピン群と対照群の間で有意な差を認めなかった．オランザピン群でグレード3の頭痛が1例あったものの，その患者は脳転移があることが後で明らかになった．

3 これまでのエビデンスに付け加えられたこと

がん領域におけるオランザピンといえば，がん薬物療法時の制吐薬として近年頻用されているが，本報告によりがん薬物療法中の食思不振にも効果が期待できることが示された．わが国における制吐薬としての承認用量は5mg/日であるが，本報告では2.5mg/日というより低用量での有効性が示されており，眠気やふらつきなどの副作用のリスクを低減しつつ，これまで有効な薬剤が少なかったがん薬物療法中の食思不振に対処することが可能になると考えられる．

アントラサイクリン系薬による心毒性に対するスタチンの心保護効果

1 これまでの報告

乳癌や血液腫瘍の薬物療法におけるキードラッグであるアントラサイクリン系薬（ドキソルビシン，エピルビシン，ダウノルビシンなど）は用量依存性の不可逆的な心筋障害をきたすことが知られている．わが国の腫瘍循環器ガイドライン[5]においても治療開始前から治療中，治療終了後も定期的なフォローアップが推奨されており，心不全イベントや心機能低下の予防に寄与するとされる．またアントラサイクリン系薬投与時の心毒性の発症抑制については，諸外国ではデクスラゾキサンが心保護薬として承認されているが，わが国では保険適用外である．ガイドラインにはFuture Research Question（FRQ）としてβ遮断薬が有効な可能性があるとする記載があるのみであるが，ここでのβ遮断薬の用量は日本の承認用量と比較して高用量であり，わが国においてこのエビデンスを外挿することは現状困難である[5]．スタチンによる心保護に関しては，小規模なRCT[6]においてアントラサイクリン系薬による左室駆出率（LVEF）低下の抑制効果が報告されている一方，乳癌患者を対象としたRCT[7]ではLVEFの低下抑制効果は示されず，一定の見解が得られていない．

2 最新のエビデンス

STOP-CA（Statins to Prevent the Cardio-toxicity of Anthracyclines）と名付けられた本試験は，悪性リンパ腫に対しアントラサイクリン系薬を含むレジメンを使用する予定の患者300人を対象とし，がん薬物療法開始時よりアトルバスタチン40mg/日またはプラセボを1日1回服用する2群に1：1で割り付け，1年間観察するプラセボ対照二重盲検RCTである[8]．主要評価項目は，がん薬物療法開始前と比較し，12ヵ月経過時点でLVEFが10%以上の低下かつ55%未満まで増悪した患者の割合であり，副次評価項目はLVEFが5%以上の低下かつ55%未満まで増悪した患者の割合である．

300人の患者がアトルバスタチン群あるいはプラセボ群に150人ずつ割り付けられ，286人が試験を完遂した．がん薬物療法開始前に

スタチンが適応となる患者はあらかじめ除外された．両群の平均年齢，男女比，リンパ腫の種類（B細胞性，T細胞性，ホジキン）などの患者背景に有意な差はなかった．主要評価項目であるLVEF≧10%低下かつ55%未満まで増悪した患者の割合は，アトルバスタチン群で9%（13/150人），プラセボ群で22%（33/150人）と，有意にアトルバスタチン群で少なく（$p=0.002$），オッズ比（OR）[95%CI]は2.9[1.4 to 6.4]であった．副次評価項目であるLVEF≧5%低下かつ55%未満まで増悪した患者の割合も，アトルバスタチン群で有意に少なかった（13% vs 29%，$p=0.001$）．心不全の発症率は両群で有意な差がなかったが（3% vs 6%），心不全イベントを十分検出するだけの症例数はなく，結果は参考程度にとどまる．安全性に関しても，両群で有意な差を認めなかった．

3 これまでのエビデンスに付け加えられたこと

アントラサイクリン系薬による心毒性に対し，モニタリング以外の「攻めの守り」をどのように行うかが喫緊の課題であったが，本試験はβ遮断薬に加え，スタチンの心保護に関する有効性を示すものである．先行研究[7]との結果の不一致については，著者らは対象患者の違い（乳癌が多く若年患者が多い vs 悪性リンパ腫が多く中高年患者が多い）とアントラサイクリン系薬の累積投与量（中央値240mg/m²vs 300mg/m²）を理由として挙げている．一方で，ガイドラインで示されているβ遮断薬にせよ今回のアトルバスタチンにせよ，日本の承認用量を上回る投与量での試験であり，わが国においてすぐに臨床実装が可能なものではない．わが国の承認用量での臨床研究の実施が待たれる．

「血液毒性・非血液毒性」「経済毒性」の次は「時間毒性」

1 これまでの報告

がん薬物療法による毒性として最も一般的なものとして，好中球減少や貧血，血小板減少などの「血液毒性」と，悪心・嘔吐，食思不振，肝・腎機能障害などの「非血液毒性」が挙げられる．血液毒性・非血液毒性は，抗がん薬による身体機能へのダメージそのものであり，治療の休止や中止などの直接的な原因となりうる．この血液毒性・非血液毒性は支持療法薬の発達により少しずつ改善してきた一方で，がん治療に関わる"お金"の問題がクローズアップされるようになってきた．「経済毒性」という概念が2013年頃より米国を中心に議論されるようになり，経済毒性は患者QOLの低下や生存期間の短縮と関連する可能性が示唆された．de SouzaらはCOSTというツールを用いてがん患者の経済毒性を定量化した[9]．このCOSTは日本語翻訳され，日本人患者でもバリデーションが行われた[10,11]．さらに近年では「時間毒性」という概念が議論されるようになっており，がん治療や検査に要する時間や，通院・待ち時間までを考慮した治療選択・意思決定支援を行うことが望ましいのではないか，とされている[12]．

2 最新のエビデンス

2007年に論文が出版された，切除不能進行再発大腸癌の三次治療としてのセツキシマブ＋Best Supportive Care（BSC）またはBSC単独を比較するCCTG CO.17試験について二次解析が行われ，時間毒性に関する評価が行われた[13]．治療や検査，リハビリなどのために病院に出向いた日を"time toxic day"，それ以外を"home day"と定義し，患者ごとに測定した．CCTG CO.17試験に参加した572人

すべてが時間毒性の評価対象となった．年齢中央値は63歳，64%が男性で，77%がECOG PS 0〜1と，全身状態の比較的良好な患者が多かった．腫瘍のKRAS遺伝子変異は69%で明らかになっており，そのうち42%が変異陽性であった．生存期間（OS）中央値はセツキシマブで6.1ヵ月，BSC群で4.6ヵ月と，セツキシマブ群で約6週間の有意なOS延長が認められた（$p < 0.005$）．

　時間毒性に関する二次解析が行われ，セツキシマブ群287人とBSC群285人において，セツキシマブ群で"time toxic days"の中央値が有意に延長していた（28日 vs 10日，$p < 0.001$）一方で，"home days"の中央値は両群で有意差を認めなかった（140日 vs 121日，$p = 0.09$）．OSに占める"time toxic days"の割合はセツキシマブ群で多かった（中央値18% vs 6%，$p < 0.001$）．KRAS遺伝子変異別の解析では，KRAS変異型ではセツキシマブ群，BSC群の両群で"home days"がほぼ同等（114日 vs 112日，$p = 0.571$）なのに対し，KRAS野生型ではセツキシマブ群で有意に"home days"が延長していた（186日 vs 132日，$p < 0.001$）．

3 これまでのエビデンスに付け加えられたこと

　"時は金なり"とはよくいったものだが，進行再発がん患者にとっての時間は非常に貴重なものである．治療効果や副作用，費用に加え，残された時間をいかに過ごすか，をも踏まえた治療選択や意思決定支援が求められており，本研究はその中の"時間毒性"を定量的に評価した初めての研究である．本研究結果からは，セツキシマブの使用によりOSが6週間延長したとしても，"time toxic days"すなわち病院へ行かなければならない日数も有意

に延長しており，OS 6.1ヵ月のうち病院に行く日が約18%を占める，という現状が明らかとなった．著者らが研究の限界の項で述べているように，"time toxic days"はその内容による重みづけがなされておらず，軽微な検査のみであっても，丸一日かかる抗がん薬治療であっても同じ1日とカウントされる．また，患者が家にいながら医療を受けた（遠隔医療など）場合は"time toxic days"にカウントされない点など，評価方法に改善の余地はあると考えられる．また，時間毒性を減らそうとするあまり，患者の医療機関へのアクセスを制限するようなことがあってはならない．一方で，本研究はがん治療に関する意思決定支援において新しい評価軸をもたらしたものであり，今後の本領域の発展が期待される．

引用文献

1) Hiesmayr M, et al : Clin Nutr, 28 : 484-91, 2009. (PMID : 19573957)
2) Temel JS, et al : Lancet Oncol, 17 : 519-31, 2016. (PMID : 26906526)
3) Currow D, et al : Ann Oncol, 28 : 1949-56, 2017. (PMID : 28472437)
4) Sandhya L, et al : J Clin Oncol, 41 : 2617-27, 2023. (PMID : 36977285)
5) 日本臨床腫瘍学会，日本腫瘍循環器学会 編：Onco-Cardiologyガイドライン，南江堂，2023.
6) Acar Z, et al : J Am Coll Cardiol, 58 : 988-9, 2011. (PMID : 21851890)
7) Hundley WG, et al : NEJM Evid, 1 : 10.1056/evidoa2200097, 2022. (PMID : 36908314)
8) Neilan TG, et al : JAMA, 330 : 528-36, 2023. (PMID : 37552303)
9) de Souza JA, et al : Cancer, 120 : 3245-53, 2014. (PMID : 24954526)
10) 本多和典：癌と化学療法，45 : 785-8, 2018. (PMID : 30026437)
11) Honda K, et al : J Glob Oncol, 5 : 1-8, 2019. (PMID : 31070981)
12) Gupta A, et al : J Clin Oncol, 40 : 1611-5, 2022. (PMID : 35235366)
13) Gupta A, et al : JCO Oncol Pract, 19 : e859-66, 2023. (PMID : 36881786)

36 | 静脈経腸栄養

Key Points

❑ 日本における末梢静脈栄養（PPN）の栄養量は必要な量に比べてかなり少なく，施行期間もかなり長い．

❑ 必要十分量（必要栄養量の60％程度）をPPNで投与すると，栄養状態悪化を防ぐことができ，中心静脈栄養（TPN）への移行が少なくなる．

❑ PPNの合併症として浸透圧による静脈炎が挙げられるが，適切なルート管理，モニタリングを行えば予防することができる．

❑ 費用面に関しては，既存の製剤（マルチバッグ）のみを用いたTPNと比べるとPPNの方がやや割高になった．

❑ NSTが稼働していないとしても，薬剤師がその職能を発揮できれば適切なPPNは実現可能である．

はじめに

　栄養管理には経口摂取以外に経腸栄養（EN），経静脈栄養（PN）がある．ENに用いられる経腸栄養剤は食品に該当するものが大部分を占めているが，PNに用いられる輸液製剤はすべて医薬品に該当する．そのため，PNは本来われわれ薬剤師が専門とするところのはずである．ところが，現時点で薬剤師がその専門性を十分に発揮できているかというと実はそうではない．このことは，PNで栄養管理を受けなければならない患者にとって不利益となることもあるだろう．言い換えると，薬剤師がPNでその専門性を発揮できれば，栄養を含む患者状態により影響がある可能性が高いということでもある．

　今回は以前紹介した日本における末梢静脈

栄養（PPN）の実際と比較しつつ，PPNに関する最新のエビデンスを紹介する．薬剤師がPNでその専門性を発揮するきっかけになれば幸いである．

三次救急病院におけるPPNの使用状況：安全性およびコストに関する評価

1 これまでの報告（日本における実際）

　前田らは，病院に入院中の誤嚥性肺炎患者の栄養管理の実態に関して，わが国のDPCデータを用いた大規模後ろ向きコホート研究を実施し，2021年に報告している[1]．結果，約4割の患者が入院後30日の時点で非経口摂取（ENのみ，PNのみ，もしくはENとPNの併用）だった．その中でPNのみで管理されてい

る患者の投与熱量の中央値は8.7kcal/kg/日，アミノ酸投与量の中央値は0.38g/kg/日であり，これらはいずれも日本臨床栄養代謝学会のガイドライン[2]で推奨されている投与量の1/3程度にすぎなかった．脂質投与量に関しては中央値が0g/kg/日，つまりほぼまったくと言っていいくらい投与されていなかった．PNのみで管理されている患者に対して使用されていた製剤は，糖加電解質液やPPN用の糖・アミノ酸・電解質液が大部分を占めており，ほぼすべての患者がPPNによる栄養管理がされていた．つまり，この結果は，日本の臨床におけるPPNの実際をよく表していると考えられる．

2 最新のエビデンス

Inayat-Hussainらは，豪州の三次救急病院におけるPPNの使用実態，安全性さらには費用について単施設の前向き観察研究を行い報告した[3]．2020年1月から2021年4月の期間に24時間以上PPNが施行された成人患者139人（男性87人，女性52人）を対象として，絶食期間，必要栄養量・必要アミノ酸量に対してPPNによって投与された量の割合（充足率），静脈炎の発生率，さらにPPNに関連する費用について検討された．なお，この施設におけるPPNの組成には薬剤師と栄養士が関与しており，専門の栄養サポートチーム（NST）は存在しないとのことだった．

PPNが施行された患者のうち34%は栄養不良であり，主な疾患はイレウス（36%），腸閉塞（23%）だった．PPNが開始されるまでの絶食期間は平均で3.03日であり，栄養不良が重度になるほど絶食期間は短かった．また，35%の患者が中心静脈栄養（TPN）への移行が必要となった．

必要栄養量に対するPPNによる投与熱量の充足率は61.6%，必要アミノ酸量に対するア

ミノ酸投与量の充足率は53.6%であった．なお，PPN投与期間の約半分の期間で経口摂取やENが併用されていた．詳細は検討されていなかったが，その期間の実際の投与熱量，投与アミノ酸（タンパク質）量はほぼ必要量を充足していたと考えられる．

PPN施行中に静脈炎を起こしたのは3.6%であったが，そのほとんどがPPN製剤に起因するものではなく，医療者側のモニタリング不足やカテーテルサイズ，カテーテル留置部位に起因するものであった．また，PPNに関連した敗血症は認められなかった．

費用面に関しては，既存の製剤（マルチバッグ）のみを用いたTPNと比べるとPPNの方がやや割高になったが，独自に調製するTPNよりは安価であった．

3 これまでのエビデンスに付け加えられたこと

この研究は，PPNには利点があることを示している．早期にPPNで十分な栄養量を投与することは医原性低栄養の予防につながり，これはPPNの目的の一つである[4,5]．この研究ではPPNによって投与される"十分な栄養量"を必要栄養量の60%以上であると定義しており，日本における補完的静脈栄養法（SPN：中心静脈を介して必要栄養量の60%程度を投与する方法）に考え方は近いと言える．PPNによって十分な栄養量が投与された結果，PPNからTPNに移行する患者の割合は35%とそれほど高くなく，これは最近のエビデンスと同等であった[6]．仮にPPNで十分な栄養量が投与されていなかったとすれば，医原性低栄養の原因になっただけでなく，TPNへの移行率はより高いものになったと予想される．

過去の報告では，PPNによる静脈炎の発生率は43%であった[7]．PPNによる静脈炎は輸液製剤の高浸透圧や低pHによって増加する

が[8]，この研究で静脈炎の発生率が低かったのは，カテーテルの種類や留置する血管の選択，適切なモニタリングといった対策を徹底したことが寄与していると考察されていた．

　急性期病院における低栄養の罹患率は約40％にも達するという報告があるが，入院時から低栄養であったのか，あるいは入院期間中に低栄養に陥ったのかは明確ではない[9]．同報告では，回復期リハビリテーション（以下，リハ）病院における低栄養の罹患率は急性期病院よりもさらに高くなり，50％に達するとされている[9]．回復期リハ病院はその性質上，患者が最初に入院するところではなく，まず急性期病院で加療を行った後で入院するところである．つまり，急性期病院よりも回復期リハ病院の方が低栄養患者の割合が大きいということは，急性期病院入院期間中に低栄養に陥った患者が一定数いたということを意味している．これは，そういった患者の多くは経口摂取やENで十分な栄養を摂取できていないのにもかかわらず，PPNでも十分な栄養量が投与されていなかった結果であると言わざるを得ない．

　そこで，前述の日本における実際と比較してみると，PPNによる投与熱量および投与アミノ酸量の必要量に対する充足率は，いずれも日本の倍程度であった．しかも，豪州のデータは日本のそれと異なり，PPN施行期間の半分で経口摂取やENが併用されており，実際の差はさらに大きいと言える．もちろん，人種の違い，PPNに用いられる輸液製剤の違いなどがあるため，このエビデンスをそのまま日本人に当てはめるのは現実的ではないかもしれない．しかし，日本のPPNの実際は，確実に医原性低栄養のリスクとなる．日本においてもこの研究のように積極的なPPNが実現できれば，こういった医原性低栄養のリスクはかなり低減できると思われ，患者にとって

もメリットが大きいはずである．

　もう一つ注目すべきは，豪州ではこういったPPNの組成立案に薬剤師が関与している点である．では日本ではどうかというと，前述のとおり残念ながら薬剤師はほとんど関与できていない．よって，日本においてもPPNへの薬剤師の関与がさらに強くなることが必要であり，それが実現すれば自ずと栄養管理は現在よりも良いものになるのではないだろうか．

■ おわりに

　以前より筆者は，「PNに用いられる輸液製剤はすべて医薬品に該当するため，われわれ薬剤師が専門とするところであり，また職能を発揮すべきところである」と訴え続けている．PPNはTPNに比べて侵襲が少ないため，一時的かつ補助的な栄養投与法として臨床でも頻用されている．栄養管理のアルゴリズムでは，PPNは短期間（おおよそ10日以内）の栄養管理に用いるとされている[10]．ただ，日本の臨床においてPPNは10日を軽く超えてかなりの長期間にわたって施行されているのが現実である．さらに，PPNの組成を見る限り，栄養管理における補助的な役割すら担えていない．こうした状況下では，医原性低栄養のリスクが極めて高いと言わざるを得ず，PPNがその原因の一つになってしまっている．ここにわれわれ薬剤師の専門性を活かすことができれば，患者にとって有益な栄養管理につながることは間違いない．

　ただ，PPNは浸透圧の関係上，十分な栄養量を投与しようとするとどうしても水分量も多くなってしまう点は注意が必要である．現実的には，PPNで投与できる最大の熱量は，おおよそ1,200kcal/日である．これが高齢者になると水分負荷に耐えられないことも多い

ため，投与可能な熱量はさらに少なくなる．そのため，どうしてもPNによる栄養管理が長期になることが予想される場合には，できるだけ早期にTPNの移行を検討すべきであり，それが医原性低栄養の予防につながる．

いずれにしても，私は臨床栄養における薬剤師のますますの活躍を願ってやまない．

引用文献

1) Maeda K, et al : Arch Gerontol Geriatr, 95 : 104398, 2021.（PMID : 33798999）
2) 日本静脈経腸栄養学会：静脈経腸栄養ガイドライン，第3版，照林社，2013.
3) Inayat-Hussain A, et al : Clin Nutr ESPEN, 56 : 215-21, 2023.（PMID : 37344076）
4) Neumayer LA, et al : J Surg Res, 95 : 73-7, 2001.（PMID : 11120639）
5) Norman K, et al : Clin Nutr, 27 : 5-15, 2008.（PMID : 18061312）
6) Rubino M, et al : Nutr Clin Pract, 37 : 1162-71, 2022.（PMID : 34520590）
7) Sugrue D, et al : Clin Nutr ESPEN, 23 : 117-21, 2018.（PMID : 29460786）
8) Culebras JM, et al : Curr Opin Clin Nutr Metab Care, 7 : 303-7, 2004.（PMID : 15075922）
9) Kaiser MJ, et al : J Am Geriatr Soc, 58 : 1734-8, 2010.（PMID : 20863332）
10) ASPEN Board of Directors and the Clinical Guideline Task Force : JPEN J Parenter Enteral Nutr, 26（1 Suppl）: 1SA-138SA, 2002.（PMID : 11841046）

論文吟味のポイント2023

Column 9　ウイルスが流行していなくてもワクチンで死亡が減る!?（前編）

インフルエンザウイルス感染症に関連した死亡や入院のリスクは，ワクチンを接種していない集団と比較して，ワクチンを接種した集団で低いことが，多くの観察研究によって報告されています．例えば，65歳以上の72,527人を対象とした米国のコホート研究（**PMID : 16368725**）では，インフルエンザワクチンを接種した人は，接種していない人に比べて，インフルエンザ流行期間中の死亡リスクや，肺炎やインフルエンザによる入院リスクが統計学的にも有意に低下しました．しかし，驚くべきことにインフルエンザの非流行期においても死亡や入院のリスク低下が認められたのです．観察期間別の死亡および肺炎もしくはインフルエンザによる入院に対する相対危険[95%CI]は以下の通りです．

・**流行期**：死亡0.51[0.47 to 0.55]；入院0.71[0.65 to 0.78]
・**流行前**：死亡0.36[0.30 to 0.44]；入院0.65[0.53 to 0.80]
・**流行後**：死亡0.66[0.61 to 0.72]；入院0.82[0.73 to 0.92]

インフルエンザワクチンによる死亡や入院リスクの低下は，感染症の予防に起因すると考えられますが，ウイルスが流行していない時期においてもリスクの低下を認めているというこの結果をどう解釈すればよいでしょうか．

〈後編[p.205]に続く〉

37 | 救急・集中治療

Key Points

☑ 今年新たに重症市中肺炎患者において，ヒドロコルチゾンの早期投与が28日死亡率を低下させるという結果が示された．

☑ 今後のプラクティスが変わっていく可能性もあり，新たな試験結果やガイドラインの改訂などに注目していく必要がある．

☑ メロペネムの持続投与は，間欠投与と比較して，敗血症患者の死亡率や耐性菌の出現を改善することは示されなかった．

☑ βラクタム系薬のprolonged infusionを行うかどうかについては，引き続き患者個々に検討していく必要がある．

重症の市中肺炎患者に対してステロイドは有効か？

1 これまでの報告

市中肺炎に対するステロイドの効果は古くから検討されており，いくつかのRCT[1,2]で，臨床安定化までの期間の短縮などが示されてきた．一部のメタ分析[3,4]で，重症患者での死亡率改善が示唆されたが一貫性がなく，2019年の米国胸部学会／米国感染症学会（ATS/IDSA）ガイドライン[5]でも，敗血症性ショックの患者を除き「市中肺炎患者にコルチコステロイドをルーチンに使用しないことを推奨する」とされていた．2022年に初めて，重症市中肺炎患者へのステロイド投与の短期予後を検討したESCAPe試験[6]が発表されたが，このRCTでも死亡率の改善は示されなかった．しかし2023年，今回紹介するCAPE COD試験[7]において，重症市中肺炎患者へのステロ

イド投与により，初めて死亡率の改善という結果が示されたため紹介する．

2 最新のエビデンス

本試験[7]は，フランスの31施設で行われた多施設共同二重盲検RCTであり，ICUに入室した18歳以上の重症市中肺炎患者において，ヒドロコルチゾンによる早期治療が28日死亡率を低下させるかを検証した．重症市中肺炎は，次のうち少なくとも1つを満たすことと定義された；侵襲的もしくは非侵襲的人工呼吸器管理，$PaO_2/FiO_2 < 300$ かつ $FiO_2 \geqq 50\%$ の高流量鼻腔酸素（HFNO）もしくは非再呼吸マスクの使用，Pneumonia Severity Index（PSI）> 130．除外基準としては，気管挿管を希望しない意思がある，胃内容物の誤嚥を示唆する病歴，インフルエンザウイルス肺炎，敗血症性ショック，何らかの理由でステロイド投与が必要な患者，30日以上プレド

ニゾロン換算で15mg/日以上のステロイドを投与されている患者などであった.

中間解析の結果やCOVID-19の流行の影響で,目標サンプルサイズ1,200人のところ,800人で新規登録が中止となった.ヒドロコルチゾン群では,重症基準を満たしてから24時間以内にヒドロコルチゾン200mg/日の持続静注を開始し,4日間継続した.4日目に患者の状態改善に応じて,あらかじめ規定された基準を用いて合計8日投与か14日投与かを決定した.治療期間に関わらず,ヒドロコルチゾンをあらかじめ規定された計画に基づき漸減し,すべての症例で,ICU退室時にはヒドロコルチゾンは中止した.プラセボ群では,ヒドロコルチゾンと同様に生理食塩液を静脈内投与した.両群で抗菌薬や支持療法など標準的な重症市中肺炎治療が実施され,呼吸補助については医療チームの判断に委ねられた.

両群共に年齢の中央値は67歳,男性が約70%,COPDが既往にある患者は約25%,免疫不全の患者は約6%,侵襲的・非侵襲的人工呼吸器管理はそれぞれ約20%,HFNOは約40%,PSI>130の患者は約45%含まれた.来院からICU入室までの時間の中央値は約5時間,ICU入室から試験薬投与までの時間の中央値は約15時間であった.実際の薬剤の投与期間の中央値は,ヒドロコルチゾン群で5日間,プラセボ群で6日間であり,主な中止理由はICUの退室であった.主に使用された抗菌薬は第三世代セフェム系抗菌薬やマクロライド系抗菌薬であり,最も多かった原因菌は肺炎球菌で,原因菌が同定されなかった患者は約45%であった.

主要評価項目である28日後の全死亡率は,ヒドロコルチゾン群25/400人(6.2%[95%CI:3.9 to 8.6]),プラセボ群47/395人(11.9%[95%CI:8.7 to 15.1])と,ヒドロコルチゾン群で有意に低下した(絶対差:−5.6%[95%CI:−9.6 to −1.7]).副次評価項目である90日後の全死亡率はヒドロコルチゾン群で9.3%,プラセボ群で14.7%とヒドロコルチゾン群で低く(絶対差:−5.4%[95%CI:−9.9 to −0.8]),28日目までに侵襲的人工呼吸器管理を受けた患者の累積発生率は,ヒドロコルチゾン群19.5%,プラセボ群27.7%(ハザード比(HR):0.69[95%CI:0.50 to 0.94]),28日目までに血管収縮薬が投与された患者の累積発生率は,ヒドロコルチゾン群15.3%,プラセボ群25.0%(HR:0.59[95%CI:0.43 to 0.82])と,すべてにおいてヒドロコルチゾン群で少ないという結果となった.両群間で,消化管出血と院内感染の発生率に差は認められなかったが,ヒドロコルチゾン群で,介入開始から7日目までのインスリン1日使用量は増加していた.

3 これまでのエビデンスに付け加えられたこと

本試験の結果より,重症市中肺炎患者において,ヒドロコルチゾンの早期投与は,プラセボと比較して28日死亡率を低下させることが示された.2023年4月に,欧州呼吸器学会/欧州集中治療医学会/欧州臨床微生物感染症学会/ラテンアメリカ胸部学会(ERS/ESICM/ESCMID/ALAT)より重症市中肺炎ガイドライン[8]が発表されたが,残念ながら本試験の結果は含まれておらず,ステロイドの投与は「敗血症性ショックを伴う場合に提案する」となっている.

先行研究であるESCAPe試験との違いとして,本試験では敗血症性ショックが除外されている.ステロイドの種類が異なる(ESCAPe試験はメチルプレドニゾロン1mg/kg/日),ステロイドが早期に開始されている(ESCAPe試験は72〜96時間以内),女性が比較的多い(ESCAPe試験は男性95%)などが挙げられて

いる．今回，ステロイドのエビデンスが確立しつつある敗血症性ショックの患者を除外したことにより，相対的副腎不全とは別に，市中肺炎そのものへのステロイドの効果が示された試験とも言える．

本試験を実際の症例に適応しようとすると症例はかなり限定されるが，近年ではCOVID-19肺炎の合併でデキサメタゾン6.6 mg/日が投与されているケースや，敗血症性ショックですでにヒドロコルチゾンが投与されているケースも少なくない．ステロイドの種類や漸減方法，投与期間といった面でも，進行中であるREMAP-CAP corticosteroid domainなどの新たな試験の結果が待たれる．

βラクタム系薬の持続投与は，間欠投与と比較し有効か？

1 これまでの報告

βラクタム系薬は時間依存性の薬剤であり，重症患者では分布容積の増大や過大腎クリアランス（ARC）などによるクリアランスの増大により，目標の%T＞MIC（24時間のうち血中濃度が最小発育阻止濃度を上回っている時間の割合）が達成できない可能性が示唆されてきた．その解決方法として，モンテカルロシミュレーションの結果に基づきβラクタム系抗菌薬のprolonged infusion（持続投与または投与時間の延長）が提唱され始め，その有用性が多くのRCTで検討されてきた．2016年，2018年に発表されたメタ分析[9, 10]においてprolonged infusionにより短期死亡率の改善が示されたことにより，日本および海外の敗血症診療ガイドライン[11, 12]において「敗血症患者に対してβラクタム系薬のprolonged infusionを行うことを弱く推奨する」とされた．今回新たに，メロペネムの持続投与により敗血症患者の死亡率の改善が得

られるかを検討したRCT[13]が発表されたため，その結果を紹介する．

2 最新のエビデンス

本試験[13]は，敗血症の重症患者において，メロペネムの持続投与は間欠投与と比較して，死亡率と薬剤耐性菌の出現を減少させるかどうかを検討した，多施設共同（クロアチア，イタリア，カザフスタン，ロシアの31ヵ所のICU）二重盲検RCTである．対象患者は，18歳以上のICUに入室した敗血症または敗血症性ショックの患者で，主治医によりメロペネムの投与が必要と判断された症例とされた．除外基準は，すでにカルバペネム系薬を投与されている患者，SAPS（Simplified Acute Physiology Score）Ⅱスコア≧65で定義される生存の可能性が低い患者，免疫抑制薬や長期コルチコステロイド療法を受けている患者などであった．

持続投与群ではメロペネム3 gを24時間かけて持続投与（安定性を考慮し4時間毎に薬剤を交換）し，間欠投与群ではメロペネムを最初の24時間は1 gを1日4回，以降は1 gを1日3回30～60分かけて投与した（ダブルダミー法）．いずれの群でも初回は1 gの負荷投与が行われ，クレアチニンクリアランス＜50 mL/minの場合には2 g/日へ減量された．MICが高い菌が検出された場合や髄膜炎の場合などは6 g/日への増量が可能であった．治療期間や中断は，ある程度の指標は示されたものの，臨床医の判断に基づいて決定された．

敗血症性ショックの患者は約6割で認められ，他の抗菌薬（主にグリコペプチド系薬）を併用された患者は73%であった．主な感染部位は下気道（33%），消化管（8.5%），カテーテル（7%）であり，約7割の患者で原因菌が同定された．グラム陰性菌とグラム陽性菌は，それぞれ約75%，約35%の患者で検出され，

混合感染も含まれていた．検出された主なグラム陰性桿菌は，*Klebsiella* species, *Pseudomonas* species, *Escherichia coli*, *Acinetobacter* speciesであり，それぞれカルバペネム系薬に耐性であった割合は，持続投与群/間欠投与群で50%/37%，24%/23%，4.7%/9.1%，82%/82%であった．入院からランダム化までの期間の中央値は9日［IQR：3 to 17］，メロペネムの治療期間の中央値は11日［IQR：6 to 17］であった．

主要評価項目は，28日時点の全死因死亡率と，汎薬剤耐性菌（すべての抗菌薬に耐性）または広域薬剤耐性菌（1～2つのクラスの抗菌薬を除くすべての抗菌薬に耐性）の出現であり，持続投与群で142/303人（47%），間欠投与群で149/304人（49%）と有意差は認められなかった（相対リスク（RR）：0.96［95%CI：0.81 to 1.13］）．そのうち，28日全死因死亡は，持続投与群で91/303人（30%），間欠投与群で99/304人（33%），耐性菌の出現は，持続投与群で68/288人（24%），間欠投与群で70/280人（25%）で認められた．副次評価項目である90日時点の全死因死亡率も，持続投与群で127/303人（42%），間欠投与群で127/304人（42%）と差は認められなかった（RR：1.00［95%CI：0.83 to 1.21］）．痙攣などの有害事象は両群で報告されなかった．

■3 これまでのエビデンスに付け加えられたこと

本試験では，メロペネムの持続投与は，間欠投与と比較して，敗血症患者の死亡率や耐性菌の出現の複合アウトカムを改善するという結果は示されなかった．ただし，本試験では，死亡率に影響するいくつかの要素があり，メロペネムの投与方法単独での結果として解釈するのは難しい点がいくつか挙げられる．1つ目は，抗菌薬投与までの時間が明確に定められておらず，各国で一律なショックのマネジメントが行われていたかわからない点である．敗血症性ショックの患者では，抗菌薬の1時間の遅れが死亡率に影響する可能性がある[14]．2つ目は，原因菌として検出されたグラム陰性菌のカルバペネム系薬に対する耐性率が高く，特に持続投与群で耐性菌が多い傾向にあった点が挙げられる．原因菌がメロペネムに対して耐性であった場合の対応に関しては記載がなく，死亡率に大きく影響している可能性が考えられる．3つ目は，原因菌としてグラム陽性菌（メチシリン耐性コアグラーゼ陰性ブドウ球菌や腸球菌など）の割合も多かった点が挙げられる．グラム陰性菌の単独感染が全体の約2割であったという記載から考えると，メロペネムと併用していた抗菌薬の影響も大きいと解釈せざるを得ない．

以上より，本試験の結果のみでは現在のプラクティスを変える根拠とはならず，新しいデータの蓄積を待ちつつ，引き続き患者個々に投与方法を検討していくのが妥当だと考えられる．

▌ 引用文献

1) Blum CA, et al : Lancet, 385 : 1511-8, 2015. (PMID : 25608756)
2) Torres A, et al : JAMA, 313 : 677-86, 2015. (PMID : 25688779)
3) Horita N, et al : Sci Rep, 5 : 14061, 2015. (PMID : 26374694)
4) Siemieniuk RA, et al : Ann Intern Med, 163 : 519-28, 2015. (PMID : 26258555)
5) Metlay JP, et al : Am J Respir Crit Care Med, 200 : e45-67, 2019. (PMID : 31573350)
6) Meduri GU, et al : Intensive Care Med, 48 : 1009-23, 2022. (PMID : 35723686)
7) Dequin PF, et al : N Engl J Med, 388 : 1931-41, 2023. (PMID : 36942789)
8) Martin-Loeches I, et al : Eur Respir J, 61 : 2200735, 2023. (PMID : 37012080)
9) Roberts JA, et al : Am J Respir Crit Care Med, 194 : 681-91, 2016. (PMID : 26974879)
10) Vardakas KZ, et al : Lancet Infect Dis, 18 : 108-20,

2018.（PMID：29102324）

11）日本集中治療医学会・日本救急医学会：日本版敗血症
診療ガイドライン2020，日集中医誌，28（suppl）：
S1-S411，2020.

12）Evans L, et al：Intensive Care Med, 47：1181-247,

2021.（PMID：34599691）

13）Monti G, et al：JAMA, 330：141-51, 2023.（PMID：
37326473）

14）Seymour CW, et al：N Engl J Med, 376：2235-44,
2017.（PMID：28528569）

論文吟味のポイント2023

Column9　ウイルスが流行していなくてもワクチンで死亡が減る!?（後編）

　前編（p.200）で紹介した米国のコホート研究では，インフルエンザが流行していない時期においても，ワクチン接種者で死亡や入院のリスクが大きく低下していました．このような観察結果は，ワクチンを積極的に接種する人と接種しない人の患者背景（予後因子）の相違による見かけ上の効果から生じており，この効果を"healthy vaccinee bias"，あるいは"healthy vaccinee effect"と呼びます．

　ワクチンを接種しない人は，感染症のみならず，予防的な医療に対する関心が低い傾向にあるでしょう．また，ワクチンを接種しない人の中には，余命が限られている人や，医学的禁忌を理由にワクチンが接種できない人も含まれています．このような集団は，ワクチン接種に対して医学的な禁忌がない健康的な集団と比べて，死亡や入院のリスクが高い傾向にあると言えます．それゆえ，インフルエンザワクチンの有効性は，コホート研究で検討すべきではないとの指摘もあります（**PMID：26474974**）．

　むろん，COVID-19ワクチンの有効性を観察研究で検討する際にも，healthy vaccinee biasの影響を受けます．そのため，同ワクチンの有効性を検討した観察研究の多くは，RCTを模倣する「ターゲット・トライアル・エミュレーション」や，受療行動に関連したバイアスを抑える「診断陰性例コントロールデザイン」など，バイアスに配慮した手法で解析されています（**PMID：34296443**）．

6 最新トピックス！ 小児, 高齢者, 妊婦・授乳婦における薬物療法の留意点！

1 小児

Key Points

- ❏ 没入型バーチャルリアリティー（IVR）は6〜18歳の小児がん患者の治療および処置における不安および疼痛を効果的に軽減する.
- ❏ 4〜11歳の小児患者においても, 静脈穿刺による疼痛・不安改善において, IVR は標準的介入よりも有効である.
- ❏ IVR介入による小児患者の治療および処置におけるウェルビーイング改善が標準治療となることが期待されている.

バーチャルリアリティによる若年がん患者の治療および処置の支援

1 これまでの報告

診断および治療アプローチの発展により, 小児がんにおける治癒や完全寛解の割合が増加している[1,2]. そのため, これらの患者の治療効率や活動性, 治療中や成人期初期のウェルビーイングの担保は, ますます重要性を増している. しかし, 入院, 侵襲的な検査, 仲間とのコミュニケーション不足などが, 小児がん患者の精神的ストレスの主な原因となっている. がん治療による最も一般的な身体的副作用には, 全身倦怠感, 心血管障害, 運動耐容能の低下, 体重変動, 骨減少症, ミオパシー, 神経障害, 中枢神経系の損傷などがある[3]. これらの症状は, 日常的な身体活動の低下につながり, 不安障害やストレスの発症を助長する[4]. また, 静脈穿刺, 組織生検, 骨髄穿刺などの医療処置は, 不安やストレスの要因となる[5]. がんの診断によって子どもたちが経験するストレスは, 子どもたちのウェルビーイングに影響を及ぼす. 心理的刺激が身体的苦痛と関連することも報告されている[6-13]. 世界保健機関（WHO）は, 小児の疼痛が全世界において公衆衛生上重要な問題であることを認識し, 小児の疼痛の薬理学的治療に関する勧告を発表している[14].

バーチャルリアリティ（VR）技術とは, コンピュータが生成した画像や環境と定義される「気晴らし」の一形態であり, ユーザーはその画像と対話することができる. VR技術には, 没入型と非没入型の2つのカテゴリーがあり, 没入型VR（IVR）は, ヘッドマウントディスプレイによって実現され, 患者の現実世界の視界をそらし, 代わりにコンピュータで生成された世界の景色を見せる. 非没入型は, 利用者が仮想世界とつながると同時に外部環境とコミュニケーションできる機能が特徴であり, 多くの研究で, 痛みを伴う処置, 化学療法の点滴, 入院中にVRを受ける患者の痛みや不安

が軽減されることが示されている[15]．VRを利用した新規の認知行動介入により，痛みの感覚的・感情的要素を軽減する方法は，医療的処置による痛みのほかに，不安，ストレスをも最小限に抑える効果的な戦略であることが考えられているが[16,17]，これまで複数の調査研究結果を系統的に解析した報告はなかった．

2 最新のエビデンス

がん治療を受けている小児および青年患者を対象としたVRを用いた治療や処置の支援が，標準的な侵襲・不安を緩和するための日常臨床行為（プレパレーションや声かけ，おもちゃを用いたあやしなど）と比較し，身体活動，運動能力，恐怖，痛み，疲労などが改善されるか否かについて，クロスオーバー研究を含むRCTを基準としたシステマティックレビュー・メタ分析がCzechらによって行われた[18]．科学論文の電子検索により5,963件の検索項目が同定され，最終的に9件の研究（6件のRCTと3件のランダム化クロスオーバー試験）が組み入れ基準を満たした．患者の年齢は6〜18歳，がんの種類は，固形腫瘍，白血病，リンパ腫などであった．治療処置中の不安の程度について，286人についてVRを用いた治療および処置と標準的な医療行為の比較が行われ，VR介入により，不安が有意に軽減可能であることが示された（標準化平均値差（SMD）：-1.86 [95%CI：-2.98 to -0.73]；$I^2 = 93\%$）．一方で，恐怖心の軽減については，解析可能であった対象79人で2つの治療条件間に有意差は認められなかった（SMD：-0.81 [95%CI：-1.64 to -0.02]；$I^2 = 69\%$）．

3 これまでのエビデンスに付け加えられたこと

身体機能，疼痛，恐怖，不安に対するVRの

有効性を分析することを目的としたメタ分析を伴うシステマティックレビューの結果より，VRが，がん治療における精神的な不安を除去する補助的なツールとなる可能性があるという結論が得られた．一方で，身体機能のアウトカムについては，個々の研究報告で評価基準が異なるなど，研究の異質性が認められ，結論づけることはできなかった．VRは，没入現象を利用することにより，小児の標準的な治療処置に伴う痛みを効果的に軽減する「気晴らし」をもたらすとされている．解析で調査された研究はすべて，この種の介入に大きな利点があることを指摘している．今後，アウトカム評価を統一した，より多くの症例を対象とした研究により，VRによる介入の有効性のエビデンスが得られれば，標準的な介入行為として組み込むことが可能になるかもしれない．

IVRによる小児患者の静脈穿刺の疼痛・不安改善効果

1 これまでの報告

静脈穿刺は，入院中の小児患者において最も一般的に行われる針関連手技の一つである[19-21]．この手技を受ける小児患者のうち，特に4〜12歳の小児患者は，しばしば高レベルの疼痛と不安を示すことが報告されている[22]．臨床ガイドラインでは，小児患者における手技による疼痛と不安の管理の重要性を強調している[23]．しかし，手技時の疼痛と不安に対する薬理学的および非薬理学的管理の効果については，依然として十分な研究が行われていない[24,25]．手技による疼痛と不安の管理が不十分であった場合，患者に短期的および長期的な影響を及ぼし，手技を実施するための時間とリソース（医療従事者を含む）を増加させ，手技に対する医療従事者の満足度を低下

させる可能性がある[26-29].

「気晴らし」の介入は，注射針に関連した処置（静脈穿刺など）を受ける小児患者の処置時の疼痛と不安を緩和するために，臨床現場で頻繁に使用される非薬理学的介入である[30-32].これまでの研究では，処置中の小児患者の気をそらすために，アニメを観たり，おもちゃで遊んだり，大人がなだめたりするなど，さまざまな種類の「気晴らし」が用いられてきた．IVRが医療処置中の患者の注意をそらすのに役立つことが示唆されているが[33,34]，検討症例数が少ない，患者の年齢層が広い（5〜19歳），医療従事者の満足度に関する評価が不足している，年齢・患者に適したIVRシナリオが使用されていないなどの課題があった.

② 最新のエビデンス

WongらによるRCTでは，静脈穿刺を受ける4歳から12歳未満の小児患者の痛み，不安，ストレス，処置時間に対するIVRの効果を検討した[35].対照群は，標準治療として，静脈穿刺手順の説明や声かけなどを受けた．IVR介入群は標準ケアに加えてIVR介入を受けた．評価項目として，疼痛レベル（FPS-R）[36]，不安（VASスケールまたは3段階リッカート尺度）[37]，ストレスレベル（唾液コルチゾール測定），医療従事者の処置に対する満足度（スタッフ満足度評価尺度）[38]を評価した．対象患者149人のうち，75人（平均年齢7.21歳[SD：2.43]）が介入群に，74人（同：7.21歳[2.49]）が対照群に割り付けられた．IVR介入群では疼痛の低減（β：-0.78 [95%CI：-1.21 to -0.35]；$p < 0.001$），不安の低減（同：-0.41 [-0.76 to -0.05]；$p = 0.03$）が認められ，4歳から7歳のグループでも同様であった．また，IVR群の処置時間（平均値：4.43分[SD：3.47]）は対照群（同：6.56分[7.39]）より有意に短かった（$p = 0.03$）．また

IVR介入群のスタッフ満足度スコア（平均値：34.5 [SD：4.5]）は対照群（同：32.9 [4.0]）よりも有意に高かった（$p = 0.03$）．IVR介入による，めまい，吐き気，頭痛，眼精疲労などの副作用は認められなかった.

③ これまでのエビデンスに付け加えられたこと

RCTにより，静脈穿刺を受ける小児患者において，標準治療のみではなく，「気晴らし」と手技情報を組み込んだIVR介入を行うことで，自己申告による疼痛と不安の減少，および手技時間が減少することが明らかになった．さらに，IVR群ではスタッフ満足度が対照群よりも統計学的に有意に高かった．また低年齢群（4〜7歳）においても静脈穿刺後の疼痛および不安に効果があることが明らかになった．静脈穿刺は，入院中の小児患者において最も頻繁に行われ，侵襲を伴う処置の一つであることから，本研究で得られた結果は，患者ケアと転帰の具体的な改善に寄与する可能性がある．これまで用いられてきたさまざまな介入方法（プレパレーション，おもちゃで遊ぶ，大人がなだめたりするなど）は時間とリソースを必要とするのに対し[31]，IVRは時間と場所を選ばず，同時に多数の患者が利用することができる．さらに，この介入原理が，静脈穿刺以外の不安や侵襲を誘発する医療行為にも一般化・拡張することが期待される.

引用文献

1) Smith MA, et al : J Clin Oncol, 28 : 2625-34, 2010. (PMID : 20404250)
2) Hubbard AK, et al : JNCI Cancer Spectr, 3 : pkz007, 2019. (PMID : 30984908)
3) Altun I, et al : Iran J Public Health, 47 : 1218-9, 2018. (PMID : 30186799)
4) Graef DM, et al : Psychooncology, 27 : 1847-53, 2018. (PMID : 29663636)
5) Hedström M, et al : J Pediatr Oncol Nurs, 20 : 120-

32, 2003.（PMID：12776260）

6) Waddell G, et al：Pain, 52：157-68, 1993.（PMID：8455963）

7) Lyby PS, et al：Pain, 152：2405-12, 2011.（PMID：21875771）

8) Crombez G, et al：Clin J Pain, 28：475-83, 2012.（PMID：22673479）

9) Schmidt BL：Neuroscientist, 20：546-62, 2014.（PMID：24664352）

10) Adam R, et al：BMJ Support Palliat Care, 8：204-12, 2018.（PMID：28554888）

11) Yamanaka M：Asia Pac J Oncol Nurs, 5：254-61, 2018.（PMID：29963587）

12) Asmundson GJ, et al：Pain Manag, 2：295-303, 2012.（PMID：24654671）

13) Simons LE, et al：J Pain, 13：827-35, 2012.（PMID：22832693）

14) WHO：Guidelines on the pharmacological treatment of persisting pain in children with medical illnesses, 2012.

15) Ahmad M, et al：Pain Manag Nurs, 21：601-7, 2020.（PMID：32423641）

16) Chung WW, et al：Comput Biol Med, 101：146-52, 2018.（PMID：30138775）

17) Melesse TG, et al：J Psychosom Res, 157：110805, 2022.（PMID：35378435）

18) Czech O, et al：Front Public Health, 11：1039720, 2023.（PMID：37124795）

19) Walther-Larsen S, et al：Acta Anaesthesiol Scand, 61：328-37, 2017.（PMID：28032329）

20) Stevens BJ, et al：CMAJ, 183：E403-10, 2011.（PMID：21464171）

21) Pate JT, et al：Child Health Care, 25：281-98, 1996.（DOI：10.1207/s15326888chc2504_4）

22) Humphrey GB, et al：Pediatrics, 90（1Pt1）：87-91, 1992.（PMID：1614786）

23) Czarnecki ML, et al：Pain Manag Nurs, 12：95-111, 2011.（PMID：21620311）

24) Kennedy RM, et al：Pediatrics, 122（suppl 3）：S130-3, 2008.（PMID：18978006）

25) Noel M, et al：J Pediatr Psychol, 35：626-36, 2018.（PMID：19889718）

26) Karlsson K, et al：J Pediatr Nurs, 31：e109-18, 2016.（PMID：26603292）

27) McMurtry CM, et al：Clin J Pain, 31（10 suppl）：S3-11, 2015.（PMID：26352920）

28) Smith RW, et al：Arch Pediatr Adolesc Med, 161：578-82, 2007.（PMID：17548763）

29) Cohen LL, et al：J Pediatr Psychol, 22：355-70, 1997.（PMID：9212553）

30) Birnie KA, et al：J Pediatr Psychol, 39：783-808, 2014.（PMID：24891439）

31) Birnie KA, et al：Cochrane Database Syst Rev, CD005179, 2018.（PMID：30284240）

32) Uman LS, et al：Cochrane Database Syst Rev, CD005179, 2013.（PMID：24108531）

33) Won AS, et al：Children（Basel）, 4：52, 2017.（PMID：28644422）

34) Chirico A, et al：J Cell Physiol, 231：275-87, 2016.（PMID：26238976）

35) Wong CL, et al：JAMA Netw Open, 6：e230001, 2023.（PMID：36795410）

36) Hicks CL, et al：Pain, 93：173-83, 2001.（PMID：11427329）

37) Li HC, et al：Int J Nurs Stud, 44：566-73, 2007.（PMID：16464452）

38) Li HC, et al：J Clin Nurs, 17：1762-70, 2018.（PMID：18578780）

2 | 高齢者

Key Points

☐ 超高齢社会を迎えたわが国にとっては, サルコペニア対策をヘルスケアの優先事項として取り組む必要がある.

☐ ポリファーマシーと不適切な可能性のある薬剤の併存は, 地域在住高齢者においてサルコペニアの新規発症リスクの増加と関連している.

☐ 脳卒中後にリハビリテーションを行っている高齢サルコペニア患者では, ポリファーマシーに対する減薬介入はADLの改善および自宅退院と正の関連性がある.

☐ サルコペニアの治療は, 運動や栄養介入に加えて薬剤調整を多職種で行うことが求められている.

はじめに

　サルコペニアは1989年にRosenbergによって提唱された概念で, ギリシア語で筋肉を表す"sarx"と, 喪失を意味する"penia"を組み合わせた造語である. サルコペニアの定義は, 「骨格筋量の加齢に伴う低下に加えて, 筋力および/または身体機能の低下」とされている. サルコペニアは, 日本のような高齢者集団において健康寿命を短くする深刻な疾患であり, 骨格筋の進行性の減少に伴い, フレイル, 機能障害, 死亡などの健康上の有害な転帰のリスクを増大させる[1-3]. サルコペニアの有病率は評価方法や基準によって異なるが, 日本の地域在住高齢者ではおよそ10%強である[4]. サルコペニアは2016年にICD-10コード(M62.84)が付与され, 日本では2017年に診療ガイドラインが発表された. 世界人口の高齢化を考慮すると, サルコペニアはますますヘルスケアの優先事項になってきている. 超高齢社会を迎えたわが国にとっては, サルコペニアによって生活機能が低下した高齢者の増加が重要な問題の一つとして掲げられており, サルコペニアの対策が重要である.

これまでの報告

1 ポリファーマシーが地域在住高齢者においてサルコペニアの発症に及ぼす影響

　薬物有害事象は, 予防可能であることが多いにもかかわらず, 外来セッティングにおける高齢患者の間では最も深刻な懸念事項の一つである[5]. 複数の薬剤を併用するポリファーマシーは, 薬物有害事象や薬物相互作用を引き起こす主な要因である[6,7]. 高齢者における

ポリファーマシーの発生率は，年齢，現在の健康状態，医療環境，地理的条件によって非常に幅が広い[7]．疫学的データによると，ポリファーマシーとサルコペニアには関連性が認められており，これらが併存するとフレイルのリスクが高くなる[8-10]．しかし，ポリファーマシーは死亡率を含む高齢者におけるいくつかの有害な臨床転帰の予測因子にもかかわらず，既報のシステマティックレビューにおいては，重要な共変量が調整されていなかったため，この関連性を証明することはできなかった[6]．さらに，ポリファーマシーと筋力低下との関連についての縦断的研究から得られた臨床的エビデンスは不足しており，筋力低下に関連する広く処方されている薬剤がサルコペニアの発症に影響を及ぼすか否かは依然として不明である[11, 12]．このように，長期療養を必要としない人のサルコペニアの発症に対する処方薬数の縦断的寄与に関するデータは不十分である．

ポリファーマシーは「必要悪」であると考えられている．したがって，薬剤の数だけでなく，個々の健康状態に応じた不適切な可能性のある薬剤（Potentially Inappropriate Medications：PIMs）の使用についても考慮することが重要である．特にスタチン，スルホニル尿素薬，グリニド系薬などの経口薬の一部は，筋力低下と関連している可能性がある[11]．さらに，加齢に伴う生理学的変化によって薬物動態が変化する可能性があり，サルコペニアを発症するリスクのある高齢者では，例えば体重，体組成などの病態生理学的変化によって，薬物動態の変化が大きくなる可能性が考えられる．しかし，ポリファーマシーまたはPIMsの使用が，地域在住高齢者においてサルコペニアの新規発症と関連しているか否かは依然として不明である．

2 ポリファーマシーを有する サルコペニア患者に対して 減薬が及ぼす影響

サルコペニアの治療では運動や栄養介入が重要である．サルコペニアに対する栄養療法と運動療法の併用は，どちらかの介入を単独で行うよりも効果的である可能性がある．Yoshimuraらのシステマティックレビュー・メタ分析やAsian Working Group for Sarcopenia 2019（AWGS 2019）では，栄養療法と運動療法を組み合わせることで，筋力や機能が向上することが示された[13, 14]．International Conference on Frailty and Sarcopenia Research（ICFSR）のサルコペニア診療ガイドラインでは，エビデンスレベルは低いものの，どちらか一方の介入のみと比較して，栄養療法と運動療法の併用により歩行速度と膝伸展筋力が向上することが示されている[15]．したがって，サルコペニア患者では，栄養療法と運動療法の併用は，その治療効果を維持するために継続することが重要である．

サルコペニア対策として薬剤マネジメントも重要である．ポリファーマシーあるいはPIMsとサルコペニアは，高齢者において遭遇することが多い．ポリファーマシーは，高齢者では薬物有害事象や薬物相互作用が発現しやすいため，身体機能に影響を及ぼす場合が多い[16]．したがって，ポリファーマシーに対処し，薬剤を適切に減薬することが重要である．しかし，高齢サルコペニア患者では，減薬が及ぼす影響を検討した報告は限られている．脳卒中後にリハビリテーションを受けている高齢サルコペニア患者のポリファーマシーを減薬することで，エネルギー摂取量およびタンパク質摂取量と正の関連性が認められた報告はある[17]が，患者の日常生活動作（ADL）と関連しているか否かについては不明である．

最新のエビデンス

1 ポリファーマシーが地域在住高齢者においてサルコペニアの発症に及ぼす影響

　地域在住高齢者において，処方された薬剤数がサルコペニアの発症と関連しているか否かを検討することは，PIMsの使用の因果関係を考慮したとしても健康寿命の延伸につながる可能性がある．Tanakaら[18]は，介護を必要としない地域在住高齢者において，ポリファーマシーおよびPIMsの使用，あるいはそれらの併存が9年間の追跡期間中にサルコペニアの発症と関連するか否かを評価した．この縦断的住民ベースのコホート研究では，千葉県柏市から介護を必要としない高齢者2,044人をランダムに抽出した．ベースラインデータの収集は2012年に行われ，2013，2014，2016，2018，2021年に追跡調査が行われた．処方されている薬剤およびPIMs（『高齢者の安全な薬物療法ガイドライン2015』の「高齢者の処方適正化スクリーニングツール」に記載されている薬剤，または筋力低下の可能性のある薬剤）は，面接により確認された．新規に発症したサルコペニアを9年間にわたりAWGS 2019基準に沿って診断した．ベースライン時にサルコペニアを認めなかった1,549人（平均年齢72.5±5.5歳，女性49.1%，追跡期間中央値6.0年［IQR：4.0 to 9.0]）のうち，230人が追跡期間中にサルコペニアを新規で発症した．交絡因子を調整した解析の結果，PIMsを伴うポリファーマシーが新規のサルコペニアの発症と強く関連していた（調整ハザード比（HR）：2.35［95%CI：1.58 to 3.51]）．しかし，PIMsの使用またはポリファーマシー単独では有意な関連を認めなかった．以上の結果から，PIMsを伴うポリファーマシーへの処方適正化の介入は，地域

在住高齢者のサルコペニアの新規発症を予防する可能性があることが示された．

2 高齢サルコペニア患者のポリファーマシーに対する減薬介入がADLに及ぼす影響

　Koseら[19]は，高齢サルコペニア患者のポリファーマシーに対する減薬介入が患者のADLに及ぼす影響を検討した．対象患者は，急性期後にリハビリテーション病棟に新規入院したすべての脳卒中患者とした．そのうち，入院時にAWGS 2019の基準に従いサルコペニアと診断された65歳以上の患者で，5種類以上の薬剤（ポリファーマシーと定義）を使用している患者を解析対象患者とした．主要評価項目は，退院時点のADLと自宅退院とした．対象患者のうち，65歳以上の264人がポリファーマシーであり，153人（平均年齢81.1歳，男性46.4%）がサルコペニアと診断され，最終的な解析対象患者とされた．このうち，56人（36.6%）がポリファーマシーに対して減薬介入が行われていた．減薬介入は，退院時点のADL（$\beta = 0.137$；$p = 0.017$）および自宅退院（オッズ比：1.393；$p = 0.002$）と独立して正の関連性を認めた．運動や栄養療法に比べ，サルコペニアに対する薬物療法の効果は不十分なのが現状である．しかしこの研究結果から，回復期のセッティングにおいては，高齢サルコペニア患者のポリファーマシーに対して減薬介入することが薬物治療の一助につながる可能性が示唆された．

これまでのエビデンスに付け加えられたこと

　サルコペニアの治療において，運動や栄養療法に比べ，薬物療法の有効性に関するエビデンスは不足している．Laksmiら[20]は，非糖

尿病性プレフレイル高齢者を対象とした二重盲検RCTにおいて, メトホルミンが握力, ミオスタチン血清レベル, 健康関連QOLに及ぼす影響を評価した. その結果, メトホルミンを1日1,500mg, 16週間投与すると, QOLは効果的かつ有意に改善されたが, 対象患者の握力やミオスタチン血清濃度は改善されなかった.

集団ベースの研究において, Linら[21]は, CKD患者を対象にサルコペニアの新規発症に対するスタチンの影響を評価した. その結果, CKD患者ではスタチンは筋肉に影響を及ぼさないことが示された. これらの患者では, サルコペニアの新規発症率を低下させるために, より高用量のスタチンが投与される可能性がある. しかし, サルコペニアの発生や予防に対するスタチンの使用を科学的に真に評価するためには, より多くのさらなる臨床研究に取り組まなければならないことが示されている. Lindströmら[22]もまた, サルコペニアに関連した転帰におけるスタチンの使用について議論のある結果を示した. 大動脈瘤の治療を受けた患者コホートにおいて, スタチンの使用がサルコペニアの発症や長期生存と関連するか否かを検討した結果, スタチンの使用は, サルコペニアの増加の要因となることなく, 生存期間の延長と長期死亡率の低下と関連することが示された.

2型糖尿病患者においては, Bouchiら[23]が, 骨格筋量減少に対するDPP-4阻害薬の影響を評価している. DPP-4阻害薬による治療を受けた37人の患者コホートにおいて, DPP-4阻害薬が加齢に伴う筋肉量の減少の進行を効果的かつ有意に抑えることが示された. またSencanら[24]は, 高齢糖尿病患者を対象とした6ヵ月間の追跡調査において, DPP-4阻害薬を標準治療に追加することで, 2型糖尿病に関連したサルコペニアの発生を抑制し, 筋力に効果的かつ有意なプラスの効果をもたらすことを明らかにした. さらにRizzoら[25]は, 80人の高齢糖尿病患者のデータから, DPP-4阻害薬の使用は, 糖尿病患者の筋肉量減少の予防に使用できることを報告している.

上記に示したように, 現在さまざまな薬剤がサルコペニアの治療に有用である可能性が示されている. しかし昨今, 高齢者のポリファーマシーが問題視されていることを鑑みると, 薬剤をアドオンするのではなく, 減薬することが重要である. サルコペニアの治療では, 運動や栄養介入だけでなく, ポリファーマシーを呈している場合には, 減薬介入の影響も考慮する必要がある. すなわち, これからのサルコペニアの治療は, 運動や栄養介入を多職種連携で取り組むとともに, 薬剤の調整も積極的に行うことで, サルコペニアの治療に幅を持たせることができるようになると考える.

引用文献

1) Chen LK, et al : J Am Med Dir Assoc, 15 : 95-101, 2014. (PMID : 24461239)
2) Kelley GA, et al : Exp Gerontol, 96 : 100-3, 2017. (PMID : 28647519)
3) Hirani V, et al : J Am Med Dir Assoc, 16 : 607-13, 2015. (PMID : 25820131)
4) Kitamura A, et al : J Cachexia Sarcopenia Muscle, 12 : 30-8, 2021. (PMID : 33241660)
5) Gurwitz JH, et al : JAMA, 289 : 1107-16, 2003. (PMID : 12622580)
6) Fried TR, et al : J Am Geriatr Soc, 62 : 2261-72, 2014. (PMID : 25516023)
7) Akishita M, et al : Geriatr Gerontol Int, 11 : 3-7, 2011. (PMID : 20609002)
8) König M, et al : J Gerontol A Biol Sci Med Sci, 73 : 117-22, 2017. (PMID : 28481965)
9) Veronese N, et al : J Am Med Dir Assoc, 18 : 624-8, 2017. (PMID : 28396180)
10) Saum KU, et al : J Am Geriatr Soc, 65 : e27-32, 2017. (PMID : 28024089)
11) Campins L, et al : Pharmacology. 99 : 1-8, 2017. (PMID : 27578190)

12) Leendertse AJ, et al : Arch Intern Med, 168 : 1890-6, 2008. (PMID : 18809816)

13) Yoshimura Y, et al : J Am Med Dir Assoc, 18 : 553. e1-16, 2017. (PMID : 28549707)

14) Chen LK, et al : J Am Med Dir Assoc, 21 : 300-7, 2020. (PMID : 32033882)

15) Dent E, et al : J Nutr Health Aging, 22 : 1148-61, 2018. (PMID : 30498820)

16) Khezrian M, et al : Ther Adv Drug Saf, 11 : 2042098620933741, 2020. (PMID : 32587680)

17) Matsumoto A, et al : Nutrients, 14 : 443, 2022. (PMID : 35276802)

18) Tanaka T, et al : BMC Geriatr, 23 : 390, 2023. (PMID : 37365526)

19) Kose E, et al : Nutrition, 111 : 112040, 2023. (PMID : 37141661)

20) Laksmi PW, et al : Acta Med Indones, 49 : 118-27, 2017. (PMID : 28790226)

21) Lin MH, et al : Int J Env Res Public Health, 17 : 1494, 2020. (PMID : 32110901)

22) Lindström I, et al : J Vasc Surg, 74 : 1651-8, 2021. (PMID : 34019985)

23) Bouchi R, et al : Diabetes Metab Res Rev, 34 : e2957, 2018. (PMID : 29054111)

24) Sencan C, et al : Exp Gerontol, 164 : 111832, 2022. (PMID : 35526704)

25) Rizzo MR, et al : J Am Med Dir Assoc, 17 : 896-901, 2016. (PMID : 27262494)

3 | 妊婦・授乳婦

Key Points

☐ 妊娠前から定期的に精神疾患治療薬を使用していた妊婦においては, 妊娠中の中断は精神疾患治療の再開および精神科救急受診と関連していた.

☐ 流産・死産を含む検討において, 妊娠初期の抗精神病薬の使用と児の先天大奇形との間に関連は認められなかった.

☐ 胎児期のSSRI曝露が児の感情を制御する脳の形態学的変化と関連していたが, 機能との関連は今後さらなる検討が必要である.

妊娠中の精神疾患治療薬の中断の実態と害

1 これまでの報告

再発予防を目的とした抗うつ薬による精神疾患治療は, 多くの場合, 長期的な治療が必要となる場合が多い. 妊娠中の抗うつ薬使用に関しては, 妊娠中を通して治療した妊婦に比べ, 中断した妊婦で, 再発リスクが高いことがメタ分析によって明らかにされている(リスク比(RR): 1.74 [95%CI: 0.97 to 3.10]) [1]. しかし, 妊娠中の精神疾患治療薬の中断のタイミングはさまざまである. また, 個別の精神疾患治療薬ごとの妊娠中の継続割合・中断割合は不明であった.

2 最新のエビデンス

Trinhらは, デンマーク(1997年から2016年)およびノルウェー(2009年から2018年)の単胎生産児に関するデータベースを用いて, 妊娠中の抗うつ薬の継続・中断状況を明らかにするとともに, 妊娠中に抗うつ薬を中断した場合の産後1年間の精神疾患治療薬の開始, 精神科緊急受診, 自傷行為のリスクについて検討を行った [2]. 妊娠前半年間に一度でも抗うつ薬を処方されたことのある57,934人の妊婦(デンマーク: 妊婦41,475人・平均年齢30.7歳, ノルウェー: 妊婦16,459人・平均年齢29.9歳)における妊娠中の抗うつ薬の継続・中断パターン(図)は, 早期中断者が31.3%・30.4%, 妊娠前定期使用者の末期中断者が21.5%・27.8%, 初期使用者の末期中断者(短期的使用者)が15.9%・18.4%, 継続使用者が31.3%・23.4%であった. 継続使用者に比べて, 早期中断者・初期使用者の末期中断者(短期的使用者)では, 産後1年間の精神疾患治療薬の開始リスク(ハザード比(HR) [95%CI]: 0.82 [0.71 to 0.94]・0.77 [0.68 to 0.88])および精神科緊急受診リスク(同: 0.73 [0.64 to 0.84]・0.70 [0.58 to 0.85])は低く, 妊娠前定期使用者の末期中断者では, 産後1年間の精神疾患治療薬の開始のリスクが高かった(同:

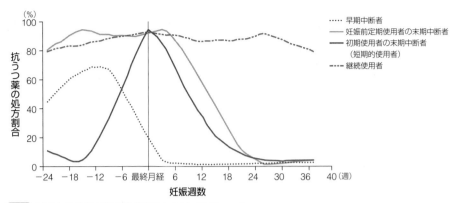

（%）

抗うつ薬の処方割合

...... 早期中断者
── 妊娠前定期使用者の末期中断者
── 初期使用者の末期中断者
　　（短期的使用者）
─-─ 継続使用者

−24　−18　−12　−6　最終月経　6　　12　18　24　30　36　40（週）

妊娠週数

図 妊娠中の抗うつ薬の中断パターン（ノルウェー）

（文献2より引用，一部改変）

表1 妊娠前後の精神疾患治療薬の処方割合［人数（%）］と中断率（妊娠前3ヵ月間に精神疾患治療薬の処方が認められた妊婦86,454人）

	妊娠前3ヵ月間	妊娠初期	妊娠中期	妊娠末期	中断率[※1]
いずれかの精神疾患治療薬	86,454（100）	42,708（49）	22,536（26）	17,329（20）	80%
アルプラゾラム	32,196（18）	—	—	9,308（29）[※2]	71%
Citalopram	27,077（15）	—	—	13,958（52）[※2]	48%
フルオキセチン	24,265（13）	—	—	20,396（84）[※2]	16%
エスシタロプラム	23,551（13）	—	—	13,153（56）[※2]	44%
ベンラファキシン	12,671（7）	—	—	5,194（41）[※2]	59%
ロラゼパム	10,990（6）	—	—	3,284（30）[※2]	70%
トラゾドン	9,924（5）	—	—	—	—

※1：妊娠前3ヵ月間から妊娠末期にかけての中断率，※2：妊娠前3ヵ月に対する割合，−：記載なし

（文献3より作成）

1.13［1.03 to 1.24］）．妊娠中の抗うつ薬の中断と産後1年間の自傷行為との間に関連は認められなかった．

Logueらは，2008年から2014年の米国のIBM MarketScan Research Databaseを用いて，個別の精神疾患治療薬の妊娠中の中断割合および中断の関連因子を検討した[3]．対象妊婦2,672,656人のうち，妊娠前3ヵ月間に抗不安薬または抗うつ薬が処方されていた妊婦は86,454人（3.2%）（25歳未満：21.2%，35歳以上：20.6%）であり，最も多く処方されていた精神疾患治療薬はアルプラゾラム（18%）であり，次いでCitalopram（国内未承認，15%），フルオキセチン（国内未承認，13%）

の順であった（**表1**）．そのうち，妊娠初期，中期，末期それぞれにおいて精神疾患治療薬が処方されていた割合は，49.0%，26.1%，20.1%であった．各薬剤の妊娠末期までの中断率は，アルプラゾラムで71%，Citalopramで48%，フルオキセチンで16%であった（**表1**）．

3 これまでのエビデンスに付け加えられたこと

Trinhらの研究は，データの精度が高い複数の国家規模の大規模データベースを用いて，妊娠中の抗うつ薬の中断パターンを機械学習に基づくクラスタリング手法により分類した上で，抗うつ薬の中断パターンの産後1年間

の精神疾患治療薬の開始，精神科緊急受診，自傷行為のリスクを評価した初めての研究である．妊娠前から抗うつ薬処方があった妊婦を対象とすることにより，薬剤疫学研究で生じやすい適応の交絡への対処も行われている．中断パターンによって産後の有害なアウトカムとの関連が異なる点を明らかにした本研究結果は，妊娠中の精神疾患治療薬の個別対応に有用な情報を追加したと言える．

Logueらの研究は，個別の精神疾患治療薬の妊娠中の中断の可能性を推測する上で有用な情報を提供した．今後，各薬剤の中断による母児のアウトカムを検討することによって，妊娠中の精神疾患薬物治療の適正化に向けたエビデンスの蓄積が期待される．

妊娠中の抗精神病薬使用と出生児の先天奇形との関連

1 これまでの報告

妊娠可能年齢の女性においても，統合失調症・双極性障害・うつ病などの精神疾患に対しては，一般的に薬物治療が行われる．妊娠中においても，薬物治療の継続や新規開始が行われる．しかし，妊娠中の抗精神病薬の使用の安全性に関するエビデンスは不足している．これまでに250万組の母児を対象としたメタ分析の結果として，妊娠中の抗精神病薬の使用による催奇形性リスク（RR [95%CI]）は1.23 [0.96 to 1.58]であり，第二世代抗精神病薬に限った場合には1.35 [0.73 to 2.47]であることが報告されている[4]．最近行われた北欧5ヵ国と米国の大規模データベースを用いた研究においても，妊娠中の抗精神病薬使用と出生時の先天奇形との間に関連は認められていない[5]．しかし，これらの先行研究は生産児のみを対象とした研究であり，先天異常により流産に終わった児が含まれておら

ず，このセレクションバイアスが原因となり，妊娠中の抗精神病薬の催奇形リスクを過小評価している可能性がある．

2 最新のエビデンス

Liuらは，2008年から2017年までのデンマークの妊娠初期に単胎であることが確認された約50万妊娠のデータを用いて，妊娠初期の抗精神病薬（炭酸リチウムを除くATCコード：N05Aの薬剤）の使用の有無，および，妊娠初期の抗精神病薬使用者（曝露群）と妊娠判明前までに抗精神病薬の使用を中止した者（中止群）との間で，妊娠11週から産後1年の間に判明した児の先天大奇形のリスクを，比較群間の傾向スコアに基づく重み付けの上，比較した[6]．503,158妊娠のうち，1,252人（0.2%）が妊娠初期に抗精神病薬を使用していた．先天大奇形の有病割合は，曝露群で7.3%，妊娠初期に抗精神病薬を使用していなかった妊婦（非曝露群）で5.1%，中止群で6.0%であった．各種背景因子で補正後の曝露群での先天奇形の発生率比[95%CI]は，非曝露群と比べて1.23 [1.01 to 1.50]，中止群と比べて1.14 [0.88 to 1.48]であった（表2）．同胞を考慮した解析や先天性心疾患に限定した各種感度分析においても同様の結果であった．さらに，世代別抗精神病薬や，個別の薬剤についても解析を行い，明らかなリスク上昇がなかったことを報告している（表3）．

3 これまでのエビデンスに付け加えられたこと

本研究により，妊娠初期の抗精神病薬の使用は，流産・死産の原因となった可能性のある先天大奇形も含めて，児の先天大奇形と関連しなかったことが示された．本研究は，傾向スコアを用いた重み付けの上，非曝露群のみならず，妊娠前に使用を中止した群との比

表2 妊娠初期の抗精神病薬処方の先天大奇形の発生率に関する相対リスク

	曝露群	非曝露群	中止群	PR [95%CI]	調整PR※ [95%CI]
主解析					
妊娠数	1,252	501,906	3,284	曝露群 *vs* 非曝露群 1.43 [1.17 to 1.75]	曝露群 *vs* 非曝露群 1.23 [1.01 to 1.50]
先天大奇形の発生数	91	25,432	198	曝露群 *vs* 中止群 1.21 [0.95 to 1.53]	曝露群 *vs* 中止群 1.14 [0.88 to 1.48]
有病割合(%)	7.3	5.1	6.0		
曝露を妊娠初期2回以上の抗精神病薬処方とした場合の感度分析					
妊娠数	501	502,657	3,792	曝露群 *vs* 非曝露群 1.81 [1.38 to 2.38]	曝露群 *vs* 非曝露群 1.47 [1.13 to 1.93]
先天大奇形の発生数	46	25,477	238	曝露群 *vs* 中止群 1.46 [1.08 to 1.98]	曝露群 *vs* 中止群 1.24 [0.93 to 1.65]
有病割合(%)	9.2	5.1	6.3		
生産児に限定した場合の感度分析					
妊娠数	1,225	489,661	3,220	曝露群 *vs* 非曝露群 1.46 [1.19 to 1.78]	曝露群 *vs* 非曝露群 1.19 [0.98 to 1.44]
先天大奇形の発生数	88	24,127	190	曝露群 *vs* 中止群 1.22 [0.95 to 1.56]	曝露群 *vs* 中止群 1.17 [0.93 to 1.48]
有病割合(%)	7.2	4.9	5.9		

※傾向スコアによる補正
PR：発生率比(prevalence ratio)

（文献6より作成）

表3 世代別・個別の抗精神病薬の妊娠初期使用における先天大奇形の発生率の相対リスク

	曝露群の有病割合(%) [*n/N*]	調整PR※ [95%CI]
第一世代抗精神病薬のみ	6.7 [20/297]	曝露群 *vs* 非曝露群：1.14 [0.75 to 1.74] 曝露群 *vs* 中止群：1.09 [0.68 to 1.74]
クロルプロチキセンのみ	7.2 [11/152]	曝露群 *vs* 非曝露群：1.22 [0.69 to 2.16] 曝露群 *vs* 中止群：1.16 [0.64 to 2.09]
ペルフェナジンのみ	10 [6/60]	曝露群 *vs* 非曝露群：1.69 [0.79 to 3.61] 曝露群 *vs* 中止群：1.64 [0.68 to 3.96]
第二世代抗精神病薬のみ	7.0 [61/868]	曝露群 *vs* 非曝露群：1.19 [0.93 to 1.51] 曝露群 *vs* 中止群：1.10 [0.82 to 1.48]
クエチアピンのみ	6.9 [41/594]	曝露群 *vs* 非曝露群：1.17 [0.87 to 1.57] 曝露群 *vs* 中止群：1.12 [0.79 to 1.57]
リスペリドンのみ	8.3 [5/60]	曝露群 *vs* 非曝露群：1.41 [0.61 to 3.26] 曝露群 *vs* 中止群：1.35 [0.57 to 3.16]

※非曝露群(*n/N*：25,432/501,906)および中止群(198/3,284)との比較. 傾向スコアにより補正
PR：発生率比(prevalence ratio)

（文献6より作成）

較や，さまざまな感度分析を行うことによって，適応や疾患重症度による交絡への対応を複数行い，結果の頑健性を高めている点が強みである．一方で，55万人を超えるデータであっても，個別の薬剤を対象とした解析においては，十分なサンプルサイズを確保することができなかったと著者らは述べている．対象者の規模としては，Huybrechtsらが北欧5ヵ国と米国のデータを用いて約650万人の妊婦を対象とした研究[5]を行ったように，国際的な連携によって対処できる可能性はある．したがって，個別の薬剤のリスク評価に関し

ては，流産・死産の原因となった可能性のある先天奇形を含めた本研究結果と，生産児のみを対象とせざるを得なかったが大規模な研究結果を組み合わせることにより，解釈を深めるなどの対応が現実的である．なお，本研究における感度分析間の要約統計量の変化は，上記解釈の参考となる有用な情報である．

妊娠中のSSRI使用と出生児の脳形態の推移との関連

1 これまでの報告

妊娠中のうつや不安症状に対する薬物治療の適否の判断は非常に難しい．妊娠中のうつや不安症状は母児の有害なアウトカムと関連しており，妊娠中の選択的セロトニン再取り込み阻害薬（SSRI）使用もまた，児の神経発達遅滞と関連することが報告されている．2002年からから開始されたオランダの出生コホートであるGeneration R研究においては，胎児期のSSRI曝露が超音波で測定された児の頭囲の発育不全と関連していることを報告している[7]．また，胎児期のSSRI曝露と出生児のMRI撮像結果との関連を評価した研究は3報のみであり，2報は対象者が14〜16人と少なく[8,9]，もう1報は後ろ向き調査のため，胎児期の曝露情報の精度が低い[10]．

2 最新のエビデンス

Kocらは，Generation R研究参加妊婦における，薬局での記録に基づく妊娠中のSSRI使用の有無に関する情報と，妊娠中期・産後2ヵ月・産後6ヵ月のうつ症状に関するアンケート回答の情報を用いて，妊婦を5群（妊娠中のSSRI使用群41人，妊娠前のみSSRI使用群77人，SSRI未使用で妊娠中のうつ症状あり群257人，産後うつ症状ありのみ群74人，いずれの曝露もなし群2,749人）に分類し，出生児の7〜15歳時のMRI撮像に基づく脳形態の推移を比較した[11]．3,198組の母児が特定され，児における7〜15歳のMRI撮像は計5,624件が使用された．いずれにも曝露なし群に比べて，妊娠中のSSRI使用群では，児の7〜15歳時点の脳灰白質が小さかった（β：$-20,212.2\,mm^3$［SE：7,285.6］，$p=0.006$）．また，児の扁桃体や紡錘状回のボリュームが有意に増加したが（扁桃体：年齢との相互作用ありで$43.3\,mm^3$［SE：13.4］；$p=0.006$，紡錘状回：年齢との相互作用ありで$168.3\,mm^3$［SE：51.4］；$p=0.003$），思春期早期までは継続していなかった．

3 これまでのエビデンスに付け加えられたこと

本研究の結果，胎児期のSSRI曝露が，児の感情を制御する脳の形態学的変化と関連していることが明らかとなった．今後，胎児期のSSRI曝露が，脳形態のみならず，機能にまで関連しているかどうかに関する研究が必要である．

引用文献

1) Bayrampour H, et al：J Clin Psychiatry, 81：19r13134, 2020.（PMID：32558401）
2) Trinh NTH, et al：JAMA Psychiatry, 80：441-50, 2023.（PMID：36884236）
3) Logue TC, et al：J Matern Fetal Neonatal Med, 36：2171288, 2023.（PMID：36710395）
4) Wang Z, et al：Br J Clin Pharmacol, 87：4101-23, 2021.（PMID：33772841）
5) Huybrechts KF, et al：JAMA Psychiatry, 80：156-66, 2023.（PMID：36477338）
6) Liu X, et al：Am J Obstet Gynecol MFM, 5：100950, 2023.（PMID：37015311）
7) EI Marroun H, et al：Arch Gen Psychiatry, 69：706-14, 2012.（PMID：22393202）
8) Jha SC, et al：Psychiatry Res Neuroimaging, 253：43-53, 2016.（PMID：27254086）
9) Lugo-Candelas C, et al：JAMA Pediatrics, 172：525-33, 2018.（PMID：29630692）
10) Moreau AL, et al：Biol Psychiatry Glob Open Sci, 3：243-54, 2022.（PMID：37124359）
11) Koc D, et al：JAMA Psychiatry, e233161, 2023.（PMID：37647036）

Evidence Update 2024
最新の薬物治療のエビデンスを付加的に利用する

2024 年 1 月 1 日　1 版 1 刷　　　　　　　　　　©2024

編　者
な ごう なお き
名郷直樹

発行者
株式会社 南山堂　代表者 鈴木幹太
〒113-0034　東京都文京区湯島 4-1-11
TEL 代表 03-5689-7850　www.nanzando.com

ISBN 978-4-525-21401-2